ADAM KAY

Jetzt tut es gleich ein bisschen weh

AF196366

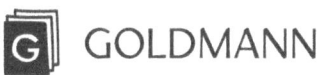
GOLDMANN

Adam Kay

Jetzt tut es gleich ein bisschen weh

Die geheimen Tagebücher
eines Assistenzarztes

Aus dem Englischen
von Susanne Kuhlmann-Krieg

GOLDMANN

Die Originalausgabe erschien 2017 unter dem Titel
»This is Going to Hurt. Secret Diaries of a Junior Doctor«
bei Picador, an imprint of Pan Macmillan,
a division of Macmillan Publishers International Limited, London, UK.

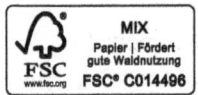

Penguin Random House Verlagsgruppe FSC® N001967

9. Auflage
Deutsche Erstveröffentlichung Januar 2019
Copyright © 2019 by Wilhelm Goldmann Verlag, München,
in der Penguin Random House Verlagsgruppe GmbH
Neumarkter Str. 28, 81673 München
produktsicherheit@penguinrandomhouse.de
(Vorstehende Angaben sind zugleich
Pflichtinformationen nach GPSR)

Umschlaggestaltung: UNO Werbeagentur, München,
unter Verwendung eines Motivs von FinePic®, München
Lektorat: René Stein
DF · Herstellung: kw
Satz: KompetenzCenter, Mönchengladbach
Druck und Einband: GGP Media GmbH, Pößneck
Printed in Germany
978-3-442-15970-3

www.goldmann-verlag.de

Inhalt

Für James
… und seine wankelmütige Unterstützung

Und für mich
… ohne den dieses Buch nicht möglich gewesen wäre

Um die Privatsphäre jener Freunde und Kollegen zu wahren, die es vorziehen würden, nicht erkannt zu werden, habe ich verschiedentlich persönliche Merkmale geändert. Um der Verschwiegenheitspflicht gegenüber Patienten gerecht zu werden, habe ich klinische Informationen geändert, die die Identität von Einzelpersonen preisgeben könnten, Daten verändert*, Namen anonymisiert.** Weiß der Kuckuck, warum überhaupt – sie können mir gar nicht mehr drohen, mir meine Zulassung streitig zu machen.

---

* Ich habe viel Zeit in Kreißsälen zugebracht, und Menschen tendieren dazu, das Geburtsdatum ihrer Kinder im Gedächtnis zu behalten.
** Im Allgemeinen habe ich die Namen von Kleindarstellern des Harry-Potter-Universums verwendet, um einen juristischen Albtraum durch einen anderen zu ersetzen.

Einleitung

Im Jahr 2010, nach sechs Jahren Studium und weiteren sechs Jahren im klinischen Dienst, habe ich meinen Job als Assistenzarzt an den Nagel gehängt. Meine Eltern haben mir bis heute nicht verziehen.

Im vergangenen Jahr schrieb mir die Ärztekammer, man werde meinen Namen aus dem Arztregister streichen. Es war eigentlich kein allzu großer Schock, schließlich hatte ich seit einem halben Jahrzehnt* nicht praktiziert, aber auf emotionaler Ebene empfand ich es dann doch als recht einschneidend, dieses Kapitel meines Lebens ein für alle Mal zu schließen.

Für mein Gästezimmer war es allerdings eine fantastische Neuigkeit, denn ich entsorgte Kiste um Kiste an altem Papierkram und schredderte meine Akten schneller als der Finanzberater einer Briefkastenfirma kurz vorm Eintreffen der Steuer-

---

* Eine Studie des Gesundheitsministeriums aus dem Jahre 2006 kam zu dem Schluss, dass die Öffentlichkeit (ziemlich vernünftige Ansicht) davon ausgeht, dass Ärzte jährlich irgendeiner Form von Beurteilung unterworfen werden. Die Wahrheit aber ist, dass Ärzte vom Tag ihrer Zulassung bis zu dem Tag, an dem sie in den Ruhestand gehen, fröhlich vor sich hin werkeln, ohne dass jemand auch nur danach schaut, ob sie noch wissen, welches Ende der Spritze in den Patienten gepikt werden muss. Im Anschluss an die Ermittlungen zum Harold-Shipman-Prozess wurde 2012 ein Revalidierungsverfahren Standard, nach dem Ärzte nunmehr alle fünf Jahre begutachtet werden (A. d. Ü.: Harold Shipman war Arzt und hat mehr als zweihundert seiner Patienten umgebracht). Sie würden eine Menge Autos auf unseren Straßen vermutlich mit einiger Sorge betrachten, wenn sie nur alle fünf Jahre zum TÜV müssten, aber es ist immerhin besser als nichts, nehme ich an.

fahnder. Eines allerdings entriss ich den Klingen des Todes: meine Ausbildungsunterlagen. Allen Ärzten wird nahegelegt, ihre Erfahrungen in der Klinik »reflektierend« zu protokollieren. Zum ersten Mal seit Jahren blätterte ich durch die Unterlagen, und es erschien mir, dass meine reflektierende Praxis darin bestanden haben musste, ins Bereitschaftsdienstzimmer hochzugehen und irgendetwas halbwegs Interessantes niederzuschreiben, das sich an jenen Tagen ereignet hatte.

Neben all dem Komischen und dem Alltäglichen, den zahllosen Gegenständen in verschiedenen Körperöffnungen und der kleinkarierten Bürokratie kamen mir die irren Arbeitszeiten wieder in den Sinn. Außerdem wurde mir erneut bewusst, wie ungeheuer das Dasein als Assistenzarzt mein Leben beeinflusst hatte. Rückblickend gelesen kam es mir extrem und unvernünftig vor, was da von einem erwartet wurde, aber damals akzeptierte ich es schlicht als Teil des Jobs. Es gab Momente, da hätte ich nicht mit der Wimper gezuckt, wenn ein Eintrag bei der Schwangerschaftsvorsorge gelautet hätte »nach Island zur Pränataldiagnostik geschwommen« oder »habe heute einen Hubschrauber essen müssen«.

Um dieselbe Zeit, da ich all das beim Lesen meiner Protokolle erneut durchlebte, gerieten britische Assistenzärzte im Hier und Jetzt in die Schusslinie der Politik. Ich konnte mich des Eindrucks nicht erwehren, dass es den Ärzten nicht richtig gelingen wollte, ihre Seite der Geschichte rüberzubringen (vermutlich, weil sie die ganze Zeit zu arbeiten hatten), und mir kam es so vor, als bekäme die Öffentlichkeit nicht die ganze Wahrheit darüber zu hören, was es wirklich heißt, Arzt zu sein. Statt schulterzuckend den Reißwolf wieder anzuwerfen, beschloss ich etwas zu unternehmen, um das Gleichgewicht wiederherzustellen.

Hier also sind sie, die Tagebücher, die ich während meiner Zeit im Nationalen Gesundheitsdienst Großbritanniens (NHS) verfasst habe – ungeschönt, mit allen Fehlern und Schwächen: Wie es ist, an vorderster Front zu arbeiten, welche Folgen es für mein persönliches Leben hatte und wie das alles eines schrecklichen Tages zu viel für mich wurde. Tut mir leid, dass ich das Ende vorwegnehme, aber *Titanic* haben Sie sich ja auch angesehen, obwohl Sie wussten, wie das Ganze ausgehen würde.

Ich werde Ihnen hier und da mit dem nötigen Medizinerjargon zur Seite stehen und ein bisschen umreißen, was zu den einzelnen Jobs an Aufgaben gehört. Im Unterschied zu einem frischgebackenen Assistenzarzt werden Sie nicht einfach ins Tiefe geschubst, während jeder von Ihnen erwartet, dass Sie ab dann genau wissen, was Sie zu tun haben.

1

House Officer – Das erste Jahr als Juniorarzt

Mit der Entscheidung, in der Medizin zu arbeiten, verhält es sich im Prinzip so wie mit jener E-Mail Anfang Oktober, in der Sie aufgefordert werden, sich für eine der Menüoptionen bei der Weihnachtsfeier Ihrer Firma zu entscheiden. Zweifellos werden Sie auf Nummer sicher gehen und Hühnchen wählen, und es ist mehr als wahrscheinlich, dass alles glattgeht. Aber was, wenn jemand am Tag zuvor ein grausiges Video auf Facebook postet und Sie unfreiwillig Zeuge einer Massenaktion im Schnabelkürzen werden? Was, wenn Morrisey im November stirbt und Sie ihm zu Ehren von Ihrer bislang mehr oder minder ausschließlich fleischlastigen Lebensweise abrücken? Was, wenn Sie eine lebensbedrohliche Allergie gegen Hühnerfleisch entwickeln? Letztlich weiß niemand, was er sechzig Abendessen von heute zu Abend essen will.

Ärzte treffen ihre Berufsentscheidung hierzulande im Alter von sechzehn Jahren – zwei Jahre bevor ihnen unser Gesetz gestattet, ein Foto von ihren Genitalien ins Netz zu stellen. Wenn Sie sich daranmachen, Ihre Oberstufenkurse auszusuchen, begeben Sie sich auf eine ballistische Kurve, deren Verlauf bis zu Ihrer Rente oder Ihrem vorzeitigen Tod vorgezeichnet ist. Und anders als bei Ihrem Weihnachtsessen auf der Arbeit findet sich keine Janet aus der Logistik, die mit Ihnen Hühnchen gegen Grillkäsespieße tauscht – Sie bleiben auf Ihrer Wahl sitzen.

Die Gründe, die Sie im Alter von sechzehn Jahren bewegen,

sich für ein Leben in der Medizin zu entscheiden, laufen im Allgemeinen auf das Muster hinaus: »Meine Mama/mein Papa ist Arzt«, »Ich finde *Emergency Room* so toll« oder »Ich will Krebs heilen«. Die Gründe eins und zwei sind albern, Grund drei wäre komplett in Ordnung – vielleicht ein bisschen zu ernst für Ihr Alter –, wäre da nicht der Umstand, dass dies etwas ist, das von Wissenschaftlern versucht wird, nicht von Ärzten. Davon abgesehen will es ein bisschen unfair erscheinen, jemanden dieses Alters bei seinem Wort zu nehmen – ein bisschen so, als erklärten Sie jenes »Ich will mal Astronaut werden«-Bild, das Sie mit fünf Jahren gemalt haben, zu einem rechtlich bindenden Dokument.

Was mich betrifft, erinnere ich mich nicht daran, dass Medizin in meinem Falle eine aktive Berufsentscheidung gewesen ist, es war eher so etwas wie die Werkseinstellung für mein Leben – wie der Marimba-Klingelton und das vorinstallierte Hintergrundfoto von einem Gebirgsmassiv auf Ihrem PC-Bildschirm. Ich bin in einer jüdischen Familie aufgewachsen (wobei für diese wohl vor allem das entsprechende Essen im Vordergrund stand), war auf einer Schule, die im Prinzip nichts anderes war als eine Würstchenfabrik für künftige Ärzte, Rechtsanwälte und Kabinettsmitglieder, und mein Vater war Arzt. Ich konnte gar nicht anders. Es war meine Bestimmung.

Da auf einen Platz fürs Medizinstudium mehr als zehn Bewerber kommen, müssen alle Kandidaten ein Interview über sich ergehen lassen, bei dem nur diejenigen, die sich unter Grillbedingungen am allerbesten schlagen, mit einem Studienplatz belohnt werden. Dass alle Bewerber sich in ihren Kursen auf einem glatten Einser-Niveau bewegen, wird sowieso vorausgesetzt, daher gründen die Universitäten ihre Entscheidungen auf nichtakademische Aspekte. Das freilich ergibt Sinn: Ein Arzt muss psychisch für den Job geeignet sein – imstande, unter furchterregendem Druck Entscheidungen zu treffen, verängstigten Angehörigen schlimme Neuigkeiten zu überbringen, und fähig, tagtäglich dem Tod ins Auge zu sehen. Er muss über etwas verfügen, das sich nicht auswendig lernen und benoten lässt: Ein wirklich guter Arzt muss ein riesengroßes Herz haben und dazu eine massiv erweiterte Hauptschlagader, durch die ein ganzes Meer an Mitgefühl und Menschenfreundlichkeit gepumpt wird.

Das jedenfalls ist das, was man annehmen sollte. In Wirklichkeit scheren sich die medizinischen Hochschulen nicht auch nur einen feuchten Kehricht um irgendwas davon. Sie fragen nicht mal danach, ob Sie Blut sehen können, sondern versteifen sich vielmehr auf ganz andere außerschulische Qualitäten: Der ideale Student ist Kapitän zweier Sportmannschaften, amtierender Schwimm-Champion des Landes, Leiter des Jugendorchesters und Herausgeber der Schulzeitung. Das Ganze ist im Grunde eine Miss-Wahl unter Gleichgesinnten, nur fehlt die Schärfe. Schauen Sie sich den Wikipedia-Eintrag irgendeines berühmten Arztes an, und Sie werden Dinge lesen wie: »In der Juniorliga ein versierter Rugby-Spieler, glänzte er später als Langstreckenläufer und war im letzten Schuljahr Vizekapitän der Leichtathletikmannschaft.« Diese spezielle Beschreibung passt übrigens auch auf einen gewissen Dr. H. Shipman, das System ist vielleicht doch nicht so unfehlbar.

Das Imperial College in London befand zufrieden, dass meine Lorbeeren aus acht Jahren Klavier und Saxofon sowie ein paar dilettantische Theaterrezensionen für die Schülerzeitschrift mich perfekt auf ein Leben auf Station vorbereitet hätten, sodass ich meine Sachen packte und mich auf die abenteuerliche Zehnkilometerreise von Dulwitch nach South Kensington machte.

Wie Sie sich vielleicht vorstellen können, ist das Auswendiglernen jedes einzelnen Aspekts von Anatomie und Physiologie des menschlichen Körpers samt jeder denkbaren Art und

Weise, wie dieser versagen kann, eine ziemliche Herkulesaufgabe. Aber die Begeisterung, die mir das Wissen vermittelte, eines Tages Arzt zu sein – etwas so Bedeutendes, dass Sie wie ein Superheld oder ein international gesuchter Verbrecher dafür buchstäblich Ihren Namen ändern –, trieb mich jene sechs langen Jahre unaufhaltsam meinem Ziel entgegen.

Dann hatte ich es geschafft. Ich hatte meine Zulassung und trat mein erstes Jahr im Klinikdienst an.* Ich hätte bei der Quizshow *Mastermind* auftreten können – Spezialgebiet »der menschliche Körper«. Jeder von den Zuschauern zu Hause hätte vor seinem Fernseher lauthals ausgerufen, dass das Gebiet viel zu weit und uferlos sei, und ich mich, wenn ich Erfolg haben wolle, besser auf etwas so Umgrenztes wie »Arteriosklerose« oder »Ballenzehen« beschränken solle, aber sie hätten falschgelegen, ich hatte es tatsächlich auf die Reihe bekommen.

Endlich war es an der Zeit, gerüstet mit all diesem erschöpfenden Wissen, hinaus auf die Stationen zu gehen und die Theorie in Praxis umzusetzen. Meine innere Sprungfeder hätte gespannter nicht sein können. Es war daher ein ziemlicher Schlag, als ich feststellen musste, dass ich ein Viertel meines bisherigen Lebens auf der Medizinhochschule zugebracht hatte und mich das nicht im Geringsten auf das Jekyll-

---

* Als »Junior Doctor« wird hierzulande jeder bezeichnet, der noch kein Facharzt oder niedergelassener Arzt ist (eine exakte deutsche Entsprechung fehlt, hier folgt nach dem Studium sofort der Assistenzarzt. Die eineinhalbjährige Station »Arzt im Praktikum« – kurz AiP – wurde 2004 abgeschafft). Der englische Begriff ist ein bisschen verwirrend, denn er suggeriert einen jungen Arzt frisch von der Uni, aber viele sind gar nicht mehr so jung, sondern arbeiten seit fünfzehn Jahren und haben in der Zeit einen Doktortitel sowie verschiedene andere Qualifikationen erworben. Es ist ein bisschen so, als wolle man jeden in Westminster – abgesehen vom Premierminister – als »Juniorpolitiker« bezeichnen.

and-Hyde-Dasein eines Arztes in der klinischen Ausbildung vorbereitet hatte.*

Tagsüber war der Job machbar, wenn auch nervig und irre zeitaufwendig. Sie erscheinen am Morgen zur Visite, bei der das Ärzteteam geschlossen jeden seiner Patienten abklappert. Sie dackeln hinterher wie ein hypnotisiertes Entchen, den Kopf in Einfühlsamkeit suggerierender Weise zur Seite geneigt, notieren sich jede Anweisung Ihres Vorgesetzten – MRT-Termin ausmachen, an die Rheumatologie überweisen, ein EEG veranlassen. Den Rest Ihres Arbeitstages (plus in der Regel weitere vier unbezahlte Stunden) verbringen Sie dann damit, diese schier nicht enden wollenden Anweisungen auszuführen, Formblätter auszufüllen, Anrufe zu tätigen. Letztlich sind Sie nichts weiter als ein persönlicher Assistent Ihres Chefs. Nicht gerade das, wofür Sie so lange studiert haben, aber was soll's.

Die Nachtwachen hingegen lassen Dantes Hölle wie Disney erscheinen – ein erbarmungsloser Albtraum, der mich bitter bereuen ließ, jemals den Gedanken gehegt zu haben, ich sei gemessen an meiner Ausbildung hin und wieder möglicherweise eventuell nicht hinreichend ausgelastet gewesen. Nachts bekommt der Arztanfänger ein kleines Funkgerät – liebevoll Piepser oder auch Pager genannt – ausgehändigt, und damit fällt ihm die Verantwortung für jeden einzelnen Patienten in der gesamten Klinik zu. Den ganzen verdammten Haufen. Der diensthabende Senior House Officer und der Assistenzarzt sind unten in der Notaufnahme, untersuchen Patienten und nehmen Leute auf, während Sie oben auf Station das Schiff alleine segeln. Ein Schiff von ungeheuren Ausmaßen, auf

---

* Die Hierarchie sieht in England folgendermaßen aus: House Officer (1. Jahr), Senior House Officer (2. Jahr, in zwei verschiedenen Häusern), Registrar (Assistenzarzt) an verschiedenen Kliniken, Consultant (Facharzt), Senior Registrar (Oberarzt).

dem zu allem Überfluss Wasser eindringt und Sie überhaupt nicht navigieren können. Man hat Sie gelehrt, Herz und Kreislauf eines Patienten zu untersuchen, Sie kennen die Physiologie der Herzkranzgefäße, aber selbst wenn Sie jedes kleinste Anzeichen und Symptom eines Herzinfarktes im Schlaf erkennen, ist es beim ersten Mal nicht so einfach, damit klarzukommen.

Sie werden von Station um Station angepiepst, von einer Schwester nach der anderen mit einem Notfall nach dem anderen – es hört nie auf, die ganze Nacht nicht. Ihre älteren Kollegen behandeln in der Notaufnahme Patienten mit einem speziellen Problem: einer Lungenentzündung, einem gebrochenen Bein. Ihre Patienten sind ähnliche Notfälle, aber sie befinden sich bereits in stationärer Behandlung, das heißt, sie haben grundsätzlich bereits ein ernsthaftes Problem. Es ist so eine Art »Super-Big-Mac«, bei dem sich Symptome zu Beschwerden und Beschwerden zu Krankheiten addieren: Sie haben einen Patienten mit Lungenentzündung zu behandeln, der mit Leberversagen eingeliefert worden war, oder einen mit gebrochenem Bein, der nach einem epileptischen Anfall aus dem Bett gefallen ist. Sie sind eine mobile, mehr oder weniger unausgebildete Ein-Mann-Notaufnahme, die von Körperflüssigkeiten (und zwar nicht solchen, die Spaß machen) durchweicht einen endlosen Strom an besorgniserregend kranken Patienten zu versorgen hat, um die sich zwölf Stunden zuvor noch ein ganzes Ärzteteam gekümmert hat. Plötzlich sehnen Sie sich nach einer Sechzehnstundenschicht mit lauter Schreibkram (oder idealerweise einem Job irgendwo dazwischen, der Ihre Fähigkeiten weder übersteigt noch zu wenig beansprucht).

Es heißt untergehen oder schwimmen, und Sie müssen lernen zu schwimmen, sonst gehen haufenweise Patienten mit Ihnen unter. Ich fand all das auf verdrehte Weise beglückend.

Sicher, die Arbeit war brutal hart. Okay, die Arbeitszeiten grenzten ans Unmenschliche. Und es stimmt, ich habe Dinge gesehen, die sich bis heute unauslöschlich in meine Netzhaut eingegraben haben. Aber immerhin war ich Arzt.

Dienstag, 3. August 2004

Tag eins. H* hatte mir ein Lunchpaket mitgegeben. Ich bekam ein nagelneues Stethoskop**, ein neues Hemd und eine neue E-Mail-Adresse: atom.kay@nhs.net. Am ersten Tag tat es gut zu wissen, dass mich niemand würde beschuldigen können, der inkompetenteste Mensch der Klinik zu sein. Selbst wenn ich es wäre, konnte ich alles auf Atom schieben.

Ich weidete mich am »Eisbrecherpotenzial« dieser Geschichte, aber später im Pub verblasste mein Schicksal ziemlich gegenüber dem meiner Freundin Amanda. Ihr Nachname lautete Saunders-Vest. Bei ihr haben sie den Bindestrich mitbuchstabiert (englisch: *hyphen*), sodass sie zu amanda.saunders hyphenvest@nhs.net mutierte.

Mittwoch, 18. August 2004

Patient OM ist siebzig Jahre alt, Heizungsbauer im Ruhestand aus Stoke-on-Trent. Aber heute Abend, Matthew, ist er zu einem exzentrischen deutschen Professor mit einem ziemlich schrägen, halb deutschen Akzent mutiert. Ja, genau genommen nicht nur heute Abend, sondern auch heute Morgen, heute Nachmittag, eigentlich an jedem Tag seit seiner Einwei-

---

* H. litt seit sechs Monaten mehr oder weniger still an meiner Seite. Keine Sorge – Sie werden keine Unmengen an Namen behalten müssen. Das hier ist nicht Game of Thrones.
** Ich bin sehr dafür, im Laufe des Textes medizinische Fachausdrücke zu erklären, aber wenn Sie nicht wissen, was ein Stethoskop ist, sollten Sie das Buch vielleicht weiterverschenken.

sung – zu danken ist es seiner Demenz, die sich durch einen Harnwegsinfekt verschlimmert hat.*

Professor OMs Lieblingsspiel besteht darin, mit verkehrt herum angezogenem Krankenhaushemd (damit es einem weißen Kittel gleicht) hinter dem Visite-Tross herzustiefeln, mit oder ohne Unterwäsche ... Wann immer ein Arzt etwas sagt, fährt er mit einem »Jawohl!« oder »Sehr richtig!«, gelegentlich auch »Genial!« dazwischen.

Bei Chefarzt- oder Assistenzarztrundgängen geleite ich ihn auf der Stelle zurück in sein Bett und sorge dafür, dass das Pflegepersonal ihn für ein paar Stunden aus dem Verkehr zieht. Wenn ich allein meine Runde mache, lasse ich ihn eine Weile gewähren. Ich habe nicht viel Ahnung von dem, was ich da tue, und selbst wenn, tue ich, was ich tue, nicht mit sonderlich viel Selbstvertrauen, also ist es eigentlich ganz angenehm, einen greisen deutschen Cheerleader hinter mir zu haben, der immer wieder »Das ist fantastisch!« in die Runde wirft.

Heute ist er neben mir gestürzt, sodass ich ihn traurigerweise vom aktiven Dienst entbinden musste.

Montag, 30. August 2004

Was immer uns an Freizeit abgeht, wird mehr als wettgemacht durch die Geschichten über unsere Patienten. Beim Mittagessen im Bereitschaftsraum** tauschen wir gerne Storys aus über all die unsinnigen »Symptome«, die uns die Leute schildern. Wir hatten in den letzten Wochen Patienten mit jucken-

---

* Harnwegsinfektionen und andere im Grunde harmlose Entzündungen führen bei älteren Menschen häufig dazu, dass sie ein bisschen am Rad drehen.
** Der Bereitschaftsraum ist in England auch als »doctor's mess« bekannt, wobei das englische »mess« eigentlich für Chaos/Durcheinander gebraucht wird. Ein Schelm, wer Böses dabei denkt ...

den Zähnen, einer plötzlichen *Verbesserung* des Hörvermögens und Armschmerzen beim Wasserlassen zu behandeln. Alle Anekdoten werden, wie die Rede eines lokalen Würdenträgers bei einer Abschlussfeier, mit höflichem Gekicher quittiert. Wie früher am Lagerfeuer beim Erzählen von Gespenstergeschichten kommt jeder in der Tischrunde an die Reihe und darf eine Story zum Besten geben. Dann ist Seamus an der Reihe. Er erzählt, er habe am Morgen in der Notaufnahme jemanden behandelt, der davon überzeugt war, dass er nur auf einer Gesichtshälfte schwitze.

Er lehnt sich zurück und erwartet stürmisches Gelächter, erntet allerdings nur Schweigen. Bis so ziemlich alle gleichzeitig murmeln: »Horner-Syndrom also?« Er hat nie davon gehört, erst recht nicht davon, dass es auf einen Tumor – nicht selten einen Lungentumor – hindeuten kann. Mit einem ohrenbetäubenden Kreischen schiebt Seamus seinen Stuhl zurück und rennt davon, um dem Patienten hinterherzutelefonieren, damit er zurück in die Klinik kommt. Ich esse sein Twix zu Ende.

Freitag, 10. September 2004

Mir fällt auf, dass bei jedem Patienten auf der Station ein Puls von 60 im Patientenblatt notiert ist, also beobachte ich heimlich die Messtechnik des Pflegenden. Er fühlt den Puls des Patienten, schaut auf die Uhr und zählt akribisch die Zahl der Sekunden pro Minute.

Sonntag, 17. Oktober 2004

Zugutehalten kann man mir, dass ich nicht in Panik geriet, als dem Patienten, den ich auf der Station zu untersuchen hatte, unerwartet Unmengen Blut aus dem Mund und auf mein Hemd sprudelten. Absolut nicht zugutehalten kann man mir hingegen, dass ich keine Ahnung hatte, was ich sonst hätte tun sollen. Ich bat die nächststehende Krankenschwester, Hugo zu holen. Er ist der für mich zuständige Assistenzarzt, der gerade auf der Nachbarstation unterwegs war. In der Zwischenzeit legte ich dem Patienten einen Zugang* und ließ ein paar Infusionen hineinlaufen. Hugo war zur Stelle, bevor ich irgendetwas anderes tun konnte, was sehr praktisch war, weil ich an diesem Punkt absolut keine Ideen mehr hatte, was ich hätte tun können. Beim Patienten nach dem Abstellhahn suchen? Ihm eine Rolle Küchenpapier in den Rachen stopfen? Ein paar Kräuter zugeben und das Ganze zu Tomatensuppe erklären?

Hugo diagnostizierte eine Ösophagusvarizenblutung**, ein naheliegender Schluss, denn der Patient hatte die Farbe von Homer Simpson – und zwar aus den frühen Folgen, als die Farbgebung noch viel greller war und jede Figur aussah wie einem Höhlengemälde entsprungen. Er versuchte, die Blutung mit einer Sengstaken-Sonde*** unter Kontrolle zu bekommen.

---

* Ein Zugang – oder eine Kanüle – ist ein Plastikröhrchen, das am Handrücken oder in der Ellenbeuge gelegt wird, damit man dem Patienten intravenös Medikamente oder Flüssigkeiten per Tropf verabreichen kann. Zugänge zu legen gehört zu den Hauptaufgaben eines Arztes im praktischen Jahr, auch wenn ich es geschafft habe, die Uni zu durchlaufen, ohne es auch nur einmal geübt zu haben. Am Abend vor meinem ersten Tag als Arzt klaute einer meiner Mitbewohner in unserem Wohnheim neben der Klinik auf seiner Station eine Schachtel mit ungefähr achtzig Kanülen, und wir übten aneinander, bis wir es endlich hinbekamen. Noch Tage danach waren unsere Arme mit Einstichen übersät.
** Varizen in der Speiseröhre (Ösophagus) sind eine üble Komplikation bei einer Leberzirrhose. An der Innenwand der Speiseröhre bilden sich dicke Krampfadern, die jederzeit platzen und stark bluten können.
*** Eine Art Schlauch, den man durch die Speiseröhre bis zum Magen schieben und dann, wenn er die richtige Position erreicht hat, aufblasen kann, um Druck auf die umliegenden Gefäße auszuüben und die Blutung hoffentlich zu stoppen.

Da sich der Patient wand wie ein Aal und sich dagegen wehrte, dass man ihm dieses abscheuliche Teil in den Hals schob, spritzte sein Blut überallhin: auf Hugo, auf mich, die Wände, die Vorhänge, die Decke. Es kam einem vor wie eine besonders durchgeknallte Folge von *Changing Rooms* (das deutsche Pendant hieß *Tapetenwechsel*). Der Soundtrack war das Schlimmste. Mit jedem Atemzug, den der arme Mann tat, konnte man hören, wie er Blut in die Lungen sog und zu ersticken drohte.

Als die Sonde endlich saß, war die Blutung gestoppt. Jede Blutung hört irgendwann einmal auf, und diese hier kam aus dem traurigsten aller Gründe zum Stillstand. Hugo erklärte den Patienten für tot, schrieb die nötigen Papiere und bat die Schwester, der Familie Bescheid zu geben. Ich schälte mich aus meinen blutverschmierten Klamotten, und wir zogen uns schweigend OP-Kleidung für den Rest der Schicht über. Das war es also. Das erste Sterben, das ich je miterlebt hatte. Und es war jede Sekunde so furchtbar gewesen, wie es nur hatte sein können. Nichts daran war romantisch oder erhaben. Diese Geräusche. Hugo nahm mich zum Rauchen mit nach draußen – nach alledem hatten wir beide eine Zigarette nötig. Ich hatte noch nie geraucht. Manchmal muss man zu ungewöhnlichen Mitteln greifen.

Dienstag, 9. November 2004

Um drei Uhr morgens aus meinem ersten halbstündigen Schlummer in drei Schichten vom Pager geweckt worden, um einem Patienten, dessen Schlaf offensichtlich sehr viel wichtiger ist als meiner, eine Schlaftablette zu verschreiben. Meine Kräfte reichen weiter, als ich dachte. Ich treffe auf der Station ein – und finde den Patienten schlafend vor.

Freitag, 12. November 2004

Die Blutwerte einer stationär behandelten Patientin zeigen, dass ihr Gerinnungssystem aus unerfindlichen Gründen komplett aus den Fugen ist. Hugo kommt schließlich dahinter, woran es liegt: Sie nimmt seit längerer Zeit Johanniskrautkapseln aus dem Reformhaus gegen ihre Angstzustände. Hugo erklärt ihr (und um fair zu bleiben, auch mir), dass Johanneskraut mit dem Gerinnungshemmer wechselwirkt, den sie nehmen muss, und dass ihre Blutgerinnung mit Sicherheit wieder ins Lot kommt, sobald sie aufhört, das Zeug zu schlucken. Sie staunt. »Ich dachte, das sei nur was Pflanzliches – wie kann es einem dann so schaden?«

Bei den Worten »nur was Pflanzliches« scheint die Raumtemperatur um ein paar Grad zu sinken, und Hugo kann sich nur mit Mühe einen müden Seufzer verkneifen. Es ist ganz offensichtlich nicht das erste Mal, dass er diese Nummer erlebt.

»Aprikosenkerne enthalten Blausäure«, entgegnet er trocken. »Die Hälfte aller Knollenblätterpilz-Vergiftungen geht tödlich aus. Natürlich ist nicht gleichbedeutend mit ungefährlich. In meinem Garten gibt es eine Pflanze, an der Sie sterben würden, wenn Sie sich zehn Minuten einfach nur unter sie setzen.« Gute Arbeit, sie lässt die Pillen weg.

Ich frage Hugo bei einer Koloskopie später nach dieser Killerpflanze in seinem Garten.

Er antwortet: »'ne Seerose.«

Montag, 6. Dezember 2004

Alle Jungärzte der Klinik wurden aufgefordert, ein Dokument zu unterschreiben, mit dem sie ihr Einverständnis erklären, die Europäische Arbeitszeitrichtlinie* in ihrem Fall außer Kraft zu setzen, weil sich unsere Verträge damit nicht vereinbaren lassen. Ich habe H in dieser Woche weniger als zwei Stunden gesehen und insgesamt neunundsiebzig Stunden gearbeitet. Nicht zu vereinbaren scheint ein wenig untertrieben. Mein Vertrag hat die Regelung gepackt, sie mitten in der Nacht schreiend aus dem Bett gezerrt und mit Waterboarding gefoltert.

Donnerstag, 20. Januar 2005

Sehr geehrte drogendealende Dreckskerle,
    im Laufe der letzten paar Nächte mussten wir drei junge Männer und Frauen aufnehmen – allesamt ausgetrocknet wie dürres Laub, kollabiert letztlich an einem massiven Absinken ihres Blutdrucks, die Elektrolytwerte komplett aus dem Ruder.** Die einzige Verbindung zwischen diesen Personen ist der Konsum von Kokain in jüngster Zeit. Ungeachtet all seiner herzgefährdenden und die Herzwände schädigenden Eigenschaften, ist Kokain für die oben genannten Symptome nicht verantwortlich. Ich glaube mit ziemlicher Sicherheit – und ich will einen Nobelpreis oder wenigstens einen britischen Verdienstorden für diese Erkenntnis –, dass ihr eure Lieferungen mit dem Furosemid*** eurer Oma gestreckt habt.

---

* Die europäische Arbeitszeitrichtlinie wurde als gesetzliches Mittel eingeführt, Arbeitgeber daran zu hindern, ihr Personal bis zum Tod durch Übermüdung auszubeuten, indem sie die Höchstarbeitszeit auf »nur« achtundvierzig Stunden pro Woche begrenzt.

** Als Elektrolyte bezeichnet man lebenswichtige Bestandteile von Salzen im Blut – allen voran Natrium, Kalium, Chlorid und Calcium.

*** Ein Entwässerungsmedikament. Wenn Sie in der Lunge oder anderem Gewebe größere Mengen Wasser eingelagert haben – bedingt durch eine Funktionsstörung von Herz oder Nieren –, lässt es Sie diese Flüssigkeit wegpinkeln. Haben Sie keine Wassereinlagerungen wie diese drei, lässt es Sie das Wasser ausscheiden, das in Ihrem Blut enthalten ist.

Abgesehen von der Tatsache, dass ihr meine Nächte und die Betten unserer Abteilung vergeudet, scheint es mir ein einigermaßen bestürzendes Geschäftsgebaren, der Kundschaft krankenhausreifen Schnee zu verticken. Benutzt freundlicherweise Kreide, wie alle anderen auch.
Mit freundlichem Gruß, Dr. Adam Kay.

Montag, 31. Januar 2005

Habe heute Nacht ein Leben gerettet. Wurde zu einem achtundsechzigjährigen Patienten gerufen, der dem Jenseits so nahe war, wie man nur sein kann – er hatte bereits die Türglocke betätigt und blickte durch das beschlagene Glas in den Korridor von Gevatter Tod. Seine Sauerstoffsättigung* lag bei 73 Prozent – ich glaube, wenn der Süßigkeitenautomat nicht außer Betrieb gewesen wäre, sodass ich mir wie geplant unterwegs einen Riegel hätte kaufen können, wäre ich wohl zu spät gekommen.

Mir blieben nicht einmal die paar Sekunden, die einzelnen Punkte des Notfallprotokolls im Geiste durchzugehen – in einer Art Autopilotenmodus, von dem ich nicht mal wusste, dass ich ihn hatte, spulte ich einfach Schritt um Schritt ab. Sauerstoff an, intravenöser Zugang, Blutwerte, Blutgase, Diuretika, Katheter. Er fing auf der Stelle an, munterer zu werden, das Bungeeseil hatte ihn Millimeter über dem Beton zurückgeholt. Tut mir leid, Tod, den hier wirst du heute Abend nicht bei Tisch begrüßen können. Als Hugo eintrudelte, kam ich mir vor wie Superman.

---

* Die Sauerstoffsättigung ist ein Maß für die Sauerstoffmenge in Ihrem Blut, sie wird in Prozent angegeben. Man misst sie mit einem kleinen Gerät (Pulsoxy), das man über die Zeigefingerkuppe klemmt. Der Wert sollte so nahe an 100 liegen wie irgend möglich, sicher über 90 Prozent, auf jeden Fall aber deutlich über 80 Prozent.

Die merkwürdige Erkenntnis überkam mich, dass dies das erste Mal in meinen fünf Monaten als Arzt war, dass ich buchstäblich ein Leben gerettet hatte. Jeder Außenstehende stellt sich vor, dass wir bei unseren Streifzügen durch die Stationen tagtäglich Heldentaten vollbringen. Es ging mir selbst so, als ich hier anfing. Tatsache ist, dass obwohl auf den Krankenhausstationen des Landes tagtäglich Dutzende, wenn nicht Hunderte Leben gerettet werden, es aber nahezu ausschließlich sehr viel unaufgeregter und teamorientierter passiert. Nicht dadurch, dass ein einzelner Arzt etwas Bestimmtes tut – beispielsweise einen erprobten Ablaufplan herunterspult, den alle anderen Kollegen auch befolgen und in jedem Stadium prüfen, ob es dem Patienten besser geht (und ihr Vorgehen abändern, falls das nicht der Fall ist).

Aber manchmal läuft es auf eine Einzelperson hinaus, und heute war ich zum ersten Mal an der Reihe. Hugo schien glücklich. Wenigstens reagierte er mir gegenüber in einer maximalen Gefühlsaufwallung: »Nun, du hast für ihn ein paar mehr Wochen auf Erden herausgeschlagen.« Nun komm schon – verschon den Superhelden der Stunde mit solchen Sprüchen.

Montag, 7. Februar 2005

Mein Wechsel in die Chirurgie* bescherte mir meine allererste Ablederungs-Verletzung.**

---

* House Officers arbeiten in der Regel sechs Monate in der Inneren Medizin und sechs Monate in der Chirurgie. Die allerkürzeste Zeit verbrachte ich in der Urologie.
** Als Ablederung oder Decollement bezeichnet man eine Verletzung, bei der die Haut gewaltsam vom Unterhautfettgewebe getrennt wird – solches passiert im typischen Falle bei Motorradunfällen, wenn der Fahrer mit den Händen auf dem Asphalt entlangschrammt. Ratten können ihren Schwanz

Patient WM ist achtzehn und war mit Freunden zum Feiern aus. Nach der Sperrstunde tanzte er auf dem Dach des Unterstands einer Bushaltestelle herum und beschloss schließlich, irgendwann den Abstieg ins Erdgeschoss wie bei der Feuerwehr zu wagen, wobei er einen benachbarten Laternenpfahl als Rutschstange zu Hilfe nahm. Er sprang hinüber zur Laterne und glitt wie ein Koalabär hinab. Unglücklicherweise hatte er die Oberflächenbeschaffenheit des Laternenpfahls falsch eingeschätzt. Es war absolut nicht der glatte Abgang, den er erwartet hatte, sondern ein scheuerndes, schmerzhaftes, raues Abwärts. Er erschien daher in der Notaufnahme mit schweren Abschürfungen an beiden Handflächen und einer kompletten Ablederung seines – Penis.

Ich hatte in meiner kurzen Zeit in der Urologie (und darüber hinaus) eine Menge Penisse zu Gesicht bekommen. Aber dieser war der bei Weitem schlimmste Fall, den ich je sah. Jede Anstecknadel wert, wenn es nur eine Stelle gegeben hätte, sie anzubringen. Ein paar Zentimeter Harnleiter, bedeckt von einer blutig-breiigen Gewebeschicht, das Ganze alles in allem von vielleicht einem halben Zentimeter Durchmesser. Es erinnerte an ein einsames Spaghetti, das in einer Pfütze Tomatensauce am Boden der Schüssel klebte. Es verwundert vielleicht nicht, dass WM außer sich war. Sein Elend wurde nicht besser, als auf seine Frage, ob man seinen Penis denn nicht wieder »neu aufledern« könne, unser Chefarzt Mr. Binns ruhig erklärte, dass »das Leder« recht gleichmäßig über zweieinhalb Meter an einem Laternenpfahl im Westen von London verteilt sei.

---

eigenständig abledern, um zu fliehen. Warum genau wir das in der Humanmedizin gelernt haben, entzieht sich meiner Kenntnis.

Montag, 21. Februar 2005

Entlasse eine Patientin nach einer Laparoskopie* und schreibe sie zwei Wochen krank. Sie bietet mir einen Zehner, damit ich sie einen Monat krankschreibe. Ich lache, aber sie meint es ernst und erhöht ihr Angebot auf fünfzehn Öcken. Ich rate ihr, ihren Hausarzt aufzusuchen, wenn sie sich nach zwei Wochen noch nicht fit genug fühlt, um zu arbeiten.

Ich muss mich unbedingt schicker anziehen, wenn das das Niveau an Bestechungsgeldern ist, die man mir anbietet. Auf dem Heimweg überlege ich, wie viel sie mir hätte bieten müssen, damit ich ja gesagt hätte. Deprimierenderweise lande ich irgendwo bei 50 Pfund.

Montag, 14. März 2005

Mit H und ein paar Kumpels zum Essen aus – ein Pizzarestaurant mit zu viel Neon, Speisekarten auf Clipboards, einem unnötig komplizierten Bestellsystem und dem nahezu kompletten Fehlen von Servicepersonal. Sie erhalten ein Gerät, das piept und vibriert, wenn Ihre Bestellung fertig ist, woraufhin Sie sich über die kunstvoll schlecht verlegten Fliesen schleppen, um sich die Pizza bei einer komplett uninteressierten Bedienung abzuholen, die dort in dem sicheren Wissen sitzt, dass niemand je verlangen wird, die 12,5 Prozent Servicegebühr von der Rechnung zu tilgen – auch wenn niemand einen bedient.

---

* So gut wie jede Bauchoperation lässt sich heutzutage per Laparoskopie durchführen – das ist griechisch, heißt auf Deutsch so viel wie »die Weichteile betrachten« und besteht im Einführen von Kameras und winzigen Instrumenten durch winzige Löcher in der Bauchdecke. Es ist eine echte Fummelei und dauert, bis man es gelernt hat. Wenn Sie selbst eine Vorstellung bekommen wollen, versuchen Sie einmal, Ihre Schnürsenkel mit Essstäbchen zu verknoten. Mit geschlossenen Augen. In der Schwerelosigkeit.

Das Gerät bimmelt, ich keuche »Oh, mein Gott« und hüpfe reflexhaft auf. Nicht dass ich so wild auf meine »Fiorentina« wäre – es ist nur so, dass das verdammte Ding genau dieselbe Tonhöhe und -frequenz hat wie mein Pager in der Klinik. H fühlt meinen Puls: Er ist bei 140. Die Arbeit hat mich wohl hart an die Grenzen einer posttraumatischen Belastungsstörung manövriert.

Sonntag, 20. März 2005

Das Überbringen schlechter Nachrichten erschöpft sich nicht in »Ich fürchte, es ist Krebs« oder »Wir haben getan, was wir konnten«. Niemand kann Sie darauf vorbereiten, sich mit der Tochter eines Patienten zusammensetzen zu müssen, um zu erklären, dass ihrem alten gebrechlichen Vater in der Nacht etwas einigermaßen Verstörendes zugestoßen ist.

Ich musste ihr schonend beibringen, dass der Patient im Bett neben dem ihres Vaters in der Nacht zuvor extrem auf-gewühlt und verwirrt gewesen sei. Dass er ihren Vater für seine Ehefrau gehalten hatte. Dass es, als die Schwestern den Tumult bemerkten und zu Hilfe eilten, bereits zu spät gewesen sei und besagter Patient rittlings auf ihrem Vater gesessen und ihm mitten ins Gesicht ejakuliert hatte.

»Wenigstens ist ... nicht mehr passiert«, entgegnete die Tochter mit einer Nonchalance von Weltklasse, die aber auch noch an jeder Situation etwas Positives zu finden vermag.

Montag, 11. April 2005

Im Begriff, einen Zehnjährigen mit geplatztem Blinddarm aus der Notaufnahme in den OP zu rollen. Colin, ein bezaubernder Assistenzarzt, gibt soeben einen Meisterkurs im Umgang mit einer besorgten Mutter. Er erklärt, was im Bauch ihres Sohnes los ist, was wir tun werden, um es in Ordnung zu bringen, wie lange das dauert, wann er wieder nach Hause darf. Ich versuche, mir seine Technik abzuschauen. Es geht darum, ihr genau das richtige Maß an Information zukommen zu lassen – sie unterrichtet zu halten, aber nicht zu überfordern – und alles im richtigen Ton herüberzubringen. Nicht zu viel Fachjargon, aber nie gönnerhaft werden. Vor allem geht es darum, professionell und zugewandt zu bleiben.

Ihr Gesichtsausdruck verliert mit jeder Sekunde an Unbehagen, und ich spüre, wie die Angst gleich einem bösen Geist oder einer Blähung ihren Körper verlässt. Es wird Zeit, den Jungen nach oben zu bringen, also nickt Colin zur Mutter hinüber und fragt: »Rascher Kuss, bevor es auf die Bühne geht?« Sie beugt sich vor und küsst, nicht ihren Sohn, sondern Colin flüchtig auf die Wange. Stolz und Freude ihres Lebens rollen traurig dahin.

Dienstag, 31. Mai 2005

Vor drei Nächten hatte ich MJ aufgenommen, einen obdachlosen Mittfünfziger mit akuter Pankreatitis. Es war das dritte Mal seit meinem Beginn hier, dass wir ihn mit dieser Diagnose dabehielten. Wir verschafften ihm mit Schmerzmitteln Linderung und gaben ihm Infusionen – es ging ihm nicht gut, er fühlte sich elend.

»Wenigstens haben Sie für ein paar Nächte ein warmes Bett«, sagte ich.

»Machen Sie Witze?«, gab er zurück. »Ich werde mir hier irgendwelche verdammten multiresistenten Keime einhandeln.« Es ist ganz schön weit gekommen, wenn die Straßen außerhalb einer Klinik in Bezug auf ihre Sauberkeit einen besseren Ruf genießen als die Flure drinnen.

Ich halte nicht gerne Predigten, aber ich bin Arzt, und zu meiner Berufsbeschreibung gehört, dass ich nicht wollte, dass er starb. Also erinnerte ich ihn daran, dass er wegen seines Alkoholkonsums* hier sei, und dass ich ihn, wenn ich ihn schon nicht dazu bringen könne, mit dem Saufen aufzuhören (was ich nicht kann), immerhin bitten würde, es zu lassen, bis wir ihn wieder draußen hätten, denn das wäre wirklich eine große Hilfe. Es wäre ein echtes Highlight, wenn er dieses Mal die Finger von den Desinfektionsmittelspendern ließe.

Er fuhr hoch, als hätte ich ihn soeben des Inzests beschuldigt, und erklärte, dass er so etwas nie und nimmer tun würde – sie hätten kürzlich die Rezeptur geändert, und jetzt schmecke das Zeug entsetzlich bitter. Er zog mich näher zu sich heran, um mir ins Ohr zu flüstern, dass man in diesem Krankenhaus am besten dran sei, wenn man an den Desinfektionstüchern lutsche. Dann klopfte er mir verschwörerisch auf den Arm, als wolle er sagen: »Geht auf mich, der Tipp«. Heute hat er sich selbst »nach Hause« entlassen, aber in ein paar Wochen wird er zweifelsohne wieder unser Gast sein.

Traditionell feiere ich das Ende unserer Nachtdienstserie mit meinem Kollegen im zweiten Jahr. Dann gehen wir zu Vingt-Quatre und leisten uns ein feudales Frühstück und eine Flasche Weißwein. Nachtdienste spielen sich so etwas wie in einer anderen Zeitzone als der Rest des Landes ab, daher kann man das Ganze kaum als Muntermacher und Start in den Tag bezeichnen, auch wenn es 9 Uhr morgens ist – es ist praktisch

---

* Eine Pankreatitis oder Bauchspeicheldrüsenentzündung ist extrem schmerzhaft, zeigt häufig einen schweren Verlauf und wird im Allgemeinen durch Alkohol oder Gallensteine verursacht. Es gibt noch eine Reihe anderer Ursachen, unter anderem das Gift des Skorpions.

ein Schlaftrunk. In dem Moment, als ich unsere Gläser nach-schenke, klopft es ans Fenster. Es ist MJ, der mir mit dröhnen-dem Lachen seinen ausgesuchtesten »Ich-hab's-doch-ge-wusst!«-Blick zuwirft. Ich beschließe, mich nächstes Mal nicht so nahe ans Fenster zu setzen. Oder einfach nur in der Um-kleide ein bisschen an den Desinfektionstüchern zu lutschen.

Sonntag, 5. Juni 2005

Es wäre unfair, sämtliche orthopädischen Chirurgen als kno-chenbrechende Neandertaler zu bezeichnen, allein auf der Basis dessen, dass dies auf 99 Prozent von ihnen zutrifft. Aber jedes Mal, wenn mich mein Pager nächtens auf ihre Station ruft, sinkt mir das Herz in die Hose.

Bis jetzt hatte ich an diesem Wochenende zwei ihrer Patien-ten zu betreuen. Gestern: einen Mann mit Vorhofflimmern* im Anschluss an eine Operation wegen einer Oberschenkel-halsfraktur. Ich sehe an seinem Aufnahme-EKG, dass er bei der Aufnahme ebenfalls unter Vorhofflimmern gelitten hat, ein Umstand, der von dem Team, das ihn bei der Einlieferung untersucht hatte, komplett übersehen wurde – obwohl er mit an Sicherheit grenzender Wahrscheinlichkeit erklärt hätte, warum er im Kaufhaus überhaupt hingeschlagen war und sich den Bruch zugezogen hatte. Mich packte das Bedürfnis, eine Fortbildung für die Leute auf der Orthopädischen zu ver-anstalten mit dem Titel: »Manchmal hat es einen Grund, dass Menschen hinfallen.«

Heute wurde ich gebeten, einen Zwanzigjährigen zu unter-suchen, dessen Blutwerte auf eine gestörte Nierenfunktion hin-

---

* Vorhofflimmern bedeutet, dass das Herz rast, unregelmäßig schlägt und ineffizient pumpt – nicht gerade optimal.

deuteten. Beide Arme waren von oben bis unten eingegipst, wie bei einem Bösewicht aus einem Slapstickfilm. Eine Infusion suchte ich vergebens, aber auf seinem Nachttisch stand ein unberührtes Glas Wasser, das zu leeren ihn auch bei allerbestem Willen seit Tagen schlicht die Physik gehindert hatte. Ich sorge dafür, dass der Patient einen Tropf bekommt, obwohl es vielleicht effizienter gewesen wäre, ein paar meiner Kollegen eine Infusion an gesundem Menschenverstand zu verordnen.

Dienstag, 7. Juni 2005

Eingeteilt auf der großen Bühne als Assistent für Not-OPs: Entfernung eines »Fremdkörpers« aus dem Rektum eines Patienten. Weniger als ein Jahr als Arzt im Dienst und bereits der vierte Gegenstand, den ich aus einem Rektum hole – inzwischen immerhin mit einiger Fachkunde.

Mein erster Fall war ein gut aussehender Italiener, dem bei der Einlieferung der Großteil einer Klobürste (mit den Borsten voran) im Anus stak, und der die Klinik mit einem künstlichen Darmausgang verließ. Seine beleibte italienische Mama war dankbar auf eine Weise, der Briten nicht mächtig sind, und überschüttete jedes einzelne Teammitglied, das ihr über den Weg lief, mit überschwänglichem Lob und Dank dafür, das Leben ihres Sohnes gerettet zu haben. Sie nahm auch den nicht minder gut aussehenden jungen Mann, der ihren Sohn ins Krankenhaus begleitet hatte, in den Arm. »Und dem Himmel sei Dank, dass sein Freund Philipp sich im Gästezimmer aufhielt und die Ambulanz rufen konnte!«

Die meisten dieser Patienten leiden unter dem Fallobst-Syndrom – »Ich bin gefallen, Herr Doktor! Ich bin gefallen!« Und die Berichte darüber, wie Dinge dahin gelangt sind, wo sie hingelangt sind, könnten gelegentlich enzyklopädische Bände füllen (wenn ich so darüber nachdenke, ist es lediglich eine Frage der Zeit, wann sich jemand auf das Londoner Gherkin setzt). Aber die Story heute war die erste, die ich einem Patienten erst einmal abgekauft habe. Es handelte sich um einen glaubhaften und schmerzhaften Unfall, an dem ein Sofa und eine Fernbedienung beteiligt waren und die mich zum Allermindesten die Stirn runzeln und denken ließ: »Nun, ich nehme an, so was *könnte* passieren!« Beim Entfernen der Fernbedienung im OP stellten wir allerdings fest, dass sie mit einem Kondom überzogen war. Vielleicht also doch kein reiner Unfall.

Donnerstag, 16. Juni 2005

Ich musste einem Patienten mitteilen, dass sein MRT erst nächste Woche stattfinden werde, und er drohte, mir beide Beine zu brechen. Mein erster Gedanke war: »Na ja, das wären ein paar Wochen frei.« Ich war *so* nahe dran, ihm anzubieten, einen Baseballschläger zu besorgen.

Sonntag, 25. Juni 2005

Wurde gerufen, um den Tod* eines betagten Patienten festzustellen – er war sehr schwer krank und wollte nicht wiederbelebt werden. Sein Ende also alles andere als unerwartet. Die Krankenschwester nimmt mich mit in die Kabine, deutet auf

---

* Ärzte sind von Gesetz wegen dazu verpflichtet, für ihre Patienten einen Totenschein auszustellen, der die Einzelheiten des Todes darstellt. Auch in einem Krankenhaus werden sie im Allgemeinen aufgefordert, den Tod offiziell zu bescheinigen.

den aschgrauen vormaligen Patienten und stellt mich dessen Ehefrau vor, die juristisch gesehen erst in dem Augenblick zur Witwe wird, wenn ich ihren Mann offiziell für tot erkläre. Die Natur erledigt vielleicht den Hauptteil der Arbeit, aber für das Formular brauchen Sie immer noch mich.

Ich spreche der Frau des Patienten mein Beileid aus und empfehle, dass sie draußen warten möge, während ich ein paar Formalitäten erledige, aber sie entgegnet, sie bleibe lieber. Ich bin mir nicht sicher, warum, ich glaube, sie ist es auch nicht. Vielleicht ist ihr jeder Augenblick mit ihm kostbar, auch wenn er nicht mehr unter uns weilt, oder vielleicht will sie auch sichergehen, dass ich nicht einer von den Ärzten bin, von denen sie in der Boulevardpresse gelesen hat, dass sie den Verblichenen Unaussprechliches antun. Wie dem auch sei, sie lässt sich auf ihrem Platz in der ersten Reihe nieder, ob es mir nun passt oder nicht.

Ich habe schon dreimal eine Leichenschau durchgeführt, aber das ist das erste Mal, dass mir dabei jemand gebannt zuschaut. Ich habe das Gefühl, ich hätte was zum Knabbern hinstellen sollen. Ihr ist eindeutig nicht klar, wie still und schleppend diese Abendvorstellung sein wird – eher Pinter als Priscilla, Königin der Wüste.

Ich bestätige die Identität des Patienten anhand seines Klinikarmbands, schaue, ob noch Atmungsaktivität feststellbar ist, prüfe, ob es noch irgendwelche Reaktionen auf verbale oder physische Reize gibt. Fühle den Puls der Halsschlagader, checke mit einer Taschenlampe, dass die Pupillen starr und erweitert sind. Schaue auf meine Uhr und lausche mit dem Stethoskop zwei Minuten lang auf Herztöne. Dann lausche ich weitere drei Minuten auf Lungengeräusche. Ewig scheint irgendwie ein unangemessenes Wort, aber fünf Minuten sind eine außerordentlich lange Zeit, wenn Sie reglos unter grellem weißem Licht stehen, das Stethoskop auf die Brust eines definitiv toten Mannes gepresst, von dessen trauernder Witwe mit Argusaugen beobachtet. Deshalb versuchen wir, die Angehörigen vorher aus dem Zimmer zu bugsieren.

Mir leuchtet ein, warum wir uns Zeit für dieses Unterfangen nehmen – es ist so eine Art Widerrufsklausel im Pakt mit dem Tod*. Die Fastwitwe fragt immer wieder, ob es mir gut gehe – vielleicht denkt sie, ich sei zu erschüttert, um mich zu regen, oder hätte vergessen, was als Nächstes zu tun sei. Aber jedes Mal, wenn sie etwas sagt, schrecke ich zusammen wie … nun ja, wie ein Arzt, der ein Lebensgeräusch hört, während er sorgsam den Brustkorb eines Leichnams abhört.

Als ich mich wieder eingekriegt habe, überbringe ich ihr die traurige Nachricht und schreibe meinen Befund. Es waren sicher quälende fünf Minuten, aber falls die gesamte Medizin irgendwann untergehen sollte, fehlen mir nur eine Büchse Silbertünche und ein altes Podest für eine Karriere als lebende Statue in Covent Garden.

Dienstag, 5. Juli 2005

Versuche, den Alkoholkonsum einer Siebzigjährigen zu ermitteln, um ihn in den Bericht aufzunehmen. Ich bin zu dem Schluss gekommen, dass Wein ihr Gift ist.

Ich: »Und wie viel Wein trinken Sie so am Tag, würden Sie sagen?«

Patientin: »An einem guten Tag ungefähr drei Flaschen.«

---

* Wenn ein Papst das Zeitliche segnet, lässt man dem Zufall null Chance. Nach dem Regularium des Vatikans, klar aufgestellt von jemandem, der Exorzisten für zu handzahm hielt, muss der Arzt den Namen des Papstes dreimal laut rufen, prüfen, ob der Atem des Toten keine Kerze ausbläst, und ihm dann, nur um ganz sicherzugehen, mit einem Hammer auf den Kopf schlagen. Wenigstens blieb ihr diese Prozedur erspart.

Ich: »Okay ... Und an einem schlechten?«

Patientin: »An einem schlechten schaffe ich nur eine.«

Donnerstag, 7. Juli 2005

Terroranschläge überall in ganz London, die Behörden erklären die Situation zur Großschadenslage, alle Ärzte sollen sich
bei den Notfallambulanzen melden.

Meine Aufgabe war es, die chirurgischen Stationen abzu-
klappern und jeden Patienten zu entlassen, dessen Leib und
Leben nicht in unmittelbarer Gefahr waren, um Platz für
frisch eingelieferte Bombenopfer zu schaffen. Ich war so etwas
wie ein Schneepflug mit Stethoskop – schmiss jeden raus, der
bis zur dritten Silbe von »Simulant« kam, ohne das Bewusstsein zu verlieren oder Blut zu husten. Hab Hunderte der bet-
tenblockierenden Nichtsnutze rausgeschmissen.

Mittwoch, 13. Juli 2005

Bei uns wurden keine Verletzten eingeliefert, und ohne Patienten war ich praktisch eine ganze Woche ohne Arbeit.

Samstag, 23. Juli 2005

An diesem Wochenende feiert mein bester Freund Ron seinen
Junggesellenabschied, und ich muss knapp vier Stunden, bevor
es losging, aussteigen: Es gibt eine Million Gründe, warum das
ärgerlich ist, angefangen dabei, dass es sich um eine handver-
lesene kleine Schar von Kumpels handelte (wir waren nur zu
acht), über die extra dafür gedruckten T-Shirts, die jetzt nicht

mehr komplette Paintball-Mannschaft bis hin zu dem Umstand, dass ich verdammte vierhundert Pfund für das Ganze gelöhnt hatte.

Ursprünglich hätte ich arbeiten müssen, aber ich hatte eine vierfache Dienstrochade arrangiert (A übernahm meine Schicht, B dafür As Schicht. C sprang für B ein, und ich übernahm Cs Dienst). Es war von vornherein eine etwas kitzlige Angelegenheit, so ähnlich wie eine Serie voneinander abhängiger Immobilienkäufe. Und jetzt hatte C (der ich zuvor so gut wie nie begegnet war) echte oder eingebildete Betreuungsprobleme bei einem ihrer echten oder eingebildeten Kinder, also sitze ich hier auf der Station und nicht bis zum Kinn in Tequila.

Nichtmediziner* haben meist Schwierigkeiten zu verstehen, dass es einem kaum hilft, einen Riesenvorlauf für diese Art von Problemen zu haben, denn länger als zwei Monate im Voraus kennen wir den Dienstplan nicht. Ich bestelle eine Flasche Whiskey, die ich mir gerade so leisten kann – ich höre Elton John buchstäblich »Steady on« singen. Dann lasse ich sie Ron nach seiner Rückkehr mit meinem untertänigsten Bedauern in die Wohnung bringen. Wir verabreden uns zu einem Junggesellenabschied nur für uns beide in vierzehn Tagen – nach meinen Nachtdiensten und den drei Vertretungsschichten, die ich freiwillig übernommen habe, um die Kosten für das Wochenende wieder hereinzubekommen, das ich soeben verpasse.

Freitag, 29. Juli 2005

Die ganze Nacht will mir vorkommen, als ergössen sich tosende

---

* Es sollte einen eigenen Begriff für Nichtmediziner geben: »Laie« vielleicht oder »Zivilist«. Vielleicht Patienten?

Wasserströme in den Rumpf meines Boots, und das einzige Mittel, das mir zur Verfügung steht, um es herauszuschöpfen, ist die Kontaktlinse einer Maus.

Jeder Anlass, zu dem mich mein Pager ruft, erfordert mindestens eine Viertelstunde Brandbekämpfung, und etwa alle fünf Minuten werde ich zu einer neuen Feuersbrunst gerufen. Soll und Haben passen in punkto Zeit demnach nicht *ganz* zueinander. Mein dienstälterer Kollege und mein Assistenzarzt hängen in einer brechend vollen Notfallambulanz fest, also ziehe ich die am kränkesten klingenden Patienten vor und zügele notgedrungen die Erwartungen der Krankenschwestern, die mich wegen allen möglichen Sachen rufen.

»Es tut mir echt leid, aber ich habe eine Menge Patienten, die mich sehr viel dringender brauchen«, erkläre ich. »Realistisch sind ungefähr sechs Stunden.« Manche sind verständnisvoll, andere reagieren, als hätte ich gerade gesagt: »Hauen Sie ab, ich bin grad mitten beim Komaglotzen von *Ally McBeal*.« Ich flitze die ganze Nacht wie ein medizinischer Zehnkämpfer von Brustkorbschmerzen zur Blutvergiftung, von dort zu Vorhofflimmern und weiter zu akuten Asthmaschüben, und irgendwie bringen alle es fertig zu überleben.

Um acht Uhr morgens piepst mich eine der Nachtschwestern an und teilt mir mit, ich hätte meine Sache heute Nacht echt gut gemacht. Sie hält mich für einen »braven kleinen Doktor«. Ich bin nur zu bereit, die Tatsache zu überhören, dass »braver kleiner Doktor« nach einer Figur von Enid Blyton klingt. Denn ich bin mir ziemlich sicher, dass dies das erste Mal seit meinem Abschluss ist, dass ich etwas gesagt bekomme, was einem Kompliment auch nur im Entferntesten ähnelt. Ich weiß wirklich nicht, was ich sagen soll, und stottere ein Dankeschön. In meiner Verwirrung ende ich doch tatsächlich aus Versehen mit »Hab dich lieb, tschüss.« Das ist teilweise meiner Erschöpfung geschuldet, teils einer Fehlschaltung meines Gehirns, weil H normalerweise der einzige Mensch ist, der etwas Nettes zu mir sagt. Ich habe die Schwester in dem Augenblick wohl tatsächlich dafür geliebt, dass sie das gesagt hat.

2

Zweites klinisches Jahr / erste Stelle als SHO

Im August 2005 war ich dann angehender Assistenzarzt im zweiten Jahr (im Englischen: Senior House Officer, kurz SHO). Mit meinen gerade mal zwölf Monaten als Arzt war ich natürlich noch immer ein Frischling, aber nun war meiner Berufsbezeichnung der Begriff Senior aufgepfropft worden. Das sollte bei den Patienten vermutlich ein bisschen mehr Vertrauen in den Fünfundzwanzigjährigen säen, der im Begriff war, sein Skalpell in ihrem Bauch zu versenken. Auch vermittelte es mir den nötigen moralischen Schub, den es brauchte, damit ich beim Anblick meines ersten Dienstplans nicht gleich vom Klinikdach sprang. Trotzdem wäre es vermessen, es Beförderung zu nennen, geschieht es doch nach einem Jahr als HO automatisch – so als bekämen Sie einen weiteren Stern auf Ihrem McDonald's-Namensschild. Obwohl ich den Verdacht habe, dass Ronald besser zahlt als die NHS-Institutionen.*

Ich glaube, dass es technisch möglich ist, das Jahr als Senior nicht anerkannt zu bekommen und es wiederholen zu müssen, aber ich habe noch nie gehört, dass so etwas jemals vorgekommen ist. So zähle ich zu meinen Freunden jemanden, der im Bereitschaftsraum mit einer Patientin geschlafen hat, und

---

* Mein Stundenlohn im ersten Jahr kam auf sieben Euro fünfzig. Das ist ein kleines bisschen mehr als McDonald's Angestellte bekommen, wenn auch deutlich weniger als die Schichtleiter.

einen anderen, der mit den Gedanken nicht bei der Sache war und einem Patienten mit Penicillin-Allergie statt Paracetamol ebenjenes Penicillin verordnete. Beide kamen ungeschoren davon, der Himmel weiß, was sie hätten tun müssen, um wirklich durchzufallen.

Mit Ihrem zweiten Jahr kommt der Zeitpunkt, an dem Sie entscheiden, worauf Sie sich spezialisieren wollen. Wenn Sie sich für ein Dasein als Hausarzt und den Facharzt in Allgemeinmedizin entscheiden, bleiben Sie ein paar Jahre in der Klinik und machen Dinge wie Notfallambulanz, Allgemeinmedizin und Kinderheilkunde, bevor Sie in eine Gemeinde ziehen, sich Ellenbogenschoner zulegen und eine Augenbraue dauerhaft anheben. Entscheiden Sie sich für eine Laufbahn in der Krankenhausmedizin, gibt es eine Menge verschiedener Wege, die Sie einschlagen und blindlings entlangstolpern können. Wenn Sie sich als Chirurg sehen, haben Sie die Wahl zwischen Alternativen wie Herz- und Viszeralchirurgie, Neurochirurgie und Orthopädie. (Die Orthopädie ist im Prinzip für die Rugby-Mannschaft der Uni reserviert. Ihr Metier besteht im Grunde aus wenig mehr als Sägen und Nageln – und ich habe den Verdacht, dass die »Immatrikulation« dort darin besteht, dass sie einen die Hand in Tinte tauchen und die Handfläche abdrucken lassen.)

Für alle, die nicht gerne Schmutz unter ihre Fingernägel bekommen, gibt es die verschiedenen Zweige der Inneren Medizin wie Geriatrie*, Kardiologie, Lungenheilkunde oder

---

* Die Geriatrie bezeichnet man auch gerne als die »medizinische Rundumbetreuung älterer Menschen«. Vermutlich wollen sie, dass es weniger klinisch klingt – weniger nach etwas, bei dem jemand tatsächlich Gefahr läuft, sein Leben auszuhauchen, und mehr nach einem Luxus-Erholungspaket, wo Sie sich bei einem Grünzeugsmoothie Mani- und Pediküre angedeihen lassen können. Ich würde jedenfalls vorschlagen, es passenderweise »Betreuung des Unausweichlichen« zu nennen.

Dermatologie (welche ein abstoßendes, aber leichtes Geschäft sein kann – Sie können die Male, bei denen Sie zu einem dermatologischen Notfall gerufen werden, an den Fingern einer Ihrer schuppenden, nässenden Hände abzählen). Hinzu kommt eine Reihe von Spezialgebieten jenseits von Allgemeinmedizin und Chirurgie – Anästhesie zum Beispiel, Radiologie und Gynäkologie sowie Geburtshilfe.

Ich entschied mich für Gynäkologie, werde also Höhlen- und Grottenforscher, schließlich hatte ich meine Bachelorarbeit auf dem Gebiet geschrieben und daher einen leichten Vorsprung – solange die Leute mir nur Fragen zu den frühpostnatalen Symptomen bei Kindern von Müttern mit Antiphospholipid-Syndrom stellten, was sie irgendwie nie taten. Aber mir gefiel, dass Sie in der Geburtshilfe am Ende die doppelte Zahl an Patienten haben wie zu Beginn, ein außergewöhnlich guter Schnitt im Vergleich zu anderen Disziplinen. Ja, ich meine dich, Geriatrie. Von einem der Assistenzärzte in meiner Ausbildung habe ich auch gesagt bekommen, er habe sich für Gynäkologie und Geburtshilfe entschieden, weil es so einfach sei. »Kreißsaal ist im Prinzip nichts weiter als Kaiserschnitt*, Geburtszange, Saugglocke und Wiederzusammenflicken des selbst angerichteten Chaos.«

---

* Im Vereinigten Königreich wird ein Viertel aller Kinder per Kaiserschnitt entbunden. (A. d. Ü.: In Deutschland lag die Rate 2017 bei einem knappen Drittel.) Manche davon sind geplant – bei Zwillingen, Steißlagen oder zurückliegenden Entbindungen per Kaiserschnitt –, andere sind ungeplante Not-Sektios – aus Anlässen wie einer Wehenschwäche, einer bedrohlichen Situation für das Kind und anderen Krisenfällen. Wenn das Baby auf den letzten Metern des Durchtritts durch die Vagina stecken bleibt, dann brauchen Sie »Werkzeug«, um ihm auf die Welt zu helfen, entweder eine Geburtszange – so etwas wie ein metallenes Salatbesteck –, oder Sie schreiten zur »Vakuumextraktion« mittels einer Saugglocke, die an eine Art Staubsauger angeschlossen ist. Ich wünschte, ich könnte behaupten, meine Beschreibungen seien Ausgeburt (sic!) dichterischer Freiheit …

Mir gefiel überdies die Tatsache, dass es eine Mischung aus Allgemeinmedizin und Chirurgie war – mein erstes Jahr in der Praxis hatte gezeigt, dass ich beide besser nicht als Hauptbetätigungsfeld nehmen sollte. Die Gynäkologie würde mir Gelegenheit geben, in Kinderwunschzentren und Kreißsälen zu arbeiten – was könnte eine befriedigendere Anwendung meiner erworbenen Fähigkeiten sein, als Babys zu entbinden und Paaren zu helfen, die ohne mich keine bekommen konnten? Klar, der Job würde emotional schwierig, wenn die Dinge schlecht liefen – nicht jeder Storch landet weich –, aber die Tiefe der Tiefs ist nun einmal der Preis, den Sie für die Höhe der Hochs zu entrichten haben.

Außerdem war da die Tatsache, dass ich jede andere Disziplin in rascher Folge ausgeschlossen hatte. Zu deprimierend. Zu schwierig. Zu langweilig. Zu eklig. Gynäkologie und Geburtshilfe war die einzige Laufbahn, die mich begeisterte und auf die ich mich wirklich freuen konnte.

Als es so weit war, brauchte es Monate, bis ich mich endlich entschieden und beworben hatte. Ich glaube, der Grund für mein Zögern war, dass ich keine Lebensentscheidung mehr getroffen hatte, seit ich mich mit achtzehn für das Medizinstudium entschlossen hatte – was vor allem daran lag, dass ich von den Spiralpommes in der Kantine der Studentenvertretung so beeindruckt gewesen war. Mit fünfundzwanzig Jahren hatte ich im Spiel meines Lebens die erste aktive Entscheidung zu fällen. Ich musste nicht nur lernen, wie man eine Entscheidung fällt, sondern auch sichergehen, dass sie die richtige ist.

Sie beschließen, zur Zange zu greifen. Gehen Sie auf Seite 34.

Montag, 8. August 2005

Die erste Woche auf der Entbindungsstation. Wurde von der Hebamme gerufen, weil die Patientin DH unmittelbar nach der Geburt eines gesunden Babys über Unwohlsein klagte. Niemand mag Klugscheißer, aber es brauchte wahrlich weder Inspector Columbo noch die gesamte Belegschaft von Baker Street 221b, dass die Patientin sich »unwohl fühlte«: Sie verlor Unmengen an Blut über die Vagina. Ich drückte den Notrufknopf und hoffte, dass jemand Nützlicheres aufkreuzen würde. Währenddessen versicherte ich der Patientin wenig überzeugend, dass alles gut werden würde, derweil sie meine Hosenbeine mit ihrem Blut einfärbte.

Der Assistenzarzt kam hereingerannt, nahm eine Vaginaluntersuchung vor und entfernte die Überreste der Plazenta, die den ganzen Wirbel verursacht hatten.*

Ich marschierte in die Umkleide, um mir eine frische OP-Hose zu holen. Es war das dritte Mal in dieser Woche, dass sogar meine Unterhose von Blut durchtränkt war und ich keine andere Wahl hatte, als sie wegzuwerfen und die Schicht weiterzuführen. Bei 15 Pfund das Stück für meine Slips von Calvin Klein ist mein Job ein Verlustgeschäft, glaube ich.

Dieses Mal war das Blut weiter durchgedrungen als üblich, und so stehe ich am Wasserhahn und wasche mir das Blut vom Schwanz. Ich bin mir nicht sicher, was schlimmer ist: Die Erkenntnis, dass ich mich mit HIV hätte anstecken können,

---

* Wenn nach der Geburt noch irgendetwas in der Gebärmutter verbleibt – Plazenta, Fruchtblasenhülle, ein Darth Vader von Lego – hat das zur Folge, dass die Gebärmutter sich nicht ordentlich zurückbilden kann, und das führt zu Blutungen, die anhalten, bis das störende Etwas entfernt ist.

oder das Wissen darum, dass keiner meiner Freunde je glauben würde, *wie* ich mir solch eine Ansteckung zugezogen hätte.

Samstag, 27. August 2005

Herbeigerufen von einem angehenden Assistenzarzt im ersten Jahr: Ich möge einen Blick auf eine frisch operierte Patientin werfen, die in den letzten neun Stunden keinen Urin gelassen habe.* Ich erkläre dem Kollegen, dass ich in den letzten *elf* Stunden keinen Urin gelassen habe, weil Leute wie er meine Zeit vergeudeten und ich nicht zum Pinkeln komme. Sein Gesicht zerknautscht wie eine Chipstüte in der Hand eines dicken Kindes, und ich habe sofort ein schlechtes Gewissen, weil ich so gemein zu ihm bin – erst wenige Monate ist es her, dass ich an seiner Stelle war. Ich trolle mich, um die Patientin zu untersuchen. Sie hat tatsächlich keine Harnausscheidung, aber das liegt daran, dass sich ihr Katheterschlauch irgendwie im Krankenhausbett verklemmt und ihre Blase die Größe eines Fesselballons hat. Mein schlechtes Gewissen erlischt sofort.

Montag, 16. November 2005

Erste Saugglockengeburt. Mit einem Mal fühle ich mich als

---

* Ärzte sind komplett besessen vom Urinvolumen – wenn auch nicht auf eine Weise, die Sie dazu bringen könnte, Ihren nächsten Termin bei dem Betreffenden zu überdenken. Sie schätzen auf diese Weise ab, ob der Patient womöglich ein zu geringes Blutvolumen hat. Solches ist besonders unliebsam nach einer Operation, weil es bedeuten könnte, dass der Operierte womöglich irgendwo Blut verliert oder seine Nieren im Eimer sind, beides ist kein Grund zum Jubeln.

Geburtshelfer – das ist eine ziemlich abstrakte Berufsbeschreibung, bis man weiß, dass man ein Baby auf die Welt holen kann. Meine Assistenzärztin Lily leitet mich sachte die ganze Zeit über an, aber ich mache alles selbst, und es fühlt sich verdammt toll an.

»Glückwunsch, Sie haben Ihre Sache unglaublich gut gemacht«, lobt mich Lily.

»Danke!«, gebe ich zurück, dann fällt mir auf, dass sie in Wirklichkeit mit der Mutter redet.

Mittwoch, 21. September 2005

Bin dabei, einen Stapel Hausarztbriefe über die gynäkologischen Befunde meiner Patientinnen zu unterschreiben, als Ernie, einer der Assistenzärzte – arrogant, aber wirklich witzig –, hereinschneit und meine Untersuchungslampe borgen will. Er linst mir über die Schulter. »Sie entziehen dir die Zulassung, wenn du das stehen lässt. Änder mal das ›u‹ da vorn in ein ›i‹.«

Ich schaue auf das anstößige Wort: »Euter-Absonderung.«

Mittwoch, 16. November 2005

Werfe bei meiner Visite einen Blick in die Krankenakte, bevor ich eine ältere Patientin auf der Gynäkologie untersuchen gehe.

Die gute Nachricht: Die Physiotherapeuten sind endlich bei ihr gewesen.

Die schlechte Nachricht: »Patientin zu benommen für eine Einschätzung.«

Ich gehe hinein. Die Patientin ist tot.

Dienstag, 22. November 2005

Fünfzehnmal habe ich inzwischen Assistenz- und Oberärzten bei einem Kaiserschnitt zugesehen. Bei drei oder vier Gelegenheiten haben sie mir angeboten, mich operieren zu lassen, während sie mich durch die einzelnen Schritte leiten würden, aber ich habe jedes Mal gekniffen – inzwischen bin ich der einzige angehende Assistenzarzt des neuen Jahrgangs, der immer noch Jungfrau ist, wie Ernie es so gerne ausdrückt.

Heute lässt Ernie mir keine andere Wahl – er stellt mich der Patientin als den Chirurgen vor, der ihr Baby zur Welt bringen wird. Und das tue ich auch. Meine Jungfräulichkeit ist wahrhaftig und unwiderruflich dahin. Ich schneide zum allerersten Mal in menschliche Haut, öffne zum ersten Mal eine Gebärmutter und hole zum ersten Mal ein Baby per Bauchschnitt. Ich würde gerne sagen, es sei eine tolle Erfahrung gewesen, aber ich war viel zu konzentriert bei jedem Schritt, um irgendetwas davon wirklich aufzunehmen.

Der Kaiserschnitt dauert vom Anfang bis zum Ende anstrengende fünfundfünfzig Minuten*, und Ernie ist bemerkenswert geduldig mit mir. Als ich im Anschluss die Wunde säubere, erklärt er, dass mein Schnitt nicht ganz waagerecht ist. Der Patientin erklärt er: »Sie werden sehen, wenn wir den Verband abnehmen, dass wir ein wenig schräg hineingehen mussten«, was sie ohne mit der Wimper zu zucken akzeptiert – das Wunder der Mutterschaft versüßt auch diese bittere Medizin.

Ernie zeigt mir, wie man einen OP-Bericht schreibt und spricht bei einem Kaffee das Ganze nochmal mit mir durch, wobei er seine Jungfräulichkeitsmetapher bis zum Anschlag

---

* Ein unkomplizierter Kaiserschnitt sollte zwanzig bis fünfundzwanzig Minuten dauern, wenn der Wind aus einer günstigen Richtung weht.

bemüht, als sei er irgendein Perversling. Mit ein bisschen Übung werde sich meine Technik verbessern, es werde weniger blutig und weniger nervenzerfetzend, am Ende werde es sich einfach wie ein langweiliger Routineauftritt anfühlen. Der Anästhesist fällt ihm ins Wort: »Allerdings würde ich die Vorstellung nicht noch weiter in die Länge ziehen. Keine Zugaben.«

Donnerstag, 22. Dezember 2005

Klinischer Zwischenfall. Werde um zwei Uhr morgens angepiepst und gebeten, eine Patientin zu untersuchen, die das Bewusstsein verloren hat. Ich gebe der Schwester zu bedenken, dass um zwei Uhr morgens die meisten Menschen bewusstlos seien, aber sie besteht darauf, dass ich rasch komme. Die Patientin hat einen GCS-Wert* von 14, »bewusstlos« ist daher

---

* Der GCS-Wert – so benannt nach der Glasgow Coma Scale – ist ein Maß zur Bewertung des Bewusstseinsgrades. Es gibt einen Wert zwischen 1 und 4 für die Augenreaktion, zwischen 1 und 5 für die Ansprechbarkeit und zwischen 1 und 6 für die motorische Reaktion. Sie erreichen daher einen Maximalwert von 15 Punkten, wenn Sie komplett alert und bei sich sind, und einen Minimalwert von 3, wenn Sie tot sind (oder von 2, wenn Sie tot sind, aber keine Augen haben). Aus irgendwelchen Gründen, als wenn das Leben der Ärzte nicht schon schwer genug sei, haben Patienten – vor allem solche in der Notfallambulanz – großen Spaß daran, Ihnen vorzugaukeln, dass sie viel bewusstloser sind, als es in Wirklichkeit der Fall ist. In einer solchen Situation raten die Lehrbücher dazu, einen schmerzhaften Reiz zu setzen und mögliches Simulieren beim Patienten auszuschließen – fester Druck auf einen Fingernagel beispielsweise, oder Sie reiben mit den Knöcheln auf dem Brustbein herum. Meine Lieblingsmethode bestand darin, einen Arm hochzuheben und dem Betreffenden aufs Gesicht fallen zu lassen. Wenn jemand simuliert, lässt er nämlich nicht zu, dass ihm der Arm ins Gesicht schlägt, er wird dann auf wundersame Weise zur Seite gleiten. Schlecht ist es allerdings, wenn der Patient wirklich bewusstlos war und Sie den Angehörigen das Hämatom erklären müssen.

etwas übertrieben, aber sie ist desorientiert und eindeutig unterzuckert. Eine andere Schwester aus dem Team zockelt los, um von einer anderen Station mitten in der Nacht ein Blutzuckermessgerät herbeizuschaffen. Ich bin mir meiner Sache ziemlich sicher, daher beschließe ich nicht zu warten und bitte um die Flasche Orangensirup, die wir für Fälle wie diesen im Klinikkühlschrank aufbewahren. Die Patientin trinkt, bleibt aber weiterhin benommen. Es ist natürlich ein bisschen spät, Dr. House zu spielen, trotzdem ordne ich, während ich auf das unentbehrliche Gerät warten muss, weitere Tests an und versuche dahinterzukommen, womit ich es hier tatsächlich zu tun habe. Es ist wie verhext, nie ist so ein Ding zur Hand, obwohl man es doch ständig braucht und im Drogeriemarkt nicht mehr als einen Zehner dafür hinblättern muss. Ich hatte schon daran gedacht, mir mein eigenes Messgerät zuzulegen, aber ich hielt es für einen riskanten Präzedenzfall, der womöglich mit einem transportablen Röntgengerät im Kofferraum enden würde.

Der Krankenpfleger stellt fest, dass die Flasche, die er da gerade entsorgen will, zuckerfreien Sirup enthalten hat – in dieser Situation ungefähr so nützlich wie ein Buchgutschein. Ich weiß nicht, ob ich lachen oder weinen soll, bin aber für beides zu müde. Ein paar Pralinen vom Schwesterntisch später fühlt sich die Patientin deutlich besser. Die Stationsschwester entschuldigt sich für den »Fehler bei der Materialbestellung« und verspricht, künftig das richtige Zeug vorrätig zu halten. Jede Wette, dass sie beim nächsten unterzuckerten Patienten mit einem Kürbis in der Hand antanzen.

Sonntag, 25. Dezember 2005

Gute Nachrichten/schlechte Nachrichten:

Zuerst die gute: Es ist Weihnachten.*

Die schlechte: Ich habe Dienst auf der Entbindungsstation.

Noch schlechtere Nachricht: Mein Telefon klingelt. Es ist mein Assistenzarzt. Ich habe vergessen, meinen Wecker zu stellen, und jetzt fragen sie sich, wo ich bleibe.

Noch schlechtere Nachricht: Ich hänge schlafend im Auto herum. Es dauert eine Weile, bis ich dahinterkomme, wo ich bin und warum.

Gute Nachricht: Sieht so aus, als sei ich nach meiner Schicht letzte Nacht eingepennt, und so bin ich schon so gut wie bei der Arbeit – auf dem Parkplatz vor dem Krankenhaus.

Ich springe aus dem Auto, nehme eine rasche Dusche und bin einsatzbereit – nur zehn Minuten zu spät. Ich habe acht unbeantwortete Anrufe von H und eine Textnachricht, die besagt: »Frohe Weihnachten«. Sonst nichts, kein Kuss.

Dieses Jahr feiern wir Weihnachten an meinem nächsten freien Tag: Heilige Drei Könige. »Denk nur, wie billig die Knallbonbons bis dahin sind!«, war der einzige Trost, den ich anbieten konnte.

Mittwoch, 18. Januar 2006

Es gibt Tage, da wird Ihnen sehr bewusst, dass Sie Teil der

---

* Beim NHS spielt es keine Rolle, dass Sie letzte Weihnachten bereits gearbeitet haben – erstens, weil das mit an Sicherheit grenzender Wahrscheinlichkeit in einem anderen Krankenhaus war, und zweitens, weil es niemanden auch nur im Geringsten schert. Es gibt eine Hackordnung derjenigen, die an Weihnachten eher nicht arbeiten. Da ist erstens der Arzt, der den Dienstplan aufstellt, gefolgt von den Kollegen mit Kindern. Etliche Stufen weiter unten auf der Leiter kam ich, dem seine Kinderlosigkeit praktisch jedes Jahr einen Dienst an Weihnachten einbrockte. Obwohl ich keinerlei elterliche Neigungen hegte (ein Umstand, der durch die Arbeit im Kreißsaal nur verschärft wurde), erwog ich bei der nächsten Stelle ernsthaft vorzugeben, ich sei Vater.

Krankenhaushierarchie sind, und der heutige große Gleichmacher war ein Nabelschnurvorfall*.

Ich klettere hinter der Patientin auf die Liege und gebe den Tierarzt, während das Bett auf die große Bühne – in den OP – geschoben wird. Drinnen kommt soeben ein Kaiserschnitt zum Ende, daher warten wir im Einleitungsraum, bis es so weit ist. Um die Patientin zu beruhigen und die Situation weniger schräg erscheinen zu lassen, unterhalten wir uns angelegentlich über Babynamen, Windeln und Mutterschaftsurlaub.

Ihr Partner war kurz für ein paar Minuten nach unten ins Café gegangen, bevor die Dinge so … intim wurden, hatte also das ganze Theater verpasst. Bei seiner Rückkehr sorgt die Hebamme dafür, dass er rasch auf Touren kommt und lässt ihn OP-Kleidung anlegen, damit er zum Kaiserschnitt in den OP hinzukommen kann. Sie bringt ihn in den Einleitungsraum, wo ich auf der Liege knie, den halben handschuhbewehrten Unterarm in der Vulva der Mutter seines Kindes versenkt. »Jesus!«, ruft er in schönstem Schottisch aus. Die Hebamme protestiert, sie habe ihn gewarnt, dass ich die Nabelschnur aus dem Weg halten müsse. »Haben Sie«, gibt er zurück mit Augen wie Suppentellern. »Aber Sie haben nicht gesagt, dass sie dabei zur Handpuppe wird.«

---

* Bei einem Nabelschnurvorfall treten während der Wehen eine oder mehrere Nabelschnurschlingen aus der Vagina aus. Wenn so etwas nicht unmittelbar unter der Geburt passiert, muss unbedingt ein Kaiserschnitt vorgenommen werden. Schön und gut, wenn die Nabelschnur sich im Eifer des Gefechts kurz verheddert und wie ein Feuerwerkskörper, der zu früh hochgeht, nicht warten kann, bis sie an der Reihe ist. Aber wenn es zu lange im Voraus passiert und sie dabei kalt wird, kommt es zu Krämpfen, die dem Baby die Blutzufuhr abschneiden. Man muss sie also flink in die Vagina zurückschieben und versuchen, den Druck von ihr zu nehmen. Dazu lagert man das Becken der Mutter hoch oder lässt man sie unter Umständen auf allen vieren abwarten, bis der Arzt die Situation entschärft und den Kaiserschnitt vorbereitet hat.

Dienstag, 24. Januar 2006

Gott ist klug genug, sich abgesehen von ein paar Flüchen wie »Heilige Scheiße!«, »Verdammt!« und dem gelegentlichen »Jesus!« aus meiner Arbeit rauszuhalten. Heute lernte ich MM kennen, eine Zeugin Jehovas, der wir in einer offenen Bauch-OP ein paar Myome entfernen mussten.* Es ist ein Eingriff, bei dem unter Umständen eine Menge Blut fließt, und wir sollten eigentlich vier Beutel an passenden Blutkonserven im OP-Kühlschrank griffbereit haben.

Der Haken ist natürlich, dass Zeugen Jehovas Bluttransfusionen grundsätzlich ablehnen, weil sie sich (idiotischerweise) Bibeltexten verpflichtet fühlen, die Blut mit Leben und Seele gleichsetzen, und daher nicht das Blut eines anderen Menschen verabreicht bekommen wollen. Wie dem auch sei, dies ist ein freies Land – also respektieren wir jedermanns verflixten Willen.

MM ist intelligent, charmant und gebildet, und wir führen eine hochinteressante Diskussion. Sie willigt ein in eine Operation mit einem »Cell Saver«** – und ich lasse sie noch eine Extraerklärung unterzeichnen, mit der sie auf eine Bluttransfusion verzichtet, selbst wenn sie für die Rettung ihres Lebens notwendig werden sollte. Ein zwar geringes Risiko bei einem

---

* Myome sind gutartige Muskeltumore der Gebärmutterwand, die man bei anhaltenden Beschwerden per Laparoskopie oder eben in einer Bauchoperation entfernt.

** Ein Cell Caver fängt alles bei einer OP verlorene Blut auf – im Normalfall tupft man es weg – und bereitet es maschinell auf (er filtert Verunreinigungen wie während der OP verwendetes Wasser, den Schweiß des Chirurgen und von der OP-Decke abgeblätterte Farbschnipsel heraus). Sollte eine Transfusion notwendig werden, kann man so dem Patienten während oder nach der Operation sein eigenes Blut wieder verabreichen – und manche Zeugen sind damit glücklich, weil es im Einklang mit ihrer Lehre steht, dass das Blut innerhalb eines geschlossenen Kreislaufs verbleibt und den Körper nicht im eigentlichen Sinne verlässt. Jaja, schon gut, ich weiß.

Eingriff mit Cell Saver, aber durchaus vorhanden – es sind schon viele Zeugen Jehovas gestorben, weil sie Blutprodukte abgelehnt haben. Sie unterschreibt, auch wenn sie dabei zugibt, dass dies zum Teil nur deshalb geschieht, weil ihre Familie nie mehr mit ihr reden würde, sollte sie sich eine Blutkonserve geben lassen. (Für mich erst recht ein Ansporn, sich eine Transfusion zu gönnen.)

Mein Chefarzt Mr. Flitwick knurrt, dass man seinen chamoisverbrämten Kriegserinnerungen an die »guten alten Tage« zufolge solche Formulare einfach ignoriert und zur Bluttransfusion gegriffen habe, wenn es darauf ankam – der Patient hätte das nie herausfinden können, er war ja unter Narkose. Glücklicherweise verläuft die Operation heute herrlich ereignislos, und der Cell Saver bleibt in seiner Ecke. Am Abend gehe ich noch mal zu ihr auf die Station, um sie zu untersuchen, und beim Durchblättern der Krankenakte bemerke ich, dass sie zwei Tage später Geburtstag hat und diesen höchstwahrscheinlich in der Klinik verbringt. Ich sage ihr, dass es mir leidtut – obwohl ich vermutlich von nun an bis zu dem Alter, da ich zu schwach sein werde, um Kerzen auszublasen, auch jeden einzelnen meiner Geburtstage im Krankenhaus verbringe. Aber sie erklärt mir, dass Jehovas Zeugen Geburtstage gar nicht feiern und auch keine Geschenke bekommen. Das will mir noch unsinniger scheinen als die verdammte Sache mit dem Blut.

Donnerstag, 26. Januar

Moralisches Dilemma: Während der Visite spricht Ernie mit einer jungen, sehr wortgewandten Frau Mitte dreißig – einer jüngeren, flotteren Ausgabe der Queen könnte man sagen. Sie darf jetzt nach Hause, vor ein paar Tagen war sie mit einer

Ovarialtorsion* in die Notaufnahme eingeliefert worden. Er bestellt sie zur Nachuntersuchung in die ambulante Sprechstunde, gibt ihr einen Termin in sechs Wochen und ordnet an, dass sie in den nächsten drei Wochen nicht Auto fahren darf. »Himmeldonnerwetter!«, bricht es aus ihr heraus. »Das verdammte Ding steht hier draußen auf dem Parkplatz. Warum fahren Sie ihn nicht einfach, bis ich wieder zu Ihnen komme?« Ernie will schon »Nein, das ist doch Quatsch« antworten, aber sie verkompliziert die Dinge, indem sie einen Satz Bentley-Schlüssel aus der Handtasche kramt. Kurz: Ernie fährt zurzeit einen Bentley Continental GT.

Freitag, 27. Januar 2006

Seit drei Monaten besuche ich jetzt Baby L auf der Neugeborenenintensivstation – es ist mir zur Routine geworden, rasch bei ihm hineinzuschauen, bevor ich nach Hause gehe. Es ist schön, ein vertrautes Gesicht zu sehen, und sei es auch nur durch die gläsernen Wände eines Brutkastens**. Seine Mutter war an

---

* Bei einer Ovarialtorsion verzwirbelt sich ein Eierstock und drückt sich so selbst die Blutzufuhr ab – wird nicht sehr rasch operiert, verfärbt er sich schwarz und stirbt ab. Wird gar nicht operiert, erleidet die Patientin überdies eine Sepsis, verfärbt sich von Kopf bis Fuß schwarz und stirbt.
** Es ist eine höchst unbefriedigende Seite am Dasein eines angehenden Klinikarztes, dass man nie das Ende einer Geschichte mitbekommt – bei jedem Patienten fehlt in der Filmbox die finale DVD. Da wird einer womöglich mit Lungenentzündung eingeliefert, Sie kriegen ihn so weit wieder auf die Beine, dass er nach Hause kann, und dann ist er weg – vielleicht lebt er noch fünfzehn Jahre, vielleicht verstirbt er im Bus auf dem Heimweg oder irgendwas dazwischen, und Sie werden höchstwahrscheinlich nie davon erfahren. Von blanker Neugier einmal abgesehen, hat man immer das Gefühl, es könnte ganz hilfreich sein herauszufinden, ob der eigene Behandlungsplan hingehauen hat. Mir gefiel an der Geburtshilfe, dass sich die Dinge dort sehr viel flotter entwickeln – man schaut das ganze Ding bis zum Abspann. Und ließ

meinem zweiten Samstag im Dienst in der sechsundzwanzigsten Schwangerschaftswoche mit höllischen Kopfschmerzen eingeliefert worden, die sich rasch als Beginn einer schweren Präeklampsie* entpuppten – wir hätten mit der Entbindung also definitiv nicht länger warten können. Das Baby kam als winzige Handvoll Etwas auf die Welt, es wog kaum mehr als ein Glas Marmelade.

Neonatologen lassen Geburtshelfer aussehen wie orthopädische Chirurgen – sie sind so gelehrt, so akribisch und trotzen Gott und der Natur, damit diese Babys es schaffen. Noch 1970 hätte dieses Kind eine Überlebenschance von unter zehn Prozent gehabt, heute stehen seine Chancen bei über neunzig Prozent. Nach zwölf Wochen neonataler Zauberkunst ist aus einem durchsichtigen, an ein Dutzend Schläuche und Kabel gefesselten Spitzmäuschen ein richtiges Baby geworden, das schreit, speit und schläft. Heute Nachmittag darf es nach Hause.

man die eigenen Entscheidungen im Kontext des jeweiligen Endes kritisch Revue passieren, konnte man dazulernen und ein besserer Arzt werden. Wenn ein Baby auf die Intensivstation musste, legte ich daher Wert darauf, täglich vorbeizuschauen, um zu sehen, wie es ihm ging.

* Eine Präeklampsie ist eine Schwangerschaftserkrankung, die sich auf sämtliche Organe der Mutter auswirken kann. Dabei kann es zu Leber- und Nierenversagen, Gehirnödemen, Wasser in der Lunge und Gerinnungsstörungen kommen, auch Wachstum und Gesundheit des Babys sind in Gefahr. Sie entwickelt sich letztlich zu einer Eklampsie – lebensbedrohlichen Krampfzuständen. Die meisten Fälle von Präeklampsie verlaufen milde, aber bei jeder Schwangeren werden bei jeder Untersuchung Blutdruck und der Proteingehalt im Urin überwacht, um diese Erkrankung in einem frühen Stadium zu entdecken. Die einzige Möglichkeit der Behandlung besteht darin, die Plazenta zu entfernen, und dazu muss man das Baby zuerst holen. Die überwiegende Zahl der Patientinnen wird einfach die Schwangerschaft hindurch engmaschig überwacht und bekommt blutdrucksenkende Mittel verabreicht, bis ein oder zwei Wochen vor Termin die Wehen eingeleitet werden. Manche Patientinnen aber weisen einen schweren Verlauf auf, manchmal sehr früh in der Schwangerschaft, sodass die schmerzvolle Entscheidung ansteht, dass Baby sehr früh zu holen, um schrecklichen Schaden von Mutter und Kind fernzuhalten.

Ich sollte mich freuen, dass er heimdarf – und das tue ich natürlich, es ist der ganze Sinn unseres Daseins. Aber es wird mir auch fehlen, meinen kleinen Kumpel alle paar Tage sehen zu können.

Ich kaufe die letzte scheußliche Karte, die sie im Freundeskreis-Laden haben, und gebe sie den Kinderkrankenschwestern, damit sie sie an die Mutter weiterleiten können. Ich schreibe, wie sehr ich mich freue, dass ihre Geschichte ein glückliches Ende genommen hat, gebe ihr meine Handynummer und bitte sie, mir vielleicht hin und wieder ein Bild von ihrem Sohn zu schicken. Ja, das ist vermutlich gegen die Statuten der Ärztekammer und die Krankenhausregeln und verstößt gegen alles Mögliche an Kleingedrucktem, Richtlinien und Vorschriften, aber für diesen Fall gehe ich jedes Risiko ein.*

Donnerstag, 2. Februar 2006

Unterschreibe im Stationszimmer der Gynäkologie Arztbriefe an die Allgemeinpraxen.

Sehr geehrter Herr Doktor,

ich hatte heute Frau XA in der Sprechstunde, zusammen mit ihrem Ehemann Sam, Essie, Sophie und ihren beiden Kindern …

Es dauert ein Weilchen, bis ich mich an den Termin erinnere. Wer zum Teufel sind denn Essie und Sophie, und was ist Essie für ein komischer Name? Ich habe das Gefühl, ich müsste wissen, wer Esther ist – warum der volle Name? Ist sie berühmt? Gattin von Sir Alan? Wie sich herausstellte, war Esther überhaupt nicht dabei.

Vor zwei Monaten hatte der Gesundheitsdienst fast alle

---

* Und sie hat mir Bilder geschickt …

Sekretärinnen gefeuert und durch ein neues Computersystem ersetzt. Der erste Riesenunterschied ist, dass Sie statt auf Diktaphon-Bänder, die Sie anschließend einer Sekretärin übergeben, nun direkt in den Klinikcomputer diktieren, der entweder entscheidet, Ihre Audiodatei hochzuladen und in weite Ferne an irgendeinen SekretärInnen-Sweatshop im Ausland zu schicken, oder sie kommentarlos löscht. Der zweite große Unterschied ist, dass die Qualität der Abschrift vermuten lässt, dass das Übermittlungssystem aus zwei Blechbüchsen, einem Stück Schnur und einem Lemuren besteht, dem man das Tippen beigebracht hat. Sollte uns aber kein Kopfzerbrechen machen: Die Hauptsache ist das viele Geld, das der NHS einspart, indem er so viele lang gediente, hart arbeitende Menschen feuert, die sehr gerne in einem Krankenhaus tätig waren. Der einzige Vorteil an diesem System ist, dass Sie beim Durchsehen der Dokumente noch einmal in Ihre ursprüngliche Audiodatei hineinhören können. Ich drücke auf »Play«.

»Sehr geehrter Herr Doktor,

ich hatte heute Frau XA zusammen mit ihrem Ehemann Sam (S wie Sophie) und ihren beiden Kindern in der Sprechstunde …«

Ich bin guten Mutes, dass mich das an die Spitze der Abteilungs-Bestenliste im Diktatsalat katapultiert, und das auch sehr hübsche »Bei dem Patienten sind keine *Analogien* bekannt« entthront.

Mittwoch, 22. März 2006

Drei Uhr morgens: Dringliche Lageeinschätzung auf der Entbindungsstation: Frau RO, 25 Jahre alt, erste Schwangerschaft, dreißigste Woche. Sie klagt über eine Unmenge an schmerzlosen Flecken auf der Zunge. Diagnose: Geschmacksknospen.

Montag, 3. April 2006

Es ist zwei Uhr morgens, und im Kreißsaal gibt es nichts zu tun. Also mache ich mich leise aus dem Staub und gehe ins Bereitschaftszimmer, um ein bisschen Papierkram zu erledigen und ein Weilchen auf Facebook herumzustöbern. Ich schreibe einen Kommentar, wie süß ich das jüngste hässliche Baby einer Freundin finde, wobei ich sehr überzeugend herüberkomme, schließlich verbringe ich einen Großteil meines Arbeitstages damit, dasselbe bei völlig Fremden zu tun. Für mich besteht das wahre Wunder an der Geburt eines Kindes darin, dass kluge, vernunftbegabte Menschen, die mit beiden Beinen im Beruf stehen und wählen dürfen, diese halb garen, über und über mit aller möglichen Schmiere bedeckten Wesen, die aussehen, als hätten sie sich stundenlang in einer saftigen Pizza gewälzt, mit ihren vom Durchtritt durchs Becken völlig verformten Köpfen anschauen und allen Ernstes finden, dass sie wunderschön seien. Darwinismus vom Feinsten, eine komplett irrationale Liebe zum eigenen Nachwuchs. Es ist derselbe fest einprogrammierte Instinkt, die Spezies am Laufen zu halten, der sie achtzehn Monate nach der irreparablen Zerstörung ihres Damms zur zweiten Runde auf der Entbindungsstation aufkreuzen lässt.

Das zweite Wunder an der Geburt ist, dass Sie den Kopf des Kindes mit einer Metallzange packen, sich nach hinten lehnen und mit einer Zugkraft von zwanzig Kilogramm – so was bringt einen im Allgemeinen ins Schwitzen – an ihm zerren können. Das Baby wird absolut unbeschadet herauskommen und nicht, wie man vielleicht vermuten würde, enthauptet. Doch sobald es da ist, achtet jede Mutter fanatisch darauf, den Kopf mit der Hand schön abzustützen. Wenn Fotos reden könnten, würde wohl aus jedem Foto von einem kinderlosen Anverwandten, der mit dem Neugeborenen posiert, der Ausruf »Pass auf sein Köpfchen auf!« schallen. Aber ich bin ziemlich sicher, dass Sie das Kind locker am Kopf hochnehmen könnten und es keinerlei Schaden nähme.*

Ich gehe gerade die Profile meiner Exe durch, schaue nach, ob sie ohne mich auch ordentlich leiden und fett geworden sind, als ich plötzlich einen Post von Simon, dem jüngeren Bruder eines Schulfreunds aufblinken sehe. Er ist zweiundzwanzig, und ich habe nur zweimal mit ihm geredet – und das vor bald zehn Jahren. Aber das hier ist Facebook, und hier ist jeder dein Freund. Der Text ist einfach und verstörend in seiner Wirkung. Fünf Worte: »Tschüss an alle. Mache Schluss.«

Mir geht auf, dass ich an einem Montag um halb drei Uhr morgens vermutlich der einzige Mensch bin, der das liest, also schreibe ich ihm eine private Nachricht und frage, ob er okay ist. Sage ihm, dass ich wach bin, erinnere ihn, dass ich Arzt bin und gebe ihm meine Handynummer. Ich suche meine Kontakte durch, ob ich die Nummer seines Bruders finde, da ruft Simon an. Er ist komplett von der Rolle, sturzbetrunken und weint. Er hat sich gerade von seiner Freundin getrennt.

Ich bin genau genommen nicht besser ausgebildet, ihn psychologisch zu begleiten, als ich es wäre, ihm telefonisch beim Auswechseln eines Getriebes oder beim Legen eines Parkettbodens zu assistieren. Aber wenn er glaubt, ich sei es, dann reicht das für uns beide. Zwei (auf wundersame Weise pagerfreie) Stunden später geht ein gutes Gespräch zu Ende. Er wird ins Taxi steigen, zu seiner Mama fahren und am anderen Morgen einen Notfalltermin bei seinem Hausarzt vereinbaren. Mich erfasst derselbe sonderbare Endorphinrausch wie nach jedem medizinischen Notfall – Erschöpfung gepaart mit einem ungeheuren Hochgefühl und dem vagen Empfinden, »etwas Gutes« getan zu haben (so ähnlich, als hätten Sie zehn Kilo-

---

* Das ist kein ärztlicher Rat.

meter bei einem Wohltätigkeitsrennen absolviert). Kann gut sein, dass ich für Simon heute mehr getan habe als für jeden meiner Patienten heute Nacht.

Der Pager gibt Laut, und ich mache mich auf den Weg zur Entbindungsstation, wo eine Frau in der dreißigsten Woche beschlossen hat, dass ich ihren Ausschlag jetzt, um fünf Uhr morgens, anschauen müsse. »Ich dachte, jetzt ist es ruhiger als am Morgen«, erklärt sie.

Montag, 10. April 2006

Einweisung einer Patientin aus der Notfallambulanz durch den diensthabenden Assistenzarzt – die Patientin habe eine Art warzigen Scheidentumor. Ich frage ihn, ob er das Ganze ein bisschen genauer beschreiben kann. »Wie Blumenkohl, Kollege. Nee, eigentlich sieht es durch die Absonderungen eher aus wie Brokkoli.«

H fand die Geschichte beim Abendessen nicht sehr lustig.

Freitag, 21. April 2006

Ron hat nächste Woche eine kleinere Knie-OP und will von mir hören, dass er während der Narkose nicht sterben wird, eine Versicherung, die zu geben ich zwar in keiner Weise qualifiziert bin, ihm aber nur zu gerne gewähre.

Er fragt mich auch, ob es vorkommt, dass das Narkosemittel »nicht wirkt«, also erzähle ich ihm eine Geschichte, die mir Anfang des Jahres im Dienst passiert war:

»Also, es gibt im Prinzip zwei Arten von Medikamenten, die die Anästhesisten verabreichen. Erstens ein Muskelrelaxans – damit der Chirurg ungestört herumwursteln kann. Wenn der

Körper komplett gelähmt ist, kann man aber nicht mehr ohne Unterstützung atmen, deshalb wird man während der ganzen Sache an ein Beatmungsgerät angeschlossen. Das zweite Medikament ist eine milchige Flüssigkeit namens Propofol, die einen bewusstlos macht, sodass man die Prozedur verschläft.*

Stell dir nun mal vor, dass dein Anästhesist sich aus Versehen die falsche Flasche vom Instrumentenwagen schnappt und dir statt eines Narkotikums ein Antibiotikum verpasst. Du liegst im Narkoseraum auf der Liege, von Kopf bis Fuß komplett gelähmt durch das Muskelrelaxans, aber ohne das Propofol bist du hellwach – kannst jedes Wort hören, das gesagt wird. Du fühlst, wie der Chirurg dich mit Antiseptikum säubert, hast aber keine Möglichkeit, irgendwem zu signalisieren, dass hier etwas schrecklich schiefgelaufen ist. Du stößt einen stummen Schrei aus, als sein Skalpell deine Haut durchtrennt – ein schrecklicher, glühenderer Schmerz, als du ihn je im Leben erfahren hast ...« Rons Gesichtsausdruck gleicht einem Gemälde von Edvard Munch. »Aber ich bin sicher, es wird alles glattgehen!«

Dienstag, 6. Juni 2006

Wurde in die Notaufnahme gerufen, um eine Patientin zu untersuchen. Vor ein paar Tagen war bei ihr eine Schwangerschaft aus medizinischen Gründen beendet worden, und sie krümmt sich vor Schmerzen. Ich bin mir nicht sicher, was los ist, aber irgendwas ist da definitiv nicht in Ordnung – ich lasse sie zur Schmerzbehandlung und weiteren Untersuchung auf die Station verlegen. Ernie untersucht sie.

»Sie hat Unterleibskrämpfe. Der Ultraschall vor dem Ab-

---

* ... oder für immer, wenn man Michael Jackson heißt.

bruch zeigte eine ganz normale intrauterine Schwangerschaft. Alles normal. Schick sie nach Hause.«

Ich versuche, meine Aufnahme zu rechtfertigen – die Schmerzen müssen doch irre stark sein. Sie bekommt Morphium!

»Nur, weil du es ihr verschrieben hast …«

Aber niemand hat nach einem Schwangerschaftsabbruch solche Schmerzen.

»Woher willst *du* wissen, wo ihre Schmerzschwelle liegt?«, lautet die harsche Gegenfrage. »Vielleicht krümmt sie sich auch so, wenn sie sich den Zeh anstößt«

Ich wende ein, dass hier etwas Seltsames im Gange sei, aber er lässt mich abblitzen.

»Wenn du vor deinem Schlafzimmerfenster Hufgeklapper hörst, *könnte* es sein, dass es sich da draußen um ein Zebra handelt. Aber wenn du aus dem Fenster schaust, wird es fast ausnahmslos ein Pferd sein.« Er sagt mir, ich könne ihr ein Antibiotikum verabreichen für den Fall, dass sie eine Infektion ausbrütet – aber sie müsse dennoch nach Hause entlassen werden.

Der Notruf von der Station, der mitteilt, dass der Zustand der Patientin sich verschlechtert hat, wäre idealerweise genau in diesem Augenblick ertönt. Stattdessen kam er ein paar Stunden später, aber das Ergebnis war dasselbe: Ich hatte Ernie im OP zu assistieren, um eine ektope Schwangerschaft* zu

---

* Von einer ektopen Schwangerschaft spricht man, wenn ein Embryo sich nicht in der Gebärmutter, sondern irgendwo anders im Bauchraum einnistet – meistens in einem der Eierstöcke. Unbehandelt wird er diesen schließlich zum Platzen bringen, das ist die häufigste Todesursache bei Frauen im ersten Schwangerschaftsdrittel. Bei jeder Frau mit starken Unterleibsschmerzen und einem positiven Schwangerschaftstest muss davon ausgegangen werden, dass es sich um eine ektope Schwangerschaft handelt, bis der Ultraschall Entwarnung bringt. In diesem Falle hatte der Untersuchende eine Eileiterschwangerschaft fälschlicherweise als normale – intrauterine – Schwangerschaft gedeutet.

beenden und einen verdammten Hektoliter Blut aus dem Becken zu pumpen. Der Ultraschall vor dem Schwangerschaftsabbruch hatte gemeingefährlich danebengelegen.

Inzwischen geht es der Patientin gut, sie ist wieder auf der Station. Ernie hat sich nicht bei mir entschuldigt, schließlich müsste er dazu seinen Charakter von Grund auf ändern. Ich stöbere gerade auf Amazon nach einem Schlüsselanhänger in Form eines Zebras.

Montag 12. Juni 2006

Erkläre einer Patientin im Gespräch, dass es ihrem polyzystischen Ovarialsyndrom* – kurz PCOS – zuträglich wäre, wenn sie abnehmen würde. Ich verweise sie an die Diätassistentin und frage sie, ob sie Sport treibt. Nur weil etwas für mich auf der Hand liegt, muss es ja nicht unbedingt auch für den Patienten auf der Hand liegen – ein bisschen so, als klopfe man an die Tür eines lichterloh brennenden Hauses, um dem Besitzer mitzuteilen, dass sein Haus in Flammen steht. Manchmal bewirkt es ja doch etwas. Ich stähle mich seelisch für die übliche Zeitmangel-Antwort und schlage vor: »Vielleicht hilft Ihnen ein Fitnessstudio?«

»Da bin ich schon«, kommt die prompte Antwort. »Aber ich bin seit schätzungsweise 3000 Euro nicht dagewesen.«

---

* Ein polyzystisches Ovarialsyndrom ist die häufigste endokrine Erkrankung bei Frauen, sie betrifft jede fünfte bis zwanzigste Frau – je nachdem, wie Sie den Begriff definieren – was sich zweifellos noch drei- bis viermal ändern wird, bis Sie das, was ich gerade schreibe, zu lesen bekommen. PCOS kann Fruchtbarkeitsstörungen, Haut- und Haarprobleme sowie Menstruationsstörungen bewirken.

Montag, 19. Juni 2006

Wurde dringend auf die Station gerufen, um eine kurz vor der Entbindung stehende Patientin zu untersuchen. Man hatte bei Frau ES begonnen, die Wehen einzuleiten, weil sie weit über den errechneten Geburtstermin war.* Die beunruhigte Hebamme bringt mich zur Toilette der Station, die Patientin hatte soeben ihren Darm entleert, und die Schüssel sieht aus, als habe Lush eine Horrorbadebombe in Rot und Braun auf den Markt gebracht. Keine rosigen Aussichten ... Es sah weder gut aus für die Kaffeepause der Putzfrau noch für die Patientin selbst.

Ich untersuche sie, um sicherzugehen, dass es sich nicht um vaginale Blutungen handelt – tut es nicht – und freue mich, dass das Baby laut CTG** wohlauf ist. Die Rektaluntersuchung bringt ebenfalls nichts Ungewöhnliches ans Licht, und die Patientin erklärt, sie habe noch nie dergleichen erlebt; außerdem zeigt sie keine weiteren Symptome. Ich schicke Blut ins Labor, fordere serologische Untersuchungen an, hänge ihr einen Tropf an und überweise sie mit Dringlichkeitsstufe zur gastroenterologischen Untersuchung. Außerdem googele ich, ob Prostin womöglich zu massiven Blutungen im Magen-Darm-Trakt Anlass geben kann. Keinerlei Hinweise darauf,

---

* So ähnlich wie Ihre betrunkene Partnerin, die darauf besteht, noch eine letzte Kneipe aufzusuchen, obwohl sie sich bereits übergeben hat, dauern auch Schwangerschaften manchmal länger, als gut für sie wäre. Nach zweiundvierzig Wochen gibt die Plazenta unter Umständen den Geist auf, daher leiten wir die Wehen ein, bevor die Mütter in dieses Stadium geraten. Der erste Schritt ist dann ein Vaginalzäpfchen mit dem zur Einleitung der Geburt wichtigen Wirkstoff Prostin.
** Als CTG – so genannt nach dem Begriff Kardiotokografie (englisch cardiotocography) – oder Wehenschreiber bezeichnet man ein Gerät, mit dem während der Geburt kontinuierlich die Wehentätigkeit der Mutter und die Herztöne des Kindes überwacht und aufgezeichnet werden.

dies wäre demnach der erste Fall – ich frage mich beiläufig, ob sie das Syndrom nach mir benennen würden. Eigentlich hoffte ich, das Kay-Syndrom hätte ruhig eine etwas glamourösere Entdeckung sein können als ein Phänomen, bei dem sich jemand nach dem Einleiten der Wehen die Seele aus dem Leib scheißt, aber vielleicht ist die Unsterblichkeit in Lehrbüchern diesen Preis wert.

Der Chefarzt aus der Gastro erscheint, bevor ich meine Aufzeichnungen habe zu Ende bringen können, und nach einem kurzen Plausch und einer weiteren Tastuntersuchung mit angefeuchtetem Gummifinger wird die Patientin zur Darmspiegelung gefahren. Glücklicherweise sieht auch da alles normal aus, und es finden sich keinerlei Hinweise auf Blutungen in jüngster Zeit. Ein bisschen weitere Fragerei, und der Facharzt kann mit einer Diagnose aufwarten: Er piepst mich an, um sie mir mitzuteilen.

Der Albtraum in der Toilettenschüssel, dessen Zeuge ich geworden war, stellte in Wirklichkeit nichts anderes dar als den ziemlich unübersehbaren Beleg für zwei große Gläser eingelegter Roter Bete, die ES am Abend zuvor verputzt hatte. Wenn ich das nächste Mal vorhabe, ihm die Exkremente eines Patienten zu präsentieren, möge ich sie zuerst probieren, bat »ergebenst« der Facharzt.

Dienstag, 20. Juni 2006

Unser Computersystem wurde aufgerüstet und, wie es elf- von zehnmal vorkommt, wenn das Krankenhaus versucht, das Leben einfacher zu gestalten –, alles wurde nur noch komplizierter. Gewiss, es sieht sehr viel schicker (und weniger nach einem MS-DOS-Programm aus Schulzeiten) aus, aber sie haben in Wirklichkeit keines der schwachsinnigen Probleme der Software behoben, sondern einfach eine neue Oberfläche obendrauf geklatscht. Als ob Sie Hautkrebs behandeln, indem Sie Make-up über die Läsion kleistern. Genau genommen ist es schlimmer als das: Diese glänzende Oberfläche verbraucht bei unserem altersschwachen System so viele Ressourcen, dass es sich jetzt in eine schier unbrauchbare Schnecke verwandelt hat. So, als behandelten Sie Hautkrebs mit einem Make-up, gegen das der Patient auch noch extrem allergisch reagiert.

Die Blutwerte wohnen jetzt alle in einem Auswahlmenü, und wenn man einen davon anfordern will, muss man sich jetzt durch eine alphabetische Liste aller Tests scrollen, die jemals im Verlauf der Menschheitsgeschichte von einem Arzt angeordnet wurden. Um bis »Vitamin B12« zu gelangen, braucht man drei Minuten und siebzehn Sekunden. Und wenn Sie den Buchstaben »V« eingeben, statt die Liste manuell durchzuleiern, hängt sich das System derart übel auf, dass Sie den Computer komplett abschalten müssen und fast schon mit dem Lötkolben dranmüssen, um ihn wieder zum Laufen zu bekommen. Wir ordnen zu neunundneunzig Prozent unserer Zeit dasselbe Dutzend Untersuchungen an, und trotzdem sind diese statt in einer priorisierten Auswahl (sogar easyJet bekommt es hin, das Vereinigte Königreich vor Albanien und Aserbaidschan erscheinen zu lassen) in einer Milliarde Tests versteckt, von denen ich noch nie gehört und die ich noch nie gebraucht habe. Wer hätte gewusst, dass es drei verschiedene Laboruntersuchungen auf den Selen-Spiegel im Serum gibt? Die Folge ist, dass es nur sehr wenige anämische Patienten gibt, für die ich einen Vitamin-B12-Test anordne. Wenn Ihre Anämie nur leicht ausgeprägt ist, werde ich nicht den Tag damit verschwenden, drei Minuten lang den Finger auf dem Abwärtspfeil zu halten. Und wenn Sie unter einer schweren Anämie leiden, auch nicht, weil Sie vermutlich tot sind, bis ich damit fertig bin.

Freitag, 21. Juli 2006

Um fünf Uhr morgens auf die Gynäkologische Station gerufen, um die Entlassungspapiere für eine Patientin zu schreiben, die an diesem Morgen nach Hause gehen soll. Das hätte am Tag von ihrem betreuenden Assistenten erledigt werden sollen, und es gibt keinen Grund dafür, dass ich das übernehme. Aber wenn ich es jetzt nicht mache, verzögere ich ihre Entlassung. Ich setze mich und lege los – es ist eine ziemlich geistlose Tätigkeit, deshalb verschafft es mir die Muße, einen angemessenen Racheplan gegen besagten Kollegen zu schmieden. Auf meinem Weg zurück sehe ich, dass im Vorraum von Frau CR Licht brennt, also stecke ich den Kopf durch die Tür und sehe nach, ob alles in Ordnung ist.

Ich hatte sie letzte Woche mit einem prallen Ascites* und dem Verdacht auf einen Tumor der Eierstöcke aus der Notaufnahme eingewiesen. Da ich die ganze Zeit seither Nachtdienst gehabt hatte, war ich nicht im Bilde, was die Untersuchungen ergeben hatten. Sie erzählt es mir. Aus dem Verdacht auf einen Eierstocktumor war die Diagnose Ovarialkarzinom geworden, und man hatte weit gestreute Metastasen gefunden. Schließlich war die Rede davon, sie habe nur noch wenige Monate. Als ich sie in der Notaufnahme untersuchte, hatte ich, trotz naheliegender Vermutung, das Wort »Krebs« nicht in den Mund genommen – man hat uns beigebracht, dass, sobald Sie das Wort aussprechen (und sei es auch nur beiläufig), es das einzige ist, woran sich der Patient erinnert. Es ist völlig egal, was Sie sonst tun: Äußern Sie das K-Wort nur ein einziges Mal, und Sie haben im Prinzip in der halben Stunde, seit Sie die Untersuchungskabine betreten haben, nichts anderes gesagt

---

* Als Ascites bezeichnet man eine abnorme Flüssigkeitsansammlung in der Bauchhöhle. Meist verheißt dieses Phänomen keine guten Nachrichten.

als: »Krebs, Krebs, Krebs, Krebs …« Nicht dass Sie jemals wünschten, dass einer Ihrer Patienten Krebs hätte, natürlich nicht, aber bei ihr wollte ich es wirklich *wirklich* nicht. Freundlich, humorvoll, gesprächig – trotz der literweise angestauten Flüssigkeit, die ihr das Atmen schwer machte – kamen wir ins Plaudern wie zwei Freunde, die sich lange aus den Augen verloren hatten und nun zufällig an einer Bushaltestelle aufeinandertreffen, um sich über die vergangenen Jahre auf den neuesten Stand zu bringen. Ihr Sohn hatte einen Studienplatz in Medizin, ihre Tochter ist auf derselben Schule, auf der auch meine Schwester war. Sie bemerkte sogar, dass meine Socken von Duchamp waren. Ich legte ihr einen Katheter, um sie von Flüssigkeit zu entlasten, und überwies sie auf die Station, damit die Tagschicht sie genauer untersuche.

Und jetzt erzählt sie mir, was sie gefunden haben. Sie bricht in Tränen aus, und alle »ich werde nie mehr …« brechen aus ihr heraus. Dazu tritt die niederschmetternde Erkenntnis, dass »auf ewig« nur ein Wort auf der Vorderseite von Valentinskarten ist. Ihr Sohn wird das Medizinstudium abschließen – sie wird nicht da sein. Ihre Tochter wird heiraten – sie wird ihr nicht bei der Sitzordnung zur Hand gehen oder Reis werfen können. Sie wird ihre Enkelkinder niemals kennenlernen, ihr Mann wird es nie verwinden. »Er kann nicht mal einen Thermostat bedienen!« Sie lacht, also lache ich auch. Ich weiß wirklich nicht, was ich sagen könnte. Ich möchte lügen und ihr sagen, dass alles gut werden wird, aber wir wissen beide, dass das nicht stimmt. Ich nehme sie in den Arm. Ich habe noch nie eine Patientin in den Arm genommen – genau genommen habe ich wahrscheinlich in meinem Leben insgesamt überhaupt nur fünf Leute bisher umarmt, und ein Elternteil von mir war nicht darunter – aber ich weiß mir nicht anders zu helfen.

Wir reden über langweilige praktische Dinge, rationale Belange, irrationale Belange, und ich kann an ihren Augen sehen, dass es ihr hilft. Mir geht plötzlich auf, dass ich höchstwahrscheinlich der erste Mensch bin, dem sie sich öffnet, um all das loszuwerden, der einzige, dem gegenüber sie schonungslos ehrlich ist. Es ist ein außergewöhnliches Privileg, aber eine Ehre, um die ich nicht gebeten habe.

Darüber hinaus fällt mir auf, dass keine ihrer vielen, vielen Sorgen sie selbst betreffen. Es geht nur um ihre Kinder, ihren Mann, ihre Schwester, ihre Freunde. Vielleicht ist das die Definition eines guten Menschen.

Vor ein paar Monaten hatten wir eine Patientin auf der Station, bei der man während der Schwangerschaft metastasierenden Brustkrebs festgestellt hatte. Man hatte ihr geraten, die Geburt in der 32. Woche einzuleiten, damit man mit der Behandlung beginnen konnte, sie aber wartete bis zur 37. Woche, um ihrem Kind die bestmögliche Chance zu geben. Sie starb nach den ersten zwei Wochen mit ihrem Baby – wer weiß, ob es einen Unterschied gemacht hätte, einen Monat früher mit der Behandlung zu beginnen. Vermutlich nicht.

Und nun sitze ich hier mit einer Frau, die mich fragt, ob sie ihre Asche lieber doch nicht auf den Isles of Scilly verstreuen lassen soll. Die Inseln sind ihr Lieblingsort, aber sie will nicht, dass dieser zu einem Ort der Trauer für ihre Familie mutiert, wenn sie nicht mehr ist. Diese aufrichtige Selbstlosigkeit von jemandem, der sich absolut darüber im Klaren ist, was sein Weggang für die Hinterbliebenen bedeutet, haut mich schier um. Mein Pager geht los – es ist der Arzt der Frühschicht, der zur Übergabe ruft. Ich habe zwei Stunden in diesem Zimmer verbracht, die längste Zeit, die ich je mit einem – nicht narkotisierten – Patienten zu tun hatte. Auf meinem Nachhauseweg rufe ich meine Mutter an und sage ihr, dass ich sie lieb habe.

3

Zweite Stelle als SHO

Ich erinnere mich daran, dass ich während meiner ersten SHO-Jahre manchmal eine Dokumentation über die Großmeister des Shaolin angeschaut habe. Sie trainieren über ein Jahrzehnt oder länger in einem entlegenen Tempel, stehen um fünf Uhr morgens auf und legen sich erst um Mitternacht wieder hin, verpflichten sich zur sexuellen Enthaltsamkeit und zu einem Leben bar allen materiellen Besitzes. Ich konnte mir nicht helfen, ich fand, dass das gar nicht schlecht klang – wenigstens mussten die Großmeister ihr Leben nicht jedes Jahr in einem völlig anderen Tempel neu aufbauen.

Die Institutionen des NHS, die für die klinische Ausbildung verantwortlich sind (die Deaneries), schicken die Jungärzte alle sechs bis zwölf Monate an ein anderes Krankenhaus. So wollen sie sicherstellen, dass sie von vielen verschiedenen Ärzten lernen können, was meines Erachtens durchaus sinnvoll ist. Leider deckt jede dieser Behörden eine recht große geografische Region ab, und sie werden beliebig an Häuser innerhalb dieser Region beordert. Eine dieser Regionen umfasst beispielsweise Kent, Surrey und Sussex, was ich (und in der Tat auch das staatliche britische Vermessungsamt) immer für drei riesige, voneinander unabhängige Regionen gehalten hatte. Eine weitere ist Schottland. Sie kennen Schottland, ein – wie würde man es nennen, oh ja – ganzes *Land* mit knapp 78.000 Quadratkilometern. Wenn Sie die Entscheidung fällen, Ihr erstes Haus zu kaufen, ist es ziemlich schwer, einen Ort zu finden, der innerhalb ganz Schottlands gut erreichbar ist. Selbst wenn Sie verrückt genug wären, sich ein- oder zweimal im Jahr auf einen Immobiliendeal einzulassen, wäre dies ein riskantes Unterfangen, da die Deaneries den Zuschuss für die Umzugskosten auf stolze null Pfund angesetzt haben.

Während also alle meine Freunde mit vernünftigen Berufen Kredite und Welpen aus dem Tierheim aufnahmen, gingen H und ich Jahresmietverträge ein und wohnten irgendwo – äußerst unpraktisch für uns beide – grob auf halber Strecke zwischen unseren beiden Arbeitsstellen. Es war ein weiterer Punkt auf der Liste der Dinge, durch die meine Arbeit Kollateralschäden in meiner Beziehung zu H hinterließ – Medizinerstrohwitwer, Lebensberater nach Schichtende und jetzt auch noch Nomade.

Ich erinnere mich, dass ich einmal die ganzen Versorgungsunternehmen und die KFZ-Zulassungsstelle abtelefonierte, um unsere geänderte Adresse zu melden (ich glaube, ich tat es aus Kompensationsgründen, weil ich den Tag nicht freibekam, um beim Umzug zu helfen). Die Leute von der Hausratversicherung wollten im Rahmen ihrer Standardfragen wissen, wie viele Nächte das Grundstück unbeaufsichtigt sein würde. Mir ging auf, dass die Police gar nicht greifen würde, wenn ich allein lebte, weil es sich rein technisch um ein »unbewohntes Grundstück« handeln würde.

Trotz der Arbeitszeiten hatte mir mein erstes Jahr in Gynäkologie und Geburtshilfe echt Spaß gemacht – ich hatte mich richtig entschieden. Ich hatte mich von einem staksigen Bambi zwar nicht gerade zu einem anmutigen Rehbock entwickelt, aber doch in jemanden, der einen passablen Eindruck von einem solchen vermitteln konnte. Ich hatte jetzt ein bisschen Selbstvertrauen gewonnen und traute mir zu, mit so ziemlich allen Notfällen hinter einer Kreißsaaltür zurechtzukommen.

Das hatte ich vor allem dem Umstand zu verdanken, dass ich in einer Klinik arbeitete, in der den älteren Ärzten mein Werdegang als Arzt am Herzen lag.

Als der NHS die Würfel für die zweite Runde warf, fand ich mich allerdings in einem sehr viel altmodischeren Krankenhaus wieder. Wenn Sie Großeltern als »altmodisch« beschreiben, so ist das eine nette Umschreibung für jemanden, der für Junkfood-Läden noch das Wort »Imbiss« im Munde führt. In einem Krankenhausumfeld ist das gleichbedeutend mit mangelnder Unterstützung. Sie sind allein auf sich gestellt.

Ich war von einem Anfängerhügel direkt auf einen lebensgefährlichen Steilhang gewechselt, auf dem man dem heute im Großen und Ganzen obsolet gewordenen Ansatz frönte: »Einmal zuschauen, einmal selbst machen, dann unterrichten.« Sie gucken jemandem über die Schulter, während er einen Eierstock entfernt oder eine Ultraschalluntersuchung vornimmt, damit ist Ihre Ausbildung beendet. Ich sehe es Ihnen nach, wenn Sie das alles für einen grässlichen Albtraum halten. Aber wie sich zeigen sollte, war das an diesem Krankenhaus eher der Glücksfall. »Zuschauen« wurde häufig übersprungen, wie das Vorspiel bei einem Rendezvous auf dem Bahnhofsklo.

Heutzutage zeigen Ihnen Lehrvideos auf YouTube so ziemlich alles von der Behandlung eines eingewachsenen Zehennagels bis hin zur Trennung von siamesischen Zwillingen.* Damals, 2006, musste man sich noch an eine Liste gedruckter Anweisungen aus einem Lehrbuch halten. Um den Spaß zusätzlich zu vergrößern, mussten Sie diese im Allgemeinen ziemlich komplizierten Schritte (denken Sie eher an einen Fahrzeugbausatz als an einen IKEA-Schrank) auswendig lernen, bevor Sie den Patienten aufsägten. Oder wie viel Vertrauen hätten Sie in jemanden, der grübelnd auf Ihre Ge-

---

* Bitte lassen Sie die Finger von beidem.

schlechtsorgane starrt, ein Skalpell in einer, das Lehrbuch in der anderen Hand? Ich lernte rasch, eine Aura absoluter Zuversicht zu verbreiten – egal wie sehr mir die Knie unter der Wasseroberfläche schlotterten. Kurz: Spielen Sie nie Poker mit mir. Aber behalten Sie mich im Hinterkopf, wenn Sie Probleme mit Ihren Bausatzmöbeln haben.

Weil ich den Hauptteil meiner wachen Stunden auf der Arbeit verbrachte und weil der tiefe Bereich im Pool mal so richtig tief war, lernte ich auf meiner zweiten Station eine Menge. Und das in sehr kurzer Zeit. Die »altmodische« Methode mag nicht sehr spaßig sein, aber sie funktioniert definitiv. Die Ausbildung dieses Shaolin-Großmeister-Packs dagegen? Kindergeburtstag.

Mittwoch, 2. August 2006

Heute ist ein »Schwarzer Mittwoch«*, und ich habe im St Agatha angefangen. Es ist nachgewiesen, dass die Sterberate am Schwarzen Mittwoch in die Höhe schnellt. Mit diesem Wissen weicht der Druck enorm, also strenge ich mich nicht sonderlich an.

Donnerstag, 10. August 2006

Untersuche in der Klinik eine Mutter – sechs Wochen nach einer traumatischen Entbindung. Alles ist inzwischen in Ordnung, aber irgendetwas beunruhigt sie offensichtlich. Ich frage sie, was los sei, und sie bricht in Tränen aus – sie glaubt, dass das Baby einen Hirntumor hat, und bittet mich, dass ich es mir einmal anschaue. Das ist wirklich absolut nicht mein Gebiet**, aber ein Blick in das verzweifelte Gesicht der Mutter sagt mir, dass jetzt wohl nicht der beste Zeitpunkt ist, den wenig hilfsbereiten Fahrkartenverkäufer am Schalter zu geben und ihr zu

---

* Alle sechs oder zwölf Monate wechseln alle Jungärzte im NHS ihre Stellen – an ein- und demselben Tag, dem sogenannten *Black Wednesday*. Vielleicht denken Sie jetzt, es sei furchtbar blöde, alle Scrabble-Steinchen in einem Rutsch zu tauschen und zu glauben, dass die Krankenhäuser genauso weiterlaufen wie am Tag zuvor – Sie haben recht.
** Eltern denken anscheinend, Geburtshelfer seien weise Eulen mit Expertenwissen über Säuglinge, aber falscher könnten sie nicht liegen. Wir wissen nicht das Schwarze unterm Fingernagel über Babys – abgesehen von ein paar halbherzig angelernten Halbwahrheiten aus dem Studium. Sobald ein Baby nicht mehr per Nabelschnur mit seiner Mutter verbunden ist, geben wir es aus der Hand und kümmern uns erst wieder darum, wenn es selbst alt genug ist, sich fortzupflanzen.

raten, sie möge ihren Hausarzt aufsuchen. Ich untersuche das Kind und hoffe inständig, dass das, was immer sie bekümmert, den beschränkten Rahmen meines pädiatrischen Wissens nicht übersteigt.

Sie deutet auf eine harte Schwellung am Hinterkopf des Babys. Jetzt bin ich in sicherem Fahrwasser und verkünde voller Überzeugung, dass es sich um den äußeren Hinterhauptshöcker des Babyköpfchens handelt, ein völlig normaler Teil des Schädels. Schauen Sie: Ihr anderes Kind hat ihn auch, und schauen Sie: Da sitzt er bei Ihnen!

»Oh mein Gott«, ruft sie mit noch immer tränenüberströmten Wangen, während ihre Augen fieberhaft zwischen ihrem Baby und ihrem Dreijährigen hin und her wandern, als schaue Sie Tennis in Wimbledon. »Es ist erblich!«

Montag, 14. August 2006

Zu meinem Schichtplan gehört alle vierzehn Tage ein Sprechstundendienst in der Schwangerschaftsvorsorge. Heute habe ich – der ich bislang noch nie auch nur zugegen war, wenn ein transvaginaler Ultraschall* durchgeführt wurde – mit zitternder Hand ein Wartezimmer von zwanzig Patientinnen abzuarbeiten und mit meiner Sonde vier Millimeter große Zellhaufen zu begutachten.

Ich bat einen Assistenzarzt (oder besser, ich flehte ihn an), mir eine rasche Einweisung zu geben, und er hatte gerade die Zeit, eine Patientin mit mir zusammen zu untersuchen, bevor

---

* Klingt vielleicht wie ein Hochgeschwindigkeitsexpress in den Kaukasus, ist aber technisch beträchtlich weniger anspruchsvoll. Sie schauen mit einem stabförmigen Ultraschallkopf ins kleine Becken, um zu entscheiden, ob der Fötus lebensfähig ist und richtig sitzt. Eine falsche Diagnose kann sie wegen fahrlässiger Tötung vor Gericht bringen.

er in den OP flitzen musste. Meine Kollegin im zweiten Jahr, die für die Nachmittagssprechstunde eingeteilt war, hatte die Untersuchung ebenfalls noch nie gemacht, also gab ich meine neu erworbene Fertigkeit an sie weiter und untersuchte ihre erste Patientin mit ihr zusammen. »Einmal zuschauen, zwanzigmal selbst machen, dann unterrichten.«

Mittwoch, 16. August 2006

Komme soeben von einer Entbindung, meiner bislang gekonntesten Saugglockengeburt. Dawn, die Hebamme, sagte mir hinterher, sie habe geglaubt, ich sei Assistenzarzt (wobei sie als *Diabolische Dawn* verschrien ist, also werde ich nicht allzu vertrauensselig sein).

Anruf von meiner Mutter, die mir erzählt, dass meine Schwester Sophie die Zulassung zum Medizinstudium bekommen hat. Ich schicke Sophie eine Nachricht mit einem Bombardement an Glückwünschen und einem Bild von mir mit Daumen hoch in OP-Klamotten (ohne die blutverschmierten Teile meines Outfits) und »Du in sechs Jahren« als Unterschrift.

Hätte ich den Anruf am Ende der Schicht bekommen, hätte der Text gelautet: »HAU VERDAMMT NOCHMAL AB, SOLANGE DU NOCH KANNST!«

Montag, 21. August 2006

Seit vierzehn Tagen trage ich die »Wir haben Sie leider nicht angetroffen«-Karte des Postamts mit mir herum. Immer wieder krame ich sie hervor und schaue bedeutungsvoll drauf, als handle es sich um das Foto meines Erstgeborenen oder einer längst verstorbenen Flamme aus Kindertagen und lese traurig die Öffnungszeiten des Postamts in der Hoffnung, sie würden sich vor meinen Augen wie durch Zauberhand ändern. Tun sie nicht.

Selbst wenn ich eine Mittagspause hätte, was natürlich nicht der Fall ist, würde mir die Zeit nicht reichen, zum Postamt und wieder zurück zu fahren. Aber ich klammere mich an den Hoffnungsschimmer, dass ich eines schönen Tages früher von der Arbeit nach Hause gehen kann – falls das Krankenhaus abbrennt oder ein Atomkrieg ausbricht. Heute fängt meine Nachtdienstwoche an, also sause ich los, um den Artikel abzuholen, den ich im Internet bestellt habe. Leider stellt sich heraus, dass das Postamt Sendungen nur achtzehn Tage aufbewahrt, an jedem einzelnen davon habe ich gearbeitet, und mein Päckchen deshalb an den Absender zurückgeschickt hat.

Um es kurz zu machen: H bekommt morgen kein Geburtstagsgeschenk.

Donnerstag, 14. September 2006

Bei Frau CW auf der Pränatalstation müssen irgendwelche Lungenaufnahmen gemacht werden, also mache ich für sie einen MRT-Termin aus und gehe vorher die Checkliste durch.*

---

* Normalerweise würden Sie ein CT (Computertomografie) machen, aber wir versuchen, so etwas während der Schwangerschaft zu vermeiden, weil es eine sehr hohe Strahlenbelastung bedeuten würde, und jeder, der mal länger aufgeblieben ist und sich einen Horrorstreifen reingezogen hat, kann Ihnen sagen, dass Baby plus Röntgenstrahlung keine so gute Idee ist. Mir sind die Mechanismen der Magnetresonanz x-mal erklärt worden, schlauer bin ich nicht geworden, aber Röntgenstrahlen spielen dabei keine Rolle: Beim MRT entstehen die Bilder durch das Zusammenwirken von Protonen, Zauberkraft und einem verdammt großen Magneten. Und ich meine damit riesengroß, Größe und Gewicht einer Einzimmerwohnung. Die MRT-Checkliste fragt so Sachen wie, ob der Patient eine Herzklappe aus Metall hat (sie würde mit 150 Stundenkilometern aus dem Brustkorb gerissen und an der Maschine

Für sie kommt die MRT-Untersuchung tatsächlich nicht infrage, weil sie sich vor ein paar Jahren einen kleinen, aber starken Magneten in den rechten Zeigefinger hatte implantieren lassen. Das war allem Anschein nach damals ein gewisser Trend und sollte dem Empfänger einen »sechsten Sinn« für metallene Gegenstände in seiner Umgebung vermitteln – ihn die Schwingungen von deren Aura (ihre Worte) wahrnehmen lassen, als sei der Betreffende so etwas wie ein X-Man für Arme (meine Worte).

Ihre Verkaufsmasche ist verbesserungswürdig, wenn ich ehrlich sein soll. Das Ding erwies sich nicht als jener Spender mystischer esoterischer Erfahrung, die sie gesucht hatte, sondern als echte Pestilenz in Tüten – sie erzählt mir, dass es sich mehrfach entzündet hatte; und durch die Sicherheitskontrolle am Flughafen zu kommen sei auch kein Zuckerschlecken. Ich spiele kurz mit dem Gedanken, sie zu bitten, damit bei meinem Kollegen Cormac längs zu wedeln, um das Gerücht zu bestätigen oder zu widerlegen, dass er ein Prinz-Albert-Piercing* trägt. Sie aber meint, das Implantat müsse sich verschoben oder seine magnetischen Eigenschaften verloren haben, sodass sie jetzt außer einem Knubbel im Finger so gut wie nichts spürt. Tatsächlich möchte sie das Ding entfernt haben, aber das Narbengewebe, das sich darum gebildet hat, macht das Ganze zu einer etwas heiklen Operation, die zu allem Überfluss vom NHS nicht übernommen wird. Ich vereinbare einen CT-Termin für sie – sie wird eine Bleischürze tragen, sodass

hängen bleiben) oder in einer Metallfabrik gearbeitet hat (winzige Metallpartikel könnten in seine Augen gelangt sein und die Augäpfel explodieren lassen, sobald man die Tür zum MRT-Zimmer aufmacht).

* Der für mich ohnehin gen null tendierende Sexappeal von Genitalpiercings verpuffte schlagartig zu Nichts, als während meiner Assistentenzeit ein Patient mit so einem Ding vorstellig wurde, das ihm beim Sex herausgerissen war. Das passiert immerhin so häufig, dass die Urologen einen eigenen Ausdruck dafür haben: »Prinz Alberts Rache«.

die Strahlenbelastung für ihr Baby minimal wird. Andererseits: Wenn ich sie ohne zu überlegen einfach fürs MRT angemeldet hätte, wären ihr die Privatkosten für diese Operation erspart geblieben.

Sonntag, 17. September 2006

Entweder ist der Drucker irre geworden oder jemand an der Rezeption – Unmassen Papier quellen aus dem Teil und überschwemmen das Stationszimmer. Alle in Reichweite haben sich darum herum versammelt und versuchen, das Ding zu bändigen, alle tun dasselbe – drücken manisch irgendwelche Knöpfe, ohne dass sich irgendetwas tut.

Die Seiten ergießen sich aus dem Drucker auf den Fußboden. Ich hebe eine auf – es sind die Namenssticker für ein Neugeborenes, die auf alle Berichte, Röhrchen und das Armbändchen geklebt werden. Den ganzen Rest vom Tag gucken alle wie besessen ständig auf Schuhe und Kittelrücken, um sicherzugehen, dass ja keiner von den Aufklebern an ihm hängengeblieben ist und stolz durch die Gegend getragen wird. Ein etwas unglücklicher Nachname hat dazu geführt, dass auf den Stickern steht: BABY SCHÄNDER.

Montag, 25. September 2006

Das Leben der anderen ... Eine extrem vornehme Patientin kommt zur routinemäßigen Schwangerschaftsvorsorge. Alles bestens mit ihrem extrem vornehmen Fötus. Ihr extrem vornehmer Achtjähriger stellt ihr eine Frage zur *Economy* (Ökonomie!), und bevor sie antwortet, fragt sie ihren extrem vornehmen Fünfjährigen: »Weißt du, was *Economy* ist, mein Schatz?«

»Ja, Mama. Das ist der Teil im Flugzeug, wo die ekligen Menschen sitzen.«

Man fängt an zu verstehen, wie Revolutionen anfangen.

Mittwoch, 27. September 2006

Ich bin zum ersten Mal seit meinem Abschluss krank zu Hause. Auf der Arbeit hielt sich das Mitleid in Grenzen.

»Oh, zum Teufel noch mal«, blaffte mein Assistenzarzt, als ich ihn anrief. »Kannst du nicht wenigstens am Vormittag kommen?« Ich erklärte, dass ich eine ziemlich üble Lebensmittelvergiftung hätte und kurz vor der gastrointestinalen Durchschmelze stünde. »Na gut«, entgegnete er mit jener Art von müder, unterschwellig passiver Aggression, die ich normalerweise nur zu Hause erfahre. »Aber du telefonierst rum und findest jemanden, der freihat und dich vertritt.«

Ich bin ziemlich sicher, dass das nicht den Statuten bei Google oder GlaxoSmithKline oder auch nur funny-frisch entspräche. Gibt es überhaupt ein anderes Arbeitsgebiet, wo man todsicher damit rechnen muss, dass man seine Krankheitsvertretung selbst zu organisieren hat? Das Militär von Nordkorea vielleicht? Ich frage mich, welcher Krankheitsgrad reichen würde, mich von dieser Pflicht zu entbinden. Ein Beckenbruch? Ein Lymphom? Oder wäre es erst so weit, wenn ich intubiert auf der Intensivstation läge und nicht mehr sprechen könnte?

Zum Glück schaffte ich es zwischen den Brech- und Durchfallattacken, ein paar Worte herauszubringen, sodass ich einen Ersatz mobilisieren konnte. Ich verschwieg, was während des Anrufs mit mir los war – es klang wahrscheinlich, als sei ich beim Paintball. Und jetzt schulde ich dem anderen eine Schicht, ich habe also noch nicht mal krankheitshalber frei.

Ich hatte immer gemutmaßt, dass im Krankheitsfall die

Arbeit an der Misere schuld sein würde. Ich hätte auf irgendeine Form von emotionalem Zusammenbruch gewettet oder vielleicht ein Nierenversagen durch Dehydrierung. Oder damit, dass mich ein wütender Angehöriger zusammenschlägt oder ich mein Auto nach einer schlaflosen Nacht gegen einen Baum lenke. Tatsächlich lief das Attentat sehr viel weniger offensichtlich ab. Tatwerkzeug: eine Portion hausgemachtes Moussaka von der Mutter einer Patientin in den Wehen. Ich kann ziemlich sicher sagen, dass sie die Schuldige war, denn es war das Einzige, was ich an diesem Tag überhaupt zu essen bekam. Ein wahrhaftiges Danaergeschenk, dachte ich, während ich mir die Seele aus dem Leib schiss, im Hals den Geschmack von Galle und einem faden Nachgeschmack von Aubergine.

Samstag, 30. September 2006

Untersuche eine Notfall-Patientin, die soeben keuchend und schnaufend von Wehen geschüttelt eingeliefert worden war. Ich frage, wie oft die Wehen kommen, und der Ehemann sagt mir drei- bis viermal alle zehn Minuten, jeweils für ungefähr eine Minute. Ich erkläre, dass ich sie gynäkologisch untersuchen müsse, um festzustellen, wie weit der Muttermund geöffnet sei.*

Der Ehemann erklärt mir, er habe nachgesehen, bevor sie von zu Hause weggefahren seien, sie sei bei sechs Zentimetern.

---

* Im Verlauf der Wehen öffnet sich der Gebärmutterhals allmählich und erreicht gegen Ende einen Durchmesser von zehn Zentimetern, sodass das Baby seinen großen Auftritt haben kann. Die ersten paar Zentimeter können furchtbar lange dauern, sodass man die Mütter in der Regel erst aufnimmt, wenn der Muttermund mindestens drei Zentimeter Durchmesser hat – wie bei einem skurrilen Nachtclub, in den Sie erst hineindürfen, wenn zwei behandschuhte Finger in Ihre Vagina passen. Ich glaube, in Soho gibt es so was schon.

Die meisten werdenden Väter machen so was nicht, also frage ich ihn, ob er Arzt sei. Nein, gibt er zurück, Gipser, aber »ich weiß, was ein Zentimeter ist, Junge«. Ich untersuche die Patientin und bestätige seine Diagnose – mit der er mehr Kompetenz bewiesen hat als die meisten meiner Kollegen.

Samstag, 7. Oktober 2006

Nun bin ich schon ein halbes Jahr seit Simons trostlosem Facebook-Post sein allzeit bereites mentales Sorgentelefon – immer, wenn ihn schlimme Gedanken überfallen, kann er mich anrufen, habe ich ihm gesagt, und das tut er. Ich habe ihm auch wiederholt geraten, sich an offizielle psychologische Beratungsstellen zu wenden, aber davon will er nicht so recht etwas wissen. Abgesehen von dem Umstand, dass es ein bisschen viel ist, nun einen zweiten Piepser mit sich herumzutragen, der jede Minute mit einer neuen schlechten Nachricht losgehen kann, denke ich auch, dass er bessere Hilfe von jemandem zu erwarten hat, der nicht in Panik googeln muss: »Was mache ich mit einem Selbstmordgefährdeten?« Aber es sieht so aus, als sei ich besser als nichts – immerhin ist er noch am Leben.

Das Stressigste an alledem sind die Augenblicke, in denen ich feststelle, dass ich einen Anruf von ihm verpasst habe – wenn ich ihn zu spät zurückrufe und er sich unterdessen etwas angetan hat – wäre es dann mein Fehler? So, als hätte ich ihm den Hocker unterm Strick weggetreten? Ich nehme es zwar nicht an, aber so fühlt man als Arzt, und deshalb bin ich vermutlich überhaupt in diese Lage geraten. Wenn Ihnen als Erstem auffällt, dass der Patient eines Kollegen seltsam atmet oder abnorme Blutwerte hat, obliegt es Ihnen, die Sache in die Hand zu nehmen oder wenigstens dafür zu sorgen, dass jemand anderer es tut. Ich bin mir ziemlich sicher, dass Heizungsinstallateure nicht bei jedem kaputten Boiler, an dem sie vorbeigehen, so empfinden. Der Unterschied besteht offensichtlich in diesem ganzen »Leben oder Tod«-Gedöns, das unsere Arbeit von der aller anderen unterscheidet und für Menschen von außen so schwer fassbar macht.

Ich rufe Simon nach dem Kaiserschnitt von heute am Abend zurück. Habe meine Therapiesitzungen inzwischen auf zwanzig Minuten heruntergeschraubt – es geht nur ums Zuhören, Empathie bekunden und ihm tröstlich versichern, dass seine vorübergehende Gefühlslage wirklich nur vorübergehend ist. Ihm muss klar sein, dass wir jedes Mal dasselbe Gespräch führen, aber das spielt keine Rolle – er will einfach nur wissen, dass es jemanden gibt, dem er nicht gleichgültig ist. Genau genommen ist das ein sehr großer Teil dessen, was das Arztsein ausmacht.

Montag, 9. Oktober 2006

Habe heute den schmalen Grat zwischen alltäglicher Patientenidiotie und der paranoiden Suche nach versteckten Kameras überschritten. Nach einer ausgedehnten Unterhaltung mit dem Ehemann einer Patientin, dem seinem Bekunden nach partout keine Kondome passen wollen, kam ich dahinter, dass er sie sich über die Eier zieht.

Dienstag, 10. Oktober 2006

Ich habe nicht mitbekommen, um was es bei dem Streit ging, aber eine Frau stürmte aus der gynäkologischen Sprechstunde und brüllte dabei die diensthabende Schwester an: »Und ich bezahle Ihr Gehalt! Ich bezahle Ihr Gehalt!« Die Schwester brüllte zurück: »Wenn das so ist: Kann ich eine Lohnerhöhung kriegen?«

Donnerstag, 19. Oktober 2006

Mein Pokerface hat mir in all den Jahren gute Dienste geleistet. Es hat mich über einen Achtzigjährigen gerettet, der mir von seinem riesigen Butt-Plug berichtete, und über ein Paar in der Unfruchtbarkeitssprechstunde, dem ich behutsam erklären musste, dass es empfängnistechnisch nicht der Bringer ist, sich den Samen in den Bauchnabel zu schmieren. Dann sitze ich da und nicke ausdruckslos wie ein Wackeldackel. »Und? Welche Größe hat der Butt-Plug, Sir?«

Doch mein Pokerface hat einen Riss bekommen. Bei der Visite heute Morgen stellte ein Medizinstudent Mrs. Aphden vor – eine siebzigjährige Gynäkologiepatientin, die sich auf unserer Station von einer Operation wegen eines Analprolaps erholt.* Dummerweise nennt er sie Mrs. Aphder, und ich habe mich vor Lachen schier weggeschmissen – die Patientin übrigens auch.

Montag, 23. Oktober 2006

In die Notaufnahme beordert, um einen Mann in den Siebzigern zu untersuchen. Ich versichere mich beim Arzt der Not-

---

* Wenn Sie ein bestimmtes Lebensalter erreichen, versucht Ihr Körper, sich über Ihre Körperöffnungen nach außen zu kehren, aber Sie können all das verhindern, indem Sie Beckenbodenübungen machen. Es gibt Flyer, die diese Übungen in verwirrender Detailgenauigkeit beschreiben, aber ich habe den Patientinnen immer gesagt: »Stellen Sie sich vor, Sie säßen in einer Badewanne voller Aale und wollen nicht, dass einer den Weg nach innen findet.«

aufnahme, dass ihm klar ist, dass er die Gynäkologie angepiepst hat: einen Mann zu untersuchen überschreitet klar mein
übliches Kompetenzspektrum. Offenbar ist es nicht so einfach,
er will es mir erklären, wenn ich unten bin.

Er stellt mich Herrn NS vor, einem erlauchten Sikh-Gentle-
man, der absolut kein Englisch spricht. Er ist auf Urlaub, besucht seine Familie und wurde – wenig hilfreich – auf der Fahrt
ins Krankenhaus von einem Verwandten begleitet, der ebenfalls kein Englisch spricht. Seine Krankengeschichte wird
daher mithilfe eines Dolmetschers am Telefon aufgenommen.
In seinem Fall ist ein Punjabi-Dolmetscher am Rohr, und das
Telefon wandert zwischen uns hin und her. Dieser spezielle
Dolmetscher hat womöglich seinen Lebenslauf frisiert – er
scheint nur unwesentlich mehr Punjabi zu sprechen als jemand, der kein Punjabi kann.

Das durch nichts zu erschütternde Notaufnahmeteam hat
mithilfe des Übersetzers bereits epochale Fortschritte erzielt
und eröffnet mir, was es herausbekommen hat: Der Patient
blutet seit einer Woche »unten herum« und ist – daher meine
Anwesenheit – ein Hermaphrodit.* Ich erkläre dem Team,
dass ich erhebliche Zweifel daran hätte, dass dieser ältere bär-
tige Herr Teil der Intersexgemeinschaft sei), und bitte darum,
mit dem Dolmetscher sprechen zu dürfen.

»Können Sie in Erfahrung bringen, ob der Patient eine Gebärmutter hat?« Das Telefon wird wieder zurückgereicht, und
der Patient beginnt damit, sehr laut und verärgert immer wie-

---

* Als Hermaphroditen oder Zwitter bezeichnet man Menschen mit einer
sehr seltenen Störung der Geschlechtsentwicklung, die sowohl Hoden- als
auch Eierstockgewebe haben. Der Name leitet sich von der griechischen
Sagengestalt Hermaphroditos her, die gleichzeitig männliche und weibliche
Merkmale aufwies. Er/sie war Sohn/Tochter von Hermes und Aphrodite, die
zugegebenermaßen bei ihrem Kind ziemlich uninspiriert bei der Namens-
gebung vorgingen.

der ein Punjabi-Wort zu wiederholen. Er knöpft wütend sein Hemd auf und legt einen Portkatheter* frei – ein Augenblick der Erkenntnis, der uns unisono ausrufen lässt: »Ein Bluter!« Ich überlasse es dem Team, die Rektalblutung zu stillen.

Dienstag, 31. Oktober 2006

Moralisches Dilemma, nach langer Schicht hocke ich in der Umkleide der Entbindungsstation. Statt um 20 Uhr komme ich erst um 22 Uhr heraus – zu verdanken habe ich es einer massiven Schwangerschaftsblutung, die im OP endete. Eigentlich soll ich zu einer Halloween-Party gehen, aber jetzt fehlt mir die Zeit, nach Hause zu fahren und mein Kostüm zu holen. Andererseits habe ich gerade OP-Klamotten an und bin von Kopf bis Fuß mit Blut bespritzt. Wäre das *so* unpassend?

Samstag, 4. November 2006

Werde um ein Uhr morgens zu einer frisch entbundenen Patientin gerufen. Der OTA** lässt die anrufende Hebamme wissen, dass ich mitten in einem Kaiserschnitt stecke. Um Viertel nach eins geht der Piepser wieder (bin immer noch beim Kaiserschnitt), dann wieder um halb zwei (schreibe gerade den OP-Bericht). Schließlich und endlich düse ich los, um die Patientin zu untersuchen. Der große Notfall? Sie wird am

---

* Ein Portkatheter ist ein unter die Haut implantierter Zugang zum Blutkreislauf, der es bei Patienten, bei denen dies häufig nötig ist, erleichtert, Medikamente zu injizieren und Blut zu nehmen.
** Der Operationstechnische Assistent – OTA – ist so etwas wie der Meutrich zum Anästhesisten Fliegbert von Sichthofen (die rechte und die linke Hand des Anästhesistenteufels).

Morgen entlassen und will ihren Passantrag noch während ihres Aufenthalts von einem Arzt gegengezeichnet haben.

Mittwoch, 15. November 2006

Stehe vor der MRGOG-Prüfung*, Teil eins. Ein Lehrbuch empfiehlt, mich vor dem Ernstfall an einer älteren Ausgabe zu versuchen: »Sie werden angenehm überrascht sein, wie viel Sie bereits wissen!« Ich probiere es mit einer.

März 1997, Aufgabenblatt 1, Frage 1.

Richtig oder falsch? Chromaffine Zellen

A. Werden von präganglionären sympathischen Nervenfasern innerviert.
B. Befinden sich in der Nebennierenrinde.
C. Entstammen dem Neuroektoderm.
D. Können Aminosäuren decarboxylieren.
E. Haben ihren Sitz im Bauchhöhlenganglion.

Abgesehen von der Tatsache, dass ich bei weniger als der Hälfte der Worte weiß, was sie bedeuten (und die meisten davon sind Präpositionen), kann ich mich der verwunderten Frage nicht entziehen, was all das mit meinen Fähigkeiten zu tun haben soll, Babys zur Welt zu bringen. Aber wenn es das ist, was meine dämonischen Lehns- und Lehrherren von mir zu wissen begehren, wer bin ich, dies zu hinterfragen?

---

* MRGOG steht für Member of the Royal College of Obstetricians and Gynaecologists – Mitglied der britischen Gesellschaft für Gynäkologie und Geburtshilfe – eine unerlässliche Hürde auf der Karriereleiter. Die Prüfung besteht aus zwei gleich üblen Teilen und kommt einem eher vor wie die Arbeiten des Herakles, weil man gezwungen wird, sich ihnen zu unterziehen, um die außerordentliche, durch nichts zu übertreffende Hingabe an das Gebiet zu beweisen.

Ein anderes Lehrbuch klärt mich fröhlich auf: »Mit ein bis zwei Stunden Vorbereitung pro Abend ist es problemlos möglich, den Stoff für MRCOG 1 in nur sechs Monaten wieder präsent zu haben.« Es ist eine von diesen Formulierungen, die tröstlich klingen sollen, aber genau das Gegenteil erreichen – genau wie: »Es ist nur ein kleiner Tumor.« oder »Das Feuer im Triebwerk ist zum großen Teil gelöscht«.

Ich bin mir nicht ganz sicher, wo diese paar Extrastunden pro Tag herkommen sollen – entweder muss ich mein extravagantes Steckenpferd Schlafen ganz aufgeben oder meinen Arbeitsweg wegrationalisieren, indem ich in einem Schrank auf der Station nächtige. Ach ja, und meine Prüfung ist in vier Monaten, nicht in sechs.

Montag, 25. Dezember 2006

Es macht mir nicht allzu viel aus, am ersten Weihnachtstag zu arbeiten – überall steht was zu essen, die Leute sind alles in allem gut gelaunt, und es gibt nur sehr wenige eingebildete Kranke und Sorgenkasper.* Im Allgemeinen kreuzt am Weihnachtstag niemand als Patient bei uns auf, der nicht wirklich krank ist, wirklich in den Wehen liegt oder wirklich seine Familie hasst (wobei wir in diesem Falle zumindest in gewisser Hinsicht einen gemeinsamen Nenner haben). Ich bin nicht davon überzeugt, dass H es genauso sieht, wenn wir kurz vor sieben Uhr morgens mit halsbrecherischer Geschwindigkeit unsere Geschenke austauschen.

---

* Eine Menge Leute (ich nenne sie absichtlich nicht Patienten, ihnen fehlt ja nichts) kommen mit der irregeleiteten Meinung ins Krankenhaus, mit ihnen stimme etwas nicht – wir nennen sie gesunde Kranke. Wenn ihre Meinung auf etwas beruht, das sie im Internet gelesen haben, nennen wir sie auch Cyberchonder.

Die Tradition an St. Agathas schreibt vor, dass der Bereitschaftsdienst habende Chefarzt* am Weihnachtsmorgen eine Visite absolviert, um die Jungärzte arbeitsmäßig zu entlasten. Er bringt außerdem für jeden Patienten eine Tüte mit Geschenken mit – Kosmetikartikel, Panettone, so was in der Richtung. Na ja, ist ja auch eine ziemlich traurige Angelegenheit, an Weihnachten im Krankenhaus liegen zu müssen, und solche Gesten helfen ein bisschen. Das Beste aber ist, dass dieser Chefarzt seinen Dienst als Weihnachtsmann verkleidet ableistet.

Die Enttäuschung des Pflegepersonals ist mit Händen zu greifen, als der besagte Chefarzt, Mr. Hopkirk, gegen 10 Uhr in Freizeithose und Pullover aufkreuzt. Bevor die Rufe »Spielverderber!« und »Loser!« allzu ohrenbetäubend werden, erklärt er, dass bei seinem letzten Weihnachtsdienst eine ältere Patientin einen Herzstillstand erlitt, als er gerade dabei war, sich mit Kostüm und Bart in Schale zu werfen. Er rannte natürlich zu ihr und begann mit der Reanimation, während die Schwester sich um alles andere kümmerte. Ungewöhnlicherweise gelang die Reanimation**, und die Patientin begann keuchend wieder

---

* Ärzte im Bereitschaftsdienst sind außerhalb der normalen Arbeitszeit in der Regel von zu Hause aus erreichbar – geben im Notfall Rat per Telefon und kommen nur für größere Notfälle ins Krankenhaus.
** Wenn Ihr Herz stehen bleibt, werden Sie höchstwahrscheinlich sterben. In dieser Angelegenheit ist Gott ziemlich unnachsichtig. Wenn Sie auf der Straße zusammenbrechen, und einer der Umstehenden auf der Stelle mit Wiederbelebungsmaßnahmen beginnt, beträgt Ihre Überlebenswahrscheinlichkeit um die acht Prozent. Im Krankenhaus, umgeben von geschultem Personal, Medikamenten und Defibrillatoren, ist sie nur etwa doppelt so hoch. Den Leuten ist nicht klar, was für ein Horror eine Reanimation ist – würdelos, brutal und mit einer recht geringen Erfolgsquote. Wenn es bei dem Punkt »Keine lebensverlängernden Maßnahmen« um die Frage geht: Wiederbelebung oder nicht – wollen Angehörige oft, dass »alles getan wird« – ohne zu wissen, was genau das bedeutet. Realistischerweise sollte die Frage auf dem Formblatt lauten: »Wenn das Herz Ihrer Mutter zu schlagen aufhört, wollen Sie dann, dass wir ihr alle Rippen brechen und sie per Stromschlag umbringen?«

nach Luft zu schnappen – Auge in Auge mit einem einen Meter achtzig großen Weihnachtsmann, der beide Hände auf ihrem Brustkorb liegen hatte und seine Lippen auf ihre presste. »Ich höre sie immer noch schreien«, klagt er.

»Nun kommen Sie schon«, erwidert darauf eine der Schwestern, wie ein Kind, das seine Enttäuschung nicht verbergen kann, dass sein Weihnachtsgeschenk doch nur ein Kalligrafie-Set ist und kein Kätzchen. »Vielleicht nur die Mütze?«

Mittwoch, 17. Januar 2007

»Um die Benutzung des Öffentlichen Personennahverkehrs anzuregen«, gibt es am Krankenhaus keinen Parkplatz für das Personal – ein vortrefflicher Gedanke, der mir täglich jeweils knapp zweieinhalb Stunden Fahrzeit Hin- und Rückweg abverlangen würde. Ich habe mich stattdessen für eine siebzigminütige Autofahrt entschieden und stelle mein Gefährt auf dem Besucherparkplatz ab. Das Gebührensystem muss von jemandem ersonnen worden sein, dem aufgegangen ist, dass seine Chancen auf einen mehrmaligen Lottogewinn einigermaßen dürr sind, worauf er sich überlegt hat, dass es einen anderen Weg geben muss, um zu ähnlichem Reichtum zu gelangen. Es kostet drei Pfund die Stunde, ohne Nachlass für längere Aufenthalte, und gilt rund um die Uhr – außer an Weihnachten. Vermutlich hat man entschieden, dass das gierig wäre.

Die einzige Ausnahme gilt für Frauen in den Wehen, die gegen die Unterschrift der Stationsleitung einen Parkgutschein für drei Tage erhalten. Ich stehe mit den Schwestern dort auf gutem Fuß – nicht so sehr aufgrund der Tatsache, dass ich tagein, tagaus für geburtshilfliche Notfälle parat stehe, sondern weil ich hin und wieder eine Packung gefüllte Kekse spendiere. Infolgedessen sind sie nur zu gern bereit, mir alle paar Tage einen Parkgutschein zu unterschreiben, und haben mir so in den vergangenen paar Monaten zu einem halb legalen Parkplatz verholfen.

Heute aber ist das Spiel aus. An meinem Wagen prangt eine Parkkralle – 120 Pfund soll es kosten, sie aufzuschließen, steht auf dem Zettel an der Windschutzscheibe. Ich erwäge kurz eine Flex für fünfzig Kröten zu kaufen, aber ich habe zwölf Stunden Arbeit hinter mir und will so rasch wie möglich ins Bett. Ich schnappe mir den Zettel, um herauszufinden, wen ich anrufen muss. Der Vollzugsbeamte hat auf die Rückseite gekritzelt: »Verdammt lange Wehen, Kumpel!«

Sonntag, 21. Januar 2007

Gerade als mir der Gedanke durch den Kopf ging, dass der letzte Fall von »unerwarteten Gegenständen in Körperöffnungen« eine Weile her ist, wurde heute eine Patientin Mitte zwanzig in der Notfallambulanz eingeliefert: Sie bekam eine feststeckende Flasche nicht mehr heraus. Spekulum* her – was mag es dieses Mal sein? Ein Flakon Chanel No. 5? Zweiliterflasche Limo? Der Zaubertrank, den ich trinken muss, um mich aufs nächste Level von Dungeons and Dragons zu katapultieren, aus dem ich vor vierundzwanzig Jahren ausgestiegen bin? Wie sich zeigt, handelt es sich um ein bis an den Rand mit Urin gefülltes Arzneifläschchen.

---

* Das Spekulum ist ein großes klobiges Metallteil, das verwendet wird, um sich in der Vagina umzuschauen. Das erste Spekulum stammte von einem amerikanischen Chirurgen namens Sims und kam 1845 erstmals zum Einsatz. Er schrieb später in seiner Autobiografie: »Wenn es etwas gab, das mir zutiefst widerstrebt hat, dann war es die Untersuchung der weiblichen Unterleibsorgane.« Das erklärt vielleicht in mancher Hinsicht, warum er ein so schreckliches Gerät entworfen hat.

Ich kann mir die Vorgeschichte beim besten Willen nicht ausmalen und bitte sie daher um Aufklärung. Es stellt sich heraus, dass sie ihrer Bewährungshelferin saubere Urinproben vorweisen muss. Statt also den einfacheren Weg zu gehen und auf Drogen zu verzichten, lässt sie ihre Mutter in ein Gefäß pinkeln, das sie dann in die Scheide einführt und in den Urinprobenbecher entleert, den ihr die Bewährungshelferin gibt. Ich denke an die Unmassen an Papierkram, die es nach sich ziehen würde, wenn ich diese Geschichte schriftlich festhalte. Ich habe daher die Frage nie gestellt und schicke sie nach Hause.

Montag, 29. Januar 2007

Vor ein paar Wochen starb meine Lieblingspatientin, was mich ziemlich umgehauen hat. Es war alles andere als unerwartet: Frau KL war über achtzig, hatte metastasierenden Eierstockkrebs und war abgesehen von ein paar kurzen Aufenthalten zu Hause schon auf Station, seit ich hier angefangen hatte. Ein Meter fünfzig polnische Keckheit mit strahlenden funkelnden Augen – sie liebte es, lange Geschichten aus der Heimat zu erzählen, die hierhin und dorthin mäanderten und an denen sie grundsätzlich das Interesse verlor, sobald es anfing, spannend zu werden – fast alle endeten mit »Bla bla bla« und einer vagen Handbewegung.

Das Beste war, dass KL meinen Chefarzt Prof. Fletcher nicht ausstehen konnte. Sie betitelte ihn mit »alter Mann«, wann immer sie seiner ansichtig wurde, obwohl sie mindestens fünfzehn Jahre älter war als er. Sie piekte ihm grundsätzlich mit dem Finger auf die Brust, wenn sie ein Argument vorbrachte, und verlangte einmal sogar nach seinem Vorgesetzten. Ich habe mich ehrlich jedes Mal bei der Visite auf ihr Zimmer gefreut –

wir hatten immer ein nettes Schwätzchen, und ich hatte wirklich das Gefühl, sie ganz gut kennen gelernt zu haben.

Sie hatte sofort gewittert, dass ich polnischer Herkunft war – obwohl meine Familie seit drei Generationen in England lebt, mit Briten Kinder gezeugt und ihren Nachwuchs auf teure Schulen geschickt hat. Sie fragte nach meinem ursprünglichen Familiennamen – ich erzählte ihr, dass er Strykowski* lautet. Sie fand, es wäre traurig, dass ein guter polnischer Name verloren ist. Ich sollte stolz auf mein Erbe sein und ihn wieder annehmen.

Im Laufe der Monate habe ich all ihre Kinder kennen gelernt, dazu eine Menge Freunde und Nachbarn, die sie besuchen kamen. »*Mit einem Mal* mögen sie mich!«, pflegte sie zu sagen. Scherz beiseite, man verstand, warum jeder sie gern hatte – sie war einfach unwiderstehlich.

Es hat mich wirklich mitgenommen, als sie starb. Ich beschloss, zu ihrer Beerdigung zu gehen – es fühlte sich einfach richtig an. Ich tauschte für den Nachmittag meinen Dienst, damit ich hingehen konnte, und ließ Prof. Fletcher wissen, dass ich aus Höflichkeit zur Beerdigung ginge.

Er sagte mir, dass ich das nicht machen könne – Ärzte gingen nicht zur Beerdigung ihrer Patienten, das wäre unprofessionell. Ich verstand nicht ganz, warum. Sein Argument kreiste irgendwie darum, eine Linie zwischen Persönlichem und Beruflichem zu ziehen, womit ich bis zu einem gewissen Grad einverstanden bin, aber sein Ton ging in die Richtung, ich wolle ihre Enkelkinder um den Finger wickeln und mich irgendwie ins Testament schleimen. Ich habe den Verdacht, dass unter alledem das überkommene Gefühl lauert, dass Ärzte »verloren« oder »versagt« haben, wenn ein Patient stirbt, als

---

* Strykowski wird im Englischen »Stryke-Offski« betont – also »wegstreichen«. Ziemlich passender Name für einen Arzt.

gäbe es da ein Element von Schuld oder Schande. Keine besonders logisch haltbare Einstellung auf dem Gebiet der gynäkologischen Onkologie, auf dem es immer einen relativ hohen Patientinnendurchsatz geben wird. Ich war enttäuscht – unter anderem, weil ich meinen Anzug extra hatte reinigen lassen. Aber er ist mein Chef, und das waren unmissverständliche Anweisungen.

Natürlich bin ich trotzdem zur Beerdigung gegangen – nicht zuletzt, weil dies genau die Art von »Fick dich!« war, mit der sie ihn permanent bedacht hatte. Es war ein wunderschöner Trauergottesdienst, und ich bin sicher, dass ich das Richtige getan habe – für mich und für die Freunde und Verwandten, die ich in der Klinik kennen gelernt hatte. Außerdem hatte ich das Vergnügen, mit einem ihrer Enkelkinder zu schlafen.*

---

* »Ich glaube, du solltest darauf hinweisen, dass das ein Witz ist«, empfahl einer der Anwälte.

4

Dritte Stelle als SHO

Mir ist klar, dass jeder über sein Gehalt jammert und der Ansicht ist, ihm stünde mehr zu, aber ich bin in der glücklichen Lage, mit einem gerüttelten Maß an Objektivität auf meine Jahre als SHO zurückblicken und definitiv erklären zu können, dass ich unglaublich unterbezahlt war. Das Geld steht in keinerlei Verhältnis zu dem Maß an Verantwortung, das auf Ihren Schultern ruht – es geht bei Ihren Entscheidungen buchstäblich um Leben und Tod. Hinzu kommt die Tatsache, dass Sie sechs Jahre zur Uni gegangen sind, drei Jahre als Arzt gearbeitet und eine Reihe von Zusatzqualifikationen erworben haben. Selbst wenn Sie der Ansicht sind, es sei angemessen, dass Sie weniger Geld nach Hause bringen als ein Lokführer, bleibt immer noch der Umstand, dass Ihre Arbeitswochen unter Umständen über hundert Stunden unausgesetzter Maloche beinhalten, womit die Parkuhren vor der Klinik einen besseren Stundenlohn haben als Sie.

Ärzte neigen jedoch nicht dazu, sich über Geld zu beklagen. Arztsein ist kein Beruf, den Sie ergreifen, um die Eurozeichen hinter der Hornhaut Ihrer Augen zu füttern, was auch immer großmäulige Politiker hier und da behaupten mögen. Hinzu kommt, dass Sie, sollten Sie wirklich unzufrieden mit Ihrem Gehalt sein, rein gar nichts dagegen unternehmen können. Alles wird zentral geregelt und über den gesamten Berufsstand verhängt. Vielleicht ist es wenig hilfreich, es als Gehalt zu bezeichnen – der NHS sollte die Entlohnung seiner Ärzteschaft vielleicht »Stipendium« nennen und zugeben, dass es unterhalb des aktuellen Durchschnittslohnes liegt, der aber so sein muss, weil die Empfänger ihre Arbeit ja aufgrund ihrer Berufung und nicht aus irgendwelchen finanziellen Erwägungen heraus tun.

Nichts an unserem Job gehorcht der herkömmlichen Entlohnungsstruktur für Arbeitnehmer. Es gibt keine Chancen auf Sondervergütung – das, was ihr am nächsten käme, ist wohl das »Aschepfand«, jene 40 Pfund, die die jungen Ärzte jeweils bekommen, wenn sie ein Formular ausfüllen und dem Bestatter versichern, dass der Verblichene für die Feuerbestattung keinen Herzschrittmacher implantiert hat (Herzschrittmacher explodieren bei der Betriebstemperatur des Ofens und können ganze Krematorien und Trauergesellschaften mitnehmen, wie eine Familie während einer besonders aufreibenden Beerdigung herausfinden musste). Wenn man es recht bedenkt, ist das Ganze eigentlich das Gegenteil von leistungsorientierter Bezahlung. Nichts mit Vorgesetzte beeindrucken oder Altersgenossen an die Wand spielen oder sonstigen Möglichkeiten der Beförderung: Ihr Aufstieg die Sprossen der Leiter hoch gehorcht einem strikten Regularium.

Jeder scheint zu denken, dass Ärzte im Flugzeug grundsätzlich ein Upgrade bekommen, aber die einzige Chance darauf besteht darin, sich einen Anzug anzuziehen und auf eine Stelle in der Finanzwirtschaft zu bewerben. Mit der zusätzlichen Kohle kann man sich dann ein Businessclass-Ticket kaufen. Ich nehme an, zu den Vorteilen gehört der unbegrenzte und unbürokratische Zugang zu den medizinischen Erkenntnissen jeder Spezialdisziplin Ihres Fachs, falls Sie anfangen sollten, Ausfallerscheinungen zu zeigen. Das ist gut, aber letztlich auch nicht viel wert, da wenig Chancen bestehen, dass Sie die Zeit freibekommen, um in eine Ambulanz zu gehen. Und ich bin nicht sicher, dass es die Kehrseite der Medaille wert ist: Jedem Freund bei jeder sich bietenden Gelegenheit medizinischen Rat erteilen zu müssen. Sie bekommen »Könntest du dir das mal kurz anschauen?« um ein Vielfaches häufiger zu hören als: »Hey, schön dich zu sehen!«* Mein einziger kleiner Trost bestand darin, dass wenigstens meine Verwandten mich verschonten, sind doch die meisten davon selbst Ärzte.

Alle Ärzte kommen irgendwie mit der fehlenden Aussicht auf Beförderung und den mangelnden finanziellen Anreizen zurecht, schon schwerer zu akzeptieren ist der Umstand, dass sie so gut wie nie ein »gut gemacht« zu hören bekommen. Die Butler im Buckingham-Palast, darauf gedrillt, rückwärts aus dem Zimmer zu schweben und nie den Augenkontakt mit der Königin zu suchen, erfahren vermutlich größere Aufmerksamkeit. Es war mir jahrelang nicht aufgefallen, erst nachdem man mir zum fünften oder sechsten Mal für irgendeinen schiefgelaufenen Mist, bei dem ein gewisses Maß an menschlichem Versagen eine Rolle spielte, auf die Finger gehauen hatte, fiel mir auf, dass keiner meiner Oberärzte mich je zur Seite genommen und zu mir gesagt hatte, dass ich meine Arbeit gut machte. Oder dass mir eine gescheite Managementlösung eingefallen war, ich ein Leben gerettet, rasch und entschlossen reagiert oder ohne zu klagen bei der dreißigsten Schicht in Folge bis spätabends ausgehalten hatte. Niemand geht zum NHS, weil er Beifallsstürme ernten und jedes Mal, wenn er seine Sache gut gemacht hat, ein Fleißsternchen oder einen Keks haben will. Aber man sollte doch denken, es gehöre zu den Grundprinzipien der Psychologie (und des gesunden Menschenverstands), gutes Verhalten gelegentlich anzuerkennen,

---

* Fatalerweise ist das jetzt, da ich fürs Fernsehen schreibe, zu etwas noch Schlimmerem mutiert. Ich würde ein »Was hältst du von diesem Ausschlag?« jederzeit den Vorzug geben vor einem »Was hältst du von diesem Text?«.

wenn nicht gar zu belohnen, um das Beste aus seinem Personal herauszuholen.

Patienten hingegen haben den Bogen eher raus: Wenn einer von ihnen Danke sagte, wusste ich, dass er es auch so meinte – selbst wenn ich gar nichts Besonderes geleistet hatte, gehörte es zu den kleineren Schreckensereignissen des Tages. Ich habe jede einzelne Karte aufbewahrt, die ich von einem Patienten bekommen habe. Geburtstags- und Weihnachtskarten von meiner Familie und meinen Freunden habe ich hingegen weggeworfen, aber diese haben jeden Umzug überlebt, sogar das kathartische Entrümpeln meiner medizinischen Aufzeichnungen, als alles vorüber war. Es waren kleine anerkennende Stupser, die mich am Laufen hielten, Strahlen der Aufmerksamkeit, die guttaten, wenn die Chefs einem den Gefallen nicht tun konnten oder wollten.

Es hat bis jetzt, meiner dritten Stelle als SHO gedauert, bis mir ein Vorgesetzter eine gewisse Wertschätzung entgegenbrachte. Nach ein paar Monaten erklärte mir meine Chefin, dass ein Assistenzarzt vorzeitig die Stelle wechseln und in die Wissenschaft gehen wollte, und fragte, ob ich seine Stelle übernehmen wolle. Sie sagte, sie sei sehr beeindruckt von meiner Arbeit, und ich wusste, das war glatt gelogen: Sie war mir zweimal begegnet – einmal bei meinem Dienstantritt und einmal, um mich zusammenzufalten, weil ich einem Patienten Antibiotika in Tablettenform statt intravenös verabreicht hatte. Sie hatte eindeutig einfach nur jedermanns Lebenslauf durchgeblättert und dabei gemerkt, dass ich länger SHO war als all die anderen. Aber manchmal ist es egal, wie sie einen wahrnehmen, solange sie es *überhaupt* tun, also strahlte ich und sagte, ich sei hocherfreut.

Mir ging auch auf, dass es für mich von ganz praktischem Vorteil sein konnte. Nach drei Jahren Beziehung wollten H und ich den nächsten Schritt ins Erwachsenwerden tun und eine Wohnung kaufen. Ich beschloss, meinen kürzeren Arbeitsweg zu opfern, damit wir eine richtige Bleibe hatten. Wir wollten einen Ort, den man wirklich sein Zuhause nennen konnte, in dem man ein Bild an die Wand hängt, ohne 50 Öcken von der Mietkaution abgezogen zu bekommen. Die meisten meiner Nichtmedizinerfreunde kletterten damals bereits auf der nächsten Stufe der Eigentumsleiter, und Sie wissen ja, wie es ist, wenn alle Ihre Freunde etwas tun und nur Sie nicht. Ob es ums Fummeln auf Partys geht, um den Führerschein oder darum, ein paar hunderttausend Pfund in einen Schuppen mit Braunfäule zu stecken – niemand ist gern das Schlusslicht.

Und weil jeder Cent Gehalt die Chancen auf einen Kredit verbessert, fragte ich die Ärztin, ob ich nach Assistenzarzttarif bezahlt würde, wenn ich die Stelle annähme. Sie lachte so lange und so laut, dass ich sicher bin, man hat es durch zwei Doppeltüren noch im Kreißsaal gehört.

Montag, 12. Februar 2007

Schreibe einer Patientin in der Notaufnahme ein Rezept für die Pille danach. Sie: »Ich habe letzte Nacht mit drei Typen geschlafen. Reicht da eine Pille?«

Donnerstag, 22.Februar 2007

Habe den Vormittag damit verbracht, mit dem Hypotheken-makler die Bankauszüge der letzten drei Monate durchzu-gehen, damit er meine Ausgaben einsehen kann. »Sie ... gehen nicht oft aus, oder?«, fragt er beim Zusammenrechnen. Dieses eine Mal bin ich dankbar für meinen Job – wir hätten uns nicht genug finanzielles Polster ansparen können, wenn wir das normale Sozialleben von Endzwanzigern hätten führen können.

Es ist einigermaßen ernüchternd, wohin das Geld geht: eine Menge Kaffee, eine Menge Benzin, eine Menge Pizza vom Pizzaservice – Notwendiges und Praktisches. Nicht viel an extravagantem Firlefanz – keine Pubs, Restaurants, Kinos oder Urlaube. Moment, was ist das? Da haben wir was – Theater-karten! Kurz drauf gefolgt von einer Zahlung an ein Blu-mengeschäft, weil ich H mal wieder in letzter Minute versetzt hatte. Deprimierenderweise passiert es oft genug, dass ich mich nicht einmal mehr an den jeweiligen Notfall oder Per-sonalengpass bei der entsprechenden Gelegenheit erinnern kann.

Mittwoch, 28. Februar 2007

Auf der Gynäkologischen gehe ich ins Internet, um für eine Patientin ein paar Pflegerichtlinien herauszusuchen. Doch die IT-Abteilung des NHS hat die Internetseite des *Royal College of Obstetrics and Gynaecology* gesperrt und als »Pornografie« eingestuft.

Montag, 12. März 2007

Bin mir recht sicher, dass ich, wenn Gynäkologie und Geburtshilfe zum Teufel gehen, in einer Viertelstunde zum Psychiater umschulen kann – ich habe es mir im Verlauf von einem Dutzend Telefonaten mit Simon mehr oder weniger selbst beigebracht. Heute war ich ziemlich gestresst, als er anrief, und jammerte ein bisschen über meine Arbeit. Überraschenderweise schien ihm das tatsächlich zu helfen. Entweder ist er ein schrecklicher Sadist und ihm gefällt die Vorstellung, dass ich einen fürchterlichen Tag habe, oder es tröstet ihn, dass jeder andere in seinem Leben auch mit Mist zu kämpfen hat. Elend braucht Gesellschaft – Sie müssen nur einen Blick ins Arztzimmer werfen, um zu wissen, was ich meine.

Vielleicht ist es so, wie wenn Sie zum ersten Mal eine ernsthaftere Beziehung haben und die Familie des anderen kennen lernen – und feststellen, dass nicht nur *Ihre* Familie ein heilloses verflixtes Durcheinander mit Dutzenden dunkler Geheimnisse und absurden Tischmanieren ist. Unser Gespräch heute endete mit einem hysterischen Lachanfall von Simon, als ich ihm erzählte, dass mir bei einer manuellen Plazentaablösung ein Stück von der Nachgeburt in den Mund geraten war und ich damit zum Amtsarzt musste. Wenn ich genauer darüber nachdenke, kann es gut sein, dass er doch ein Sadist ist.

Donnerstag, 15. März 2007

Ich frage eine Patientin bei der Schwangerschaftsvorsorge, in welcher Woche sie sei. Es folgt eine lange Pause. Zahnrad greift in Zahnrad, eine Kamera fährt mit ruhigem Schwenk über eine öde Wüstenlandschaft. Mathe ist nicht jedermanns Stärke, aber ich bin auf die Zahl zwischen sechs und vierzig aus, nach der alle Leute sie immerzu fragen. Endlich:

»Insgesamt?«

Ja, insgesamt.

»Himmel, ich könnte es Ihnen nicht mal in Monaten sagen ...«

Hat sie eine Amnesie? Ist sie der Klon einer anderen Frau, die zur selben Zeit im Schlupfwinkel eines bösen Sci-Fi-Schurken gefangen gehalten wird? Ich setze an zu fragen, wann ihre letzte Regel war, und sie unterbricht mich:

»Also, ich werde im Juni zweiunddreißig, also das müssen mehr als anderthalbtausend Wochen sein ...«

Himmel.

Donnerstag, 22. März 2007

Coole Geschäftsidee für »Höhle der Löwen«: ein Piepser mit Schlummertaste.

Donnerstag, 5. April 2007

Rache serviert man am besten kalt – solange sie am Ende nicht den Falschen trifft. Ich wurde zu einer Patientin auf die Station gerufen: Man hatte bei ihr am Vormittag minimalinvasiv Flüssigkeit aus einem Abszess im Unterleib abgesaugt, zum Abend hin hatte sich ihr Puls immer weiter beschleunigt. Beim Durchblättern ihrer Unterlagen lese ich, dass sie Mitte fünfzig ist und am Hochzeitstag hat feststellen müssen, dass sie nicht die Einzige war, die von ihrem Ehemann eine Perlenkette zum Hochzeitstag bekommen hat. Ihre Reaktion schien geradewegs einem Softporno entsprungen – sie schnappte sich die Kreditkarte ihres Mannes, flog damit nach Trinidad und Tobago, hatte Sex mit so vielen Männern, wie sie in vierzehn Tagen unterbringen konnte, und erweiterte ihr Schlafzimmer- (und Strand-)Repertoire um das Genre Analsex.

Wieder zu Hause, o-beinig aber ungebrochen, bekam sie bald schreckliche Unterleibsschmerzen und eitrigen Ausfluss. Man stellte eine massive Unterleibsentzündung* fest, die sogar mit Antibiotikainfusionen nicht das Feld räumte – allem Anschein nach kursieren da drüben in der Karibik ein paar waffentaugliche Gonorrhoeerreger. Der Eingriff von heute sollte sie hoffentlich wieder auf den Weg der Besserung bringen.

Es zeigte sich, dass ihr erhöhter Puls nicht auf chirurgische Komplikationen zurückzuführen war, sondern darauf, dass sie in Tränen zerfloss. Ich fragte sie, was los sei, und sie erzählte mir, dass ihr achtzehnjähriger Sohn sie anderntags besuchen wolle und sie nicht wisse, was sie zu ihm sagen sollte – wie würde er reagieren, wenn er erfuhr, warum sie im Krankenhaus war? Ich tröstete sie mit der Versicherung, dass ein Achtzehnjähriger eher seine Hoden hervorkramen und in Essig baden würde, als irgendwelche Fragen danach zu stellen, warum seine Mutter auf einer gynäkologischen Station liegt.

---

* Zu Unterleibsentzündungen kommt es, wenn sich Gonorrhö-Bakterien oder Chlamydien nordwärts ausbreiten und die Unterleibsorgane verkleistern – sie sind manchmal nicht leicht zu behandeln und enden manchmal mit dauerhaften Unterleibsschmerzen. Damit nicht genug, gehören sie zu den Hauptursachen weiblicher Unfruchtbarkeit. Kurz: Verwenden Sie Kondome, sonst brauchen Sie am Ende keine mehr.

Allein die Floskel »Frauenprobleme« – vor allem mit zum Flüstern gesenkter Stimme und festem Augenkontakt – wird ihn augenblicklich veranlassen, das Thema zu wechseln, und wenn er als Ablenkung ein kleines Feuer legen müsste. Tränen versiegt und Puls wieder normal. Wobei sie sich vielleicht eine Ausrede für die unglaubliche Sonnenbräune überlegen sollte …

Montag, 9. April 2007

Heute kamen die Ergebnisse raus. Irgendwie habe ich es geschafft, mein erstes MRCOG-Examen zu bestehen, und feiere im Pub mit Ron. Leider sind die Drinks sämtlich alkoholfrei, weil ich gleich anschließend zum Nachtdienst aufbrechen muss und annehme, dass es nicht gern gesehen wird, wenn man dort volltrunken aufkreuzt. Ron hat unlängst seine Buchhalterprüfungen überstanden, und so vergleichen wir unsere Erfahrungen. Während seine Firma seine Arbeitszeit verkürzte, damit er lernen konnte, musste ich mit dem Stoff zurechtkommen, den meine blutunterlaufenen Augen nach dem Dienst noch aufzunehmen in der Lage waren. Ron hatte vor den Prüfungen einen ganzen Monat Fortbildungsurlaub. Ich hatte eine Woche beantragt, aber Lücken im Dienstplan sorgten dafür, dass diese in letzter Minute ohne Einspruchsmöglichkeit gestrichen wurde. Seine Firma übernahm die Kosten für alle Examensgebühren und Materialien. Ich musste dreihundert Pfund für Lehrbücher, fünfhundert Pfund für den Vorbereitungskurs, hundert Pfund für die Online-Zugänge zu den Lehrmaterialien und vierhundert Pfund für die Prüfung selbst, insgesamt die stolze Summe von knapp eintausendfünfhundert Euro löhnen – schlappe zwei Drittel meines monatlichen Nettolohns.

Meine sorgfältig überlegten Antworten werden noch nicht

einmal von einem Menschen angeschaut – es ist ein Multiple-Choice-Verfahren: Sie kreuzen mit einem Bleistift Kästchen in einem Raster an, das dann von einem Computer gescannt und ausgewertet wird. Ich zeige Ron den Bleistift der Royal Society, den ich hatte mitgehen lassen.

Er wurde für das Bestehen des Examens sofort befördert und bekam eine Gehaltserhöhung, mir brachte es lediglich die Erlaubnis ein, jetzt Teil zwei ablegen zu dürfen.

»Na ja, im Grunde bedeutet das Ganze einzig und allein«, erklärt Ron mitleidig, »dass du 1500 Pfund für einen Bleistift ausgegeben hast.«

Donnerstag, 19. April 2007

Eine E-Mail des Infektionsschutzes setzt alle Ärzte davon in Kenntnis, dass das Tragen langärmliger Hemden ab sofort in allen Klinikbereichen untersagt ist. Irgendeine Studie hat Abstriche von einem Schwung Manschetten gemacht und ist zu dem Schluss gekommen, dass es hygienischer wäre, Hemden aus frischem Menschenkot zu tragen und mit schlecht schließenden Röhrchen voller Ebolaviren zu jonglieren. Dasselbe gilt offenbar für herabhängende Schlipse, die angeblich von einer schwärenden Wunde in die nächste baumeln, Erreger kreuz und quer über die Klinik verbreiten und genetisch durchmischen, als seien sie eine Todesschwadron Polyester-Bienen auf todbringender Mission.

Wir sind hinfort angewiesen, kurzärmlige Hemden zu tragen, also lasse ich alle Hoffnung fahren, einmal in Arbeitskleidung das Titelblatt der *Vogue* zieren zu können, und investiere mein Erspartes in fünf solcher Dinger. Diese kurzärmligen Prachtstücke können, so wird uns gesagt, entweder ohne Krawatte oder mit Fliege getragen werden – womit wir die Wahl haben, uns entweder wie ein Flugbegleiter oder wie ein Pädophiler zu kleiden. Lieber ohne, vielen Dank. Tee? Kaffee? Erfrischungstuch?

Mittwoch, 2. Mai 2007

Ich komme mit einem Ehepaar zum Ende eines Aufklärungsgesprächs für einen Kaiserschnitt. »Noch Fragen?«, werfe ich in den Raum.

»Ja«, plappert der Sechsjährige los. »Glaubst du, dass Jesus schwarz war?«

Samstag, 5. Mai 2007

In Ermangelung eines Anreizsystems auf der Arbeit habe ich mir meine eigenen kleinen Vergünstigungen ersonnen: Ich nehme OP-Kleidung als Schlafanzug mit nach Hause und stibitze abends hin und wieder ein Patientenessen. Es ist ein Uhr morgens, ich komme vor Hunger um, und es ist für die kommenden sieben Stunden die einzige Chance, irgendetwas Essbares zu ergattern, also schleiche ich in die Stationsküche. Ganz offensichtlich bin ich nicht der einzige Anwärter auf eine Gratisportion hier und da – neuerdings klebt ein Zettel am Kühlschrank, der die Belegschaft warnend darauf hinweist, dass die Portionen einzig und allein für Patienten bestimmt sind. Verglichen mit anderen Sicherheitssystemen ist dieses nicht eben ausgefuchst – es darf bezweifelt werden, ob es gelingt, einen Dieb von der entschlosseneren Sorte allein mit einem DIN A4-Bogen, Tesa-Film-Streifen und Comic Sans von seinem Tun abzubringen.

Die heutige Delikatesse trägt den Namen »Veganes Curry-

Haschee mit Rosinen«. Man hat den Eindruck, dass sie irgendeinen Dienstleister damit beauftragt haben, die allerekligsten Menüoptionen zu ersinnen. Ich glaube, ich werde es einfach drauf ankommen lassen und mich mit nervöser Energie und Red Bull am Laufen halten.

Samstag, 12. Mai 2007

Meine Strategie beim Thema Fliegen besteht darin, mich so volllaufen zu lassen, dass kein Flugbegleiter, der einigermaßen bei Sinnen ist, auf die Idee käme, mich in die Nähe eines flugkranken Passagiers zu setzen, und das hat in den letzten Jahren immer gut geklappt.* Mein Karma vergalt mir solches nicht auf dem Flug, sondern zwölf Stunden später in Glasgow auf dem Heimweg ins Hotel nach etlichen Drinks, Drinks und Drinksssssssssssssss mit Ron und seiner Frau Hannah.

Auf unserem Weg durch die Bath Street um ein Uhr morgens treffen wir auf drei Jungs um die zwanzig, die in einer riesigen Blutlache auf ein paar Kellerstufen herumhängen. Das Ganze hatte etwas Unwirkliches – es wirkte wie eine Mordszene aus irgendeinem Privatsenderstreifen. Alle drei sahen bös mitgenommen aus, wenn auch nicht mitgenommener als jeder von uns. Einer blutete offenbar aus einer Hauptader sei-

---

* Meine Familie besteht aus wesentlich netteren Menschen als mir. Einmal hat British Airways meinem Vater als Dankeschön dafür, dass er sich auf die Durchsage »Ist ein Arzt an Bord?« gemeldet hat, zwei Hin- und Rückflugtickets zu einem beliebigen Ort geschenkt. Mein Bruder (seines Zeichens ebenfalls Allgemeinmediziner) war hingegen ausgesprochen not amused – er hatte die gesamte Flugdauer an Bord eines Billigfliegers damit verbracht, mit äußerst beschränkten Mitteln einen schweren Herzanfall in den Griff zu bekommen. Dafür bekam er nicht mal ein »Dankeschön« zu hören, von einem Freiflug nach Bali ganz zu schweigen.

nes Unterarms. Unmöglich abzuschätzen, wie viel Blut er bereits verloren hatte, aber es war sicher nicht weniger als ein Liter. Er war bei Bewusstsein, wenn auch an der Grenze, und niemand unternahm etwas, um die Blutung zu stoppen.

Ich war mit einem Schlag nüchtern und erklärte ihm, ich sei Arzt. Seine Freunde deuteten auf die zertrümmerte Glastür und erklärten mir wiederholt, er sei gestolpert und hingefallen, als wenn der Umstand, dass er eindeutig in einen Zeitungskiosk eingebrochen war, im Augenblick irgendjemandes Hauptsorge gewesen wäre. Sie hatten bereits die Ambulanz gerufen, aber ich ließ Ron nochmals die 999 wählen, um die Dinge zu beschleunigen. Hannah bat ich, T-Shirts für Druckkompressen zu zerreißen. Ich hielt den Arm des Jungen hoch und drückte ihn ab. Sein Puls ging langsam und schwach*, und er verlor immer wieder das Bewusstsein. Ich redete auf ihn ein, redete immer weiter, immer weiter – sagte ihm, dass die Ambulanz gleich da sein werde, dass ich Arzt sei und alles gut werden würde. Es spielt keine Rolle, wie oft Sie etwas sagen, oder ob irgendetwas davon wahr ist – nun, zumindest das mit dem Doktor stimmte –, Sie müssen daran glauben, weil der andere daran glauben muss.

Es sah danach aus, als sei er kurz vorm Herzstillstand. Ich spielte im Kopf das Reanimationsprotokoll durch, damit ich nicht zweimal nachdenken musste, wenn es so weit war. War das überhaupt legal? Betrunken und verantwortlicher Akteur in einem Notfall? Ich war mir einigermaßen sicher, dass ich die Dinge richtig handhabte, aber es sähe nicht sehr gut aus,

---

* Wenn Sie Blut verlieren, beschleunigt sich Ihr Puls normalerweise – Ihr Herz muss zusätzliche Schwerstarbeit leisten, um Ihren Körper mit Sauerstoff zu versorgen, sobald weniger Blut vorhanden ist, das diesen transportiert. Wenn der Puls in dieser Lage anfängt abzufallen, bedeutet das im Allgemeinen, dass der Körper erschöpft ist und langsam das Handtuch wirft.

wenn er mir in diesem Zustand unter den Händen wegstürbe. Gnädigerweise traf die Ambulanz fast augenblicklich ein, und sie schafften ihn weg und pumpten ihn mit all den Flüssigkeiten voll, die nötig waren, um sein Leben zu retten. Ende gut, alles gut, aber beim Warten auf die Ambulanz hatte mich eine schrecklich bange Ungeduld gepackt. Zurück im Hotel leistete ich mir für schlappe 12 Pfund eine Winzlingsflasche aus der Minibar, und mir wurde klar, dass ich sogar an Bord eines Flugzeugs mehr Mittel gehabt hätte, ihm zu helfen. Außerdem wäre der Whisky billiger gewesen.

Montag, 14. Mai 2007

Mein Freund Zac – gegenwärtig in der Orthopädie unterwegs – erzählt mir im Arztzimmer, dass er die Wörter »Schulter« und »Ellbogen« im Kopf ständig durcheinanderwirft und sich echt konzentrieren muss, wenn er eines davon verwendet. Noch bevor ich Zeit habe, das zu verarbeiten und mir zu überlegen, was das für seinen nächsten Patienten heißen könnte, mischt sich vom Sofa nebenan eine Assistenzärztin ein: Seit ihren Kindertagen verwendet sie die Worte »Koma« und »Kokon« falsch. Je angestrengter sie versucht, sich daran zu erinnern, was was ist, desto emsiger versucht ihr Verstand, sie davon zu überzeugen, dass sie es wieder falsch gemacht hat. Sie zeigt uns einen Zettel, den sie immer bei sich trägt und auf dem steht:

KOKON = Insekt

KOMA = Patient

Das, so bekommen wir zu hören, hilft ihr, die zugegebenermaßen irre komische Situation zu umschiffen, einer untröstlichen Anverwandten die Nachricht zu überbringen, dass ihr Ehemann in einem Kokon liege.

Dienstag, 12. Juni 2007

Noch fünf Minuten bis Dienstende, und ich muss heute pünktlich weg, weil wir essen gehen wollen. Natürlich werde ich gerufen, um eine Patientin zu untersuchen – sie hat einen Dammriss zweiten Grades*, und die betreuende Hebamme berichtet mir, dass sie noch nicht bevollmächtigt sei, so etwas zu flicken.**

Ich: »Ich habe auch keine Erlaubnis, so was zu machen.«

Hebamme: »Sie brauchen keine Erlaubnis, irgendwas zu machen – Sie sind Arzt.« (Traurig, aber wahr.)

Ich: »Gibt es keine andere Hebamme, die das machen kann?«

Hebamme: »Sie ist in der Pause.«

Ich: »Ich bin auch in der Pause.« (Gelogen.)

Hebamme: »Sie haben keine Pausen.« (Traurig, aber wahr.)

Ich (flehentlich, in einem Tonfall, den ich nie zuvor hinbekommen habe, so als hätte ich bei meinen Stimmbändern ein geheimes Level geknackt): »Aber es ist mein *Geburtstag*.« (Traurig aber wahr.)

---

* Ein Baby auf die Welt zu bringen, kann Ihnen das Untergeschoss in Fetzen sprengen, da hilft alles nichts – das gilt vor allem, wenn Sie zum ersten Mal Mutter werden. Durex sollte sich von den Zigarettenherstellern inspirieren lassen und auf den Kondompäckchen Dammfotos abbilden, die kurz nach einer Geburt aufgenommen wurden – keine Frau, die sich das ansieht, würde je eine Schwangerschaft riskieren. Ein Dammriss ersten Grades geht lediglich durch die Haut, ein Riss zweiten Grades reicht bis in die Dammmuskulatur, beim dritten Gard ist der Afterschließmuskel in Mitleidenschaft gezogen, und bei einem Riss vierten Grades verlieren Sie ein Bein oder so was.
** Die Rollen von Ärzten und Hebammen sind bei den meisten Fragen rund um den Kreißsaal einigermaßen gut definiert – die Hebammen sind verantwortlich für normale Geburten, Ärzte werden herangezogen, wenn Grund zur Sorge um das Wohlergehen von Mutter und Kind besteht oder es mit den Wehen nicht vorangeht. Wer das Nähetui bei Rissen ersten und zweiten Grades zu zücken hat, ist hingegen eine sehr unübersichtliche Angelegenheit.

Hebamme: »Das hier ist die Entbindungsstation – hier hat immer jemand Geburtstag.«

Dienstag, 19. Juni 2007

Eine E-Mail an das gesamte Klinikpersonal lässt uns wissen, dass ein Patient aus der geschlossenen Abteilung der Psychiatrie wegen einer Lungenentzündung auf die Pneumologie verlegt wurde. Aber es war keine Mitteilung von der Sorte: »Sag schön ›guten Tag‹, wenn du ihn siehst«, als wäre es ein neuer Schüler an der Schule. Gestern wurde bemerkt, dass er auf der Station umherspaziert und sich den Inhalt aller Spucknäpfe am Bett seiner Mitpatienten reinzog, derer er habhaft werden konnte, als sei er die letzte Brautjungfer, die bei einer Hochzeit keinen abbekommen hat und sich aus Frust die Schnapsreste aus den zurückgelassenen Gläsern hinter die Binde kippt.

Man fordert uns auf, in nächster Zeit sämtliche klinischen Proben *sofort* ins Labor zu schicken und nicht in irgendjemandes Reichweite zu lassen. Jemand hat dies in einer Antwortmail an alle mit »Igitt« quittiert, was einem ungefähr so vorkommt, als reagiere jemand, der die Explosion eines Atommeilers beobachtet, mit »Eieiei.«

Dienstag, 26. Juni 2007

Bin seit Tagen in Ungnade. Wir waren bei Hs Freundin Luna eingeladen – Luna ist schwanger. Unmittelbar vor dem Essen zückte Luna ein Fotoalbum mit den neuesten 3-D-Ultraschallbildern. Ich ging davon aus, dass meine Ansichten über 3-D-Scans – namentlich, dass diese keinem anderen Zweck dienten als dem, die Firmen, die solche Geräte herstellen, reich zu machen, und Essensgäste anzuöden – den anderen runterlaufen würden wie abgestandenes Erbrochenes. Also blätterte ich das Ganze höflich rasch durch wie jeder andere auch.

»Sieht alles in Ordnung aus?«, fragte Luna mich. Mir lag auf der Zunge: »Sieht zum Teufel genauso aus wie all die anderen«, nahm aber an, das könnte nicht so toll ankommen, also lächelte ich zuckersüß, gab ihr die Bilder zurück und sagte: »Sie ist vollkommen.« Die Zimmertemperatur fiel um ungefähr zehn Grad, und aus Lunas Augen blitzte Mordlust: »Sie? SIE?«

Es ist das erste Mal, dass ich in diesem Zusammenhang einen Bock geschossen habe, und am schlimmsten ist, dass mir das bei einer Freundin passiert ist und nicht bei einer Patientin. Das Abendessen fühlte sich an, als dauerte es vierzehn Tage, jeder Blickkontakt wurde vermieden, die Teller unwirsch vor mich hingeknallt.

Es war dem Ganzen nicht zuträglich, dass zu Hause die Anspannung ein gefährliches Niveau erreicht hatte. Zwei Wochen zuvor war unser Wohnungskauf geplatzt. Offenbar hatten die Besitzer unter rücksichtsloser Missachtung meines Blutdrucks und einer an den Rändern bereits leicht in Auflösung befindlichen Beziehung beschlossen, doch nicht zu verkaufen. Ich hatte eher den Verdacht, dass sie lediglich beschlossen hatten, nicht an *uns* zu verkaufen – vermutlich, weil jemand anderer ihnen ein bisschen mehr Geld geboten hatte. Zum Glück hatten wir nur ein paar tausend verdammte Pfund für Anwälte, Gutachten und was weiß ich gelöhnt. Ich weiß mehr über diese Wohnung, in die ich nie wieder einen Fuß setzen werde, als über einige meiner nächsten Blutsverwandten. Jeder sagt uns, dass solche Dinge nicht ohne Grund passieren. In unserem Falle besteht der Grund darin, dass die Welt neureiches Gesindel bevorzugt und ganz eindeutig möchte, dass wir in den nächsten paar Monaten jeden freien Augenblick mit Immobilienmaklern verbringen.

Aber das Leben geht weiter, auch wenn es mit ärgerlichen Reminiszenzen nicht geizt. Das geplünderte Bankkonto, um nur eine zu nennen, und die Tatsache, dass ich – so ich nicht einen fünfminütigen, meine posttraumatische Belastungsstörung schonenden Umweg nehme – jeden Morgen auf dem Weg zur Arbeit an der entgangenen Wohnung vorbeifahre. Und heute erscheint wie zum seltenen Beweis dessen, dass es kein Entkommen gibt, das Paar zur Schwangerschaftsvorsorge, das uns über den Tisch gezogen und die Wohnung weggeschnappt hatte. Ich war ihnen vorher nie begegnet, aber hier prangte ihre Adresse vor meinen Augen – ebenjene, die mein Glück unablässig überschattet.

In einem Tarantino-Streifen wäre das der Moment, in dem ich zwei Samuraischwerter zücke und eine zehnminütige Tirade über Ehre, Rache und Respekt vom Stapel lasse, bevor ich die beiden enthaupte. In der Realität sagte ich lediglich: »Hallo, ich bin Adam – einer der Ärzte hier«, und sie waren komplett ahnungslos. Dank Fragen von Anstand, Moral und Gesetz liegen die Möglichkeiten zur Rache leider bei nahe null, also wickelte ich ihren Termin nach bestem Wissen und Gewissen ab – wenn auch mit sehr laut knirschenden Zähnen. Ich war nicht völlig sicher, dass das Baby wirklich in Schädellage* ruhte, also machte ich einen raschen Ultraschall. Das Baby lag richtig herum, alles in bester Ordnung. »Wollen Sie das Herz schlagen sehen?«, fragte ich die beiden. »Da ist es – sieht alles prima aus. Da ist ein Arm, da der andere, da ein Bein, da sein Penis … Oh, Sie wussten es nicht?«

---

* Die beiden anderen Alternativen sind Querlage und Steißlage oder Beckenendlage. Letzteres kommt bei etwa drei Prozent aller Schwangerschaften vor, zu den berühmtesten Beispielen gehören Kaiser Nero, Kaiser Wilhelm, Frank Sinatra und Billy Joel. Wenn Sie mit diesen Informationen ein Kneipenquiz (Pub-Quiz) gewinnen, schulden Sie mir ein Bier.

Samstag, 30. Juni 2007

Die Zeitungen bringen eine Story über einen Krankenhaus-
portier, der ins Gefängnis muss, weil er sich ein paar Jahre lang
als Arzt ausgegeben hat. Habe gerade einen dieser Dienste hinter mir, bei denen man sich fragt, ob man wohl damit durch-
käme, wenn man sich als Portier ausgäbe.

Dienstag, 10. Juli 2007

Ich muss unbedingt meine Ausdrucksweise ändern. Normalerweise hört sich mein Sermon etwa so an: »Ich habe mit dem
Ultraschallkopf durch die Bauchdecke nichts sehen können –
das heißt aber nicht, dass keinerlei Grund zur Sorge besteht,
bei frühen Schwangerschaften sieht man auf diese Art oft nicht
sehr viel. Wäre es für Sie in Ordnung, wenn ich es noch einmal
mit einem transvaginalen Ultraschall probiere, um mehr erkennen zu können?«

Nach dem heutigen Vorfall wird sich – so ich meine Approbation behalten darf – mein Sermon so anhören: »Ich habe mit
dem Ultraschallkopf durch die Bauchdecke nichts sehen können – das heißt aber nicht, dass keinerlei Grund zur Sorge
besteht, bei frühen Schwangerschaften sieht man auf diese Art
oft nicht sehr viel. Wäre es für Sie in Ordnung, wenn ich es
noch einmal mit einem transvaginalen Ultraschall probiere,
um mehr erkennen zu können? Dazu werde ich in ein paar
Sekunden in einer Schublade kramen und ein Kondom sowie
eine Tube Gleitmittel hervorholen. Zur Erläuterung: Das Kondom ist ein Überzug für die Sonde, das Gleitmittel dazu da,
das Ganze zu befeuchten. Bitte verzichten Sie darauf, wenn Sie
die Gegenstände sehen, so laut zu schreien, dass drei Mitarbeiter hereingestürzt kommen, ja?«

Montag, 23. Juli 2007

Entlasse eine Patientin nach einer laparoskopischen Sterilisation von der ambulanten Station nach Hause. Ich erkläre ihr, dass sie Sex haben kann, sobald ihr danach ist, sie aber bis zur nächsten Regel alternative Verhütungsmethoden verwenden möge. Ich nicke zu ihrem Ehemann hinüber und sag: »Das heißt, *er* wird ein Kondom verwenden müssen.« Ich komme nicht recht dahinter, warum sich in ihren Gesichtern ungefähr derselbe blanke Horror spiegelt wie bei den zerschmelzenden Nazis am Ende von *Jäger des verlorenen Schatzes*. Was habe ich gesagt? Das ist doch ein komplett guter Rat, oder? Ich schaue erneut zu den beiden hinüber, da geht mir auf, dass der Mann in Wirklichkeit ihr Vater ist.

Dienstag, 31. Juli 2007

Eine von den jungen Ärztinnen im ersten Jahr ist in der Nacht in der Notfallambulanz aufgetaucht: versuchter Selbstmord mit einer Überdosis Antidepressiva. Alle Ärzte sind wie benommen. Das einzig Überraschende daran ist, dass so etwas nicht viel häufiger passiert – ihnen wird ein irres Maß an Verantwortung übertragen, und das mit nur einem Mindestmaß an Supervision und professioneller seelsorgerischer Betreuung.* Sie arbeiten bis an den Rand der Erschöpfung, zwingen sich bis weit über das hinaus, was man vernünftigerweise von

---

* Eine Studie der *Medical Protection Society* aus dem Jahr 2015 ergab, dass 85 Prozent aller Ärzte mit psychischen Problemen zu kämpfen haben und 13 Prozent schon einmal mit dem Gedanken an Selbstmord gespielt haben. Einem Artikel im *British Journal of Psychiatry* aus dem Jahr 2009 zufolge besteht für junge Ärztinnen im Vereinigten Königreich ein zweieinhalbmal höheres Selbstmordrisiko als für andere Frauen.

ihnen erwarten kann, und haben am Ende unausgesetzt das Gefühl, dass sie nicht wissen, was sie da tun. Manchmal fühlt es sich nur so an, und sie machen ihre Sache wirklich gut – aber manchmal wissen sie es *wirklich* nicht.

Glücklicherweise gehört dieser Vorfall in die letzte Kategorie, und sie hat eine völlig harmlose Dosis intus. In jedem anderen Beruf kann man, wenn jemand durch seine Arbeit zu einem Selbstmordversuch getrieben wurde, mit irgendeiner Form von Untersuchung rechnen, die versucht zu ergründen, wie es so weit kommen konnte – gefolgt von umfassenden Bemühungen, so etwas in Zukunft zu verhindern. Aber niemand hat etwas gesagt – wir alle haben es nur hintenherum erfahren wie Kinder auf einem Schulhof. Ich bezweifele, dass wir auch nur eine E-Mail bekommen hätten, wenn sie gestorben wäre. Ich bin nicht leicht zu erschüttern, aber ich werde nie aufhören, über die sture Empathielosigkeit unserer Krankenhäuser zu staunen, wenn es um das Wohl ihrer eigenen Mitarbeiter geht.

5

Erste Stelle als Assistenzarzt

Als Anfänger glauben Sie, dass Ihr Assistenzarzt unfehlbar und weise ist, so ähnlich wie Gott vielleicht oder wie Google, und Sie versuchen, ihn unter so gut wie gar keinen Umständen zu stören. Im zweiten Jahr wird er zu Ihrer Anlaufstelle, wann immer Sie nicht weiterkommen und eine Antwort brauchen: ein Sicherheitsnetz aus weisen Worten, mit einem Pagerton erreichbar. Und dann, ehe Sie sich's versehen, sind *Sie* der Assistenzarzt.

In der Gynäkologie und Geburtshilfe bedeutet das, dass Sie sehr häufig der Ranghöchste auf der Station sind. In den meisten Fällen haben Sie die Stationsrunde zu leiten. Man nennt Sie Mr. Kay statt Doktor – womit einem das vergangene Jahrzehnt im Studium wie gottverdammte Zeitverschwendung vorkommt. Man erwartet von Ihnen, dass Sie Medizinstudenten unterrichten und sämtliche OPs mit Ausnahme der allerblutigsten durchführen. Vor allem aber sind Sie der Chef der Entbindungsstation. Es gibt Senior-Assistenzärzte und möglicherweise sogar den einen oder anderen Chefarzt in Reichweite, für den Fall, dass Sie Alarmstufe Rot ausrufen. Aber so ein absurder Fall ist nur denkbar, wenn Sie allein dafür verantwortlich sind, ein Dutzend angehender Mütter in den Wehen und ihre Babys unter allen Umständen am Leben zu erhalten: Die da braucht einen Kaiserschnitt, bei diesen beiden geht es nur mit Zange oder Saugglocke, die hier blutet wie verrückt.

Sie werden erstaunlich fit im Prioritäten setzen – ein bisschen so, als befänden Sie sich dauerhaft in einem Logikrätsel – Sie wissen schon, so eines wie das mit dem Bauern und seinem kleinen Boot, dem Fuchs, dem Huhn und dem Sack voll Getreide. Nur dass Sie es mit einem Dutzend Hühner zu tun haben, die allesamt Drillinge zur Welt bringen, und dass das Boot aus Zucker ist.

Es klingt grauenhaft, und manchmal war es das auch, aber an meinem ersten Tag als Assistenzarzt platzte ich vor Elan. Seit dem Tag meiner Zulassung hatte ich keinen solchen Optimismus mehr verspürt, ich sprühte geradezu vor Tatendrang. Plötzlich befand ich mich auf halber Strecke zum Oberarzt. Wenn meine Laufbahn im übertragenen Sinne eine Woche darstellte, dann genoss ich die Mittwochnachmittage ausgiebigst. Nicht nur, dass der Traumjob nur noch ein paar Jahre weg war, ich konnte mir sogar vorstellen, ihn zu machen, ja, vielleicht sogar gut. Ich hatte das Gefühl, dass zu Hause und auf der Arbeit plötzlich alle Puzzleteile an ihren richtigen Platz fielen, so als hätte ich mit einem Mal gemerkt, dass ich die ganze Zeit über die Karten verkehrt herum gehalten hatte. Zum einen schien mir meine Arbeit nicht mehr so deprimierend im Vergleich zu meinen Nichtmedizinerfreunden. Ich hatte eine Wohnung, ein neu(er)es Auto und eine (mehr oder weniger) stabile Beziehung. Ich war zufrieden. Nicht auf selbstgefällige oder arrogante Weise, sondern lediglich in deutlichem Gegensatz zu all den Jahren, in denen ich irgendwie unzufrieden damit gewesen war, wie die Dinge sich entwickelten.

Mir ist klar, dass die meisten meiner Kollegen nicht so gut dran waren, vor allem nicht, was ihr Privatleben betraf. Meines wurde zusammengehalten durch ein übermenschliches Maß an Toleranz und Verständnis – die meisten Beziehungen von Ärzten bröckelten spätestens nach einem Jahr –, die Risse, die in allen Beziehungen irgendwann auftreten, zeigten sich viel zu früh, so als handle es sich um eine besonders schräge Form von Frühvergreisung.

Sicher sind die Arbeitszeiten dem Ganzen nicht förderlich. Nach vier oder fünf Jahren am Gehorsams-Tropf des NHS ist es einem in Fleisch und Blut übergegangen, Überstunden zu schieben, früher zur Arbeit zu kommen und für Kollegen einzuspringen. Eine unter Nichtmedizinern weit verbreitete Ansicht besagt, dass bei der Frage, ob man um acht oder um zehn Uhr nach Hause kommt, irgendeine Form von Entscheidung zugrunde liegt. Aber tatsächlich besteht diese allein darin, ob Sie auf Ihre eigenen Interessen oder auf die Ihrer Patienten pfeifen. Ersteres ist lästig, Letzteres kann bedeuten, dass Leute sterben – also genau genommen hat man keine Wahl. Das System läuft mit einem Minimum an Personal und ist bei allen, mit Ausnahme aller ereignislosesten Schichten, auf die Barmherzigkeit von Ärzten angewiesen, die länger als vertraglich vereinbart dableiben, um ihren Krempel erledigt zu bekommen. Es verstieße gegen alles, wofür Sie stehen, wissentlich die Sicherheit von Patienten aufs Spiel zu setzen, deshalb tun Sie es nicht – was heißt, dass Sie nach so gut wie jeder Schicht länger bleiben. Natürlich sind Ärzte nicht die Einzigen, die länger arbeiten – von Bankern und Anwälten lässt sich dasselbe sagen –, aber sie können wenigstens zu Wochenendkriegern werden, ihr Haar im Wind flattern lassen und sich aller Tugend ihrer Vorfahren spottend in einem achtundvierzigstündigen Taumel ungehemmter Vergnügungssucht austoben. Wir verbringen in der Regel auch unsere Wochenenden bei der Arbeit.

Aber die Arbeitszeiten allein sind es nicht: Im Allgemeinen sind Sie einfach kein besonders erquicklicher Umgang, wenn Sie zu Hause sind. Sie sind ausgelaugt, nach einem langen Tag kurz angebunden und bekommen es sogar fertig, Ihrem Partner oder Ihrer Partnerin den ganzen normalen After-Work-

Tratsch über dämliche Kollegen zu verwehren. Arztpartner-Innen wissen, dass Sie, sobald sie mit irgendetwas aus ihrem Arbeitsalltag kommen, der in aller Regel keine Nahtoderfahrungen beinhaltet (so sie ihre Brötchen nicht als Hochseilartisten, Feuerwehrleute oder am Drive-in-Schalter von Burger King verdienen), reflexhaft kontern mit dem guten alten »Das ist noch gar nichts, warte, bis …« Und dann breiten Sie genüsslich die Schrecken Ihres eigenen Tages aus.

Ihr Unterbewusstsein fällt letztlich eine Entscheidung für Sie. Entweder Sie bekommen es nicht fertig, all das Schlimme aus Ihrem Arbeitstag auszublenden und sind zu Hause dauerhaft mit Ihren Gedanken woanders und ruhelos, oder Sie entwickeln ein hartes, vor Emotionen gefeites Exoskelett, was gerüchteweise auch nicht als ideale Eigenschaft an einem Partner gilt.

Einige meiner Kollegen hatten an diesem Punkt bereits Kinder und führten ihr Leben bestimmt von einer endlosen Betreuungshölle, die dem Psychologielehrbuch der Gefühle, mit denen einen die Laufbahn als Mediziner beglückt, auch noch den Begriff »Schuld« hinzufügt. Ich habe keine Kinder, aber ich verstand sehr gut, wie herzzerreißend es für meine Kollegen und Kolleginnen sein musste, sich mit einem Gute-Nacht-Anruf bei ihren Kindern zu begnügen, statt sie zu Bett zu bringen und ihnen aus dem *Grüffelo* vorzulesen. Oder, was noch öfter vorkam, den Anruf ganz zu verpassen, weil auf der Station gerade eine Kernschmelze im Gange war. Ein Freund von mir, der in der Chirurgie arbeitete, konnte einmal seinen Sohn nicht zu einer Notoperation begleiten, weil er einen Notfalleingriff bei dem Sohn von jemand anderem vornehmen musste und niemand für ihn einspringen konnte.

Als ich Assistenzarzt geworden war, fiel mir das interessante Paradoxon auf, dass Sie zwar bei der Arbeit zum Fachmann im Prioritätensetzen werden, Ihnen diese Fähigkeit dafür aber im wirklichen Leben mehr und mehr flöten geht. Für eine kurze Zeit aber fühlte ich mich wie die Ausnahme, die die Regel bestätigt – als der eine Typ, der seinen Kram komplett auf der Reihe hatte. Sämtliche Teller kreiselten hübsch gleichmäßig auf ihren Jonglierstäben. Jetzt musste ich nur noch aufpassen, dass keiner herunterfiel.

Donnerstag, 16. August 2007

Eine echte Horrorstory: Frau GL, deren genetische Ausstattung zu fünfzig Prozent aus Wolfsbeeren-Rezepten und zu fünfzig Prozent aus Posts auf *Mumsnet* bestand, hat verkündet, dass sie ihre Nachgeburt essen will. Die Hebamme und ich tun beide so, als hätten wir es nicht gehört – erstens, weil wir nicht wissen, was das Krankenhausprotokoll für einen solchen Fall vorsieht. Zweitens: Wie ekelhaft ist das denn bitte? GL nennt es »Plazentophagie«, damit es würdevoller klingt, was nicht besonders verfängt. Sie können alles und jedes würdevoll klingen lassen, indem Sie eine altgriechische Endung dranhängen.*

Sie erklärt, wie natürlich das bei anderen Säugetieren sei – ein weiteres, einigermaßen unzulängliches Argument. Wir lassen andere Säugetiere ja auch nicht für einen Sitz im Parlament kandidieren oder Busse fahren, auch übernehmen wir nicht allzu bereitwillig andere Verhaltensweisen von ihnen – beispielsweise die Angewohnheit, Möbelstücke begatten zu wollen oder die eigenen Jungen aufzufressen (was Frau GL vermutlich als »Pädophagie« bezeichnen würde).

Ich lenke die Unterhaltung auf das deutlich dringlichere Thema, den Kopf ihres Babys mit der Zange zu fassen zu kriegen und das Kleine herauszubugsieren. Alles läuft glatt und problemlos, das Kind ist wohlauf – und wird es wohl auch bleiben, bis es Heimunterricht genießen und unbekleidet seine

---

* »Cholelithoproktophilie« hieße, sich mit Vorliebe Gallensteine in den Hintern schieben, hab ich allerdings soeben erfunden. »Orbitovelonaphilie« würde bedeuten, sich gerne Nadeln ins Auge zu stecken, »Phallusideolipsie« wäre Schwanzbesessenheit.

Familienferien in einer Jurte verbringen muss. Ein paar Minuten später fördere ich die Plazenta zutage und schaue hoch zu GL, um mich auf die befremdliche Diskussion einzulassen, was sie damit anzufangen gedenkt. Sie hält eine Nierenschale in Händen und schaufelt sich geronnenes Blut in den Mund.

»Ist *das* nicht die Plazenta?«, fragt sie, während ihr ein dünnes Rinnsal Blut aus dem Mundwinkel sickert, als sei sie das abstoßende gemeinsame Kind von Dracula und dem Krümelmonster. Ich erkläre ihr, dass dies nur ein paar Klumpen geronnenen Blutes seien, das ich nach der Geburt in der Schale noch hatte stehen lassen. Sie wird erst aschfahl, dann grün im Gesicht. Klar, Blut ist nicht der köstliche Nachgeburtssnack, als den sie sich die Plazenta vorgestellt hat. Sie hält die Nierenschale wieder hoch und erbricht sich hinein, daneben und drum herum. Entschuldigung, ich wollte sagen: Sie betreibt Hämatemese.

Mittwoch, 19. September 2007

E-Mail vom Verwaltungschef des Undergraduate Learning Center*

Lieber Adam,
wie Sie wissen, sind wir sehr dankbar für Ihren Einsatz bei der Lehre im Hauptstudium. Würden Sie bei künftigen Mails an Ihre Studenten im 8. Semester freundlicherweise das Undergraduate Learning Center als Undergraduate Learning Center bezeichnen und nicht als Early Learning Center.

---

* Eine solche Einrichtung gibt es an vielen Fakultäten, sie organisiert Tutorien und Studienprogramme für Studenten des jeweiligen Fachs. Dem Begriff Early Learning Center entspricht im Deutschen eher das Wort Frühförderung...

Dienstag, 2. Oktober 2007

Krame nach einem Tag unter Dauerstress auf der Entbindungsstation mein Handy aus dem Spind. Sieben verpasste Anrufe von Simon und jede Menge Sprachnachrichten – alle von heute Vormittag. Ich zaudere, bevor ich auf Play drücke – tief innen weiß ich, dass es ohnehin zu spät wäre. Ich bereite mich innerlich bereits darauf vor, was ich dem Bestatter erzählen werde. Es stellt sich heraus, dass es Hosentaschenanrufe von Simon waren – was für ein dämlicher Idiot.

Mittwoch, 24. Oktober 2007

Es ist eine ruhige Nacht auf der Entbindungsstation, also trolle ich mich ins Bereitschaftszimmer, lege mich aufs Bett und tue mich ein bisschen auf Facebook um. Jemand hat einen Link zu einem Löffelliste-Quiz hineingestellt, bei dem Sie von einer Liste aus 100 Punkten verschiedene Dinge ankreuzen müssen, die Sie in Ihrem Leben bereits erreicht haben. Waren Sie schon einmal an der Chinesischen Mauer? Schon mal auf einem Strauß geritten? Von Barry Manilows Bodyguards aus einem Swimmingpool in Las Vegas geprügelt worden? Es stellt sich heraus, dass ich noch nicht sehr viel geschafft habe. Ich checke meine E-Mails, dann hole ich mir einen runter.*

---

* Ich weiß nicht, welche Haltung die Ärztekammer zum Thema Masturbation in Bereitschaftszimmern vertritt. Eine E-Mail mit der Bitte um Klärung hing, als ich dieses Buch schrieb, über einen Monat unabgeschickt in meinem Entwurfordner herum, bevor ich kalte Füße bekam und sie löschte. Alle haben es schon mal getan. Achten Sie einfach darauf, dass der Arzt vorab die Hände desinfiziert, wenn er nächtens in Ihr Zimmer eilt.

Auf halber Strecke geht die Sprechfunkfunktion* des Pagers los. OP-Hose wieder an und ab in den Kreißsaal – die Mutter presst, und das CTG sieht extrem besorgniserregend aus. Binnen einer Minute nach dem Betreten des Zimmers habe ich das Baby mithilfe der Geburtszange entbunden. Mutter und Kind wohlauf, braves Ich. Kann jetzt in meine höchstpersönliche Löffelliste schreiben: »Mit Ständer ein Baby entbunden.«

Donnerstag, 1. November 2007

Ich habe kaum mit einem Notfall-Kaiserschnitt angefangen, da stürzt meine SHO in den OP: Die Patientin nebenan habe ein wenig verheißungsvolles CTG vorzuweisen, und das Baby müsse möglicherweise mithilfe von Zange oder Saugglocke entbunden werden. Der dienstältere Assistenzarzt steckt mitten in einer komplizierten und ekligen gynäkologischen Operation im großen OP, besagte SHO ist Anwärterin für den Facharzt in Allgemeinmedizin und leistet hier ihre sechs Pflichtmonate, also bin ich auf mich gestellt. Ich lasse sie ein Handyfoto vom CTG machen, damit ich sehen kann, wie schlimm es steht, und versuche, mir einen Plan zurechtzulegen.

Als sie wieder hereinkommt, habe ich das Baby entbunden und fange gerade an, die Gebärmutterwand zu nähen. Das CTG ist weit schlimmer, als die SHO gesagt hatte, und vor mir liegen noch mindestens fünfzehn Minuten Handarbeit. Ich setze einen zweiten Stich, um die Blutung zu stoppen, und bitte die OP-Schwester, ein großes feuchtes Tuch über den geöffneten

---

* Wenn es um Leben und Tod geht, bekommen Sie ein Funkmeldegerät, dem man neben der normalen Alarmfunktion auch die Gabe der Rede verliehen hat. So kann es Ihnen genau sagen, wohin Sie zu rennen haben, und so kostbare Sekunden sparen.

Bauch der Patientin zu breiten (womit sie wie ein gigantischer Teletubby aussieht). Dann entschuldige ich mich wortreich und flitze los, um das andere Baby flink mit der Zange zur Welt zu bringen. Ich habe kaum die Zange vom Köpfchen des Kindes genommen, als der Pager erneut losgeht. Das Zimmer nebenan. Wieder ein ätzendes CTG, dieses Mal muss die Saugglocke ran, danach ist eine massive postpartale Blutung zu versorgen.

Als ich endlich in den OP zurückkomme, um meinem ursprünglichen Kaiserschnitt den letzten Schliff zu geben, sind neunzig Minuten vergangen. Als ich *damit* durch bin, ist es Zeit für die Übergabe an den Morgendienst. Ich berichte dem Frühschicht-Assistenten von meinem nächtlichen Superheldentum und erwarte mehr oder weniger, dass er vorschlägt, das Krankenhaus nach mir zu benennen. »Jupp, so was kommt vor«, ist das Einzige, was ich zu hören bekomme. Als hätte ich ihm erzählt, dass die Rosinenbrötchen in der Cafeteria ausgegangen seien.

Montag, 12. November 2007

Eine Patientin auf der Pränatalstation erzählt mir, dass sie jeden Morgen Dorothy brauche, weil sie so gestresst sei. Wer ist Dorothy? Irgendeine coole Tante, die sie wie ein Therapiehund als etwas schräge Art von Entspannungsritual allmorgendlich zum Einkaufen begleitet? Sie setzt mich in Kenntnis, dass Dorothy umgangssprachlich für Ketamin* gebraucht wird.

»Und? Hilft es gegen den Stress?«, frage ich – mit aufrichtigem Interesse an der Antwort.

---

* Ketamin ist ein Schmerz- und Narkosemittel, das auch als Rauschdroge beliebt ist.

Montag, 12. November 2007

Das gesamte chirurgische Personal wurde zu einem Vortrag über Patientensicherheit ins Frühförderungszentrum beordert. In der letzten Woche war einem Patienten die völlig gesunde linke Niere entfernt worden, seine verbliebene rechte Niere war absolut nutzlos.

Man erinnert uns daran, dass die Neurochirurgen des Landes in den vergangenen drei Jahren fünfzehnmal die falsche Schädelseite ihrer Patienten aufgebohrt haben. Fünfzehnmal rechts und links nicht richtig unterschieden und den Black & Decker an der falschen Seite aufgesetzt. Vielleicht ist es an der Zeit, den alten Spruch »Das kann doch nicht so schwer sein, ist schließlich keine Hirnchirurgie« zu beerdigen.

Die Klinik ist schwer dahinter her, dass sich Fehler wie jenes Nierendesaster nicht wiederholen – leider ein bisschen zu spät für den armen Kerl, dessen Asche soeben vermutlich an der falschen Küste verstreut wurde.

Fazit des Ganzen ist, dass ab sofort jedem Patienten, der in den OP eingeliefert wird, mit einem Permanentmarker ein großer schwarzer Pfeil aufs rechte beziehungsweise linke Bein gemalt werden muss. Ich hebe die Hand und frage, was passiert, wenn der Patient auf dem falschen Bein schon ein Tattoo in Form eines Pfeils hat. Verhaltenes Gelächter unter den Zuhörern, und mein Facharzt bezeichnet mich als verdammten Scheißkasper.

Dienstag, 13. November 2007

Ich erhalte eine Mail von Dr. Vane, dem Chef der Kontrollinstanz für unsere klinische Routine. Darin weist er an, dass bei einem Patienten mit einem Tattoo in Pfeilform auf dem falschen Bein dieses mit Micropore-Pflaster abzukleben und mit Permanentmarker ein Pfeil auf das richtige Bein zu malen sei. Diese Anordnung werde Eingang finden in das offizielle Richtlinienpapier, und er danke für meinen wertvollen Beitrag.

Dienstag, 8. Januar 2008

Die Bevölkerung verfettet schneller, als ein Elektromobil kurz vor Ladenschluss zum Supermarkt düsen kann. Heute wird unser OP-Tisch zum zweiten Mal in zwei Jahren ersetzt, weil letzten Monat eine Patientin das zulässige Höchstgewicht für den erst kürzlich angeschafften »Übergewichtstisch« überschritten hat.

Mir ist klar, dass das Thema komplex ist, aber so dick zu sein, dass für Sie eine Spezialanfertigung angefordert werden muss, sollte doch mit Sicherheit der erste dezente Hinweis darauf sein, dass jetzt vielleicht der richtige Zeitpunkt wäre, ein wenig Ballast abzuwerfen.

Der neueste Tisch hat an den Seiten zwei Riesentragflächen, die ein »Überhängen« der Patienten verhindern sollen – wie eine industriell gefertigte Version von Omas Esstisch, der sich an Weihnachten ausziehen ließ, um all die Extrapastetchen unterzubringen. Ich schätze, dass man bequem die *Cutty Sark* (einen Dreimast-Klipper) darauf betten könnte – zehn Mann, eine Menge Hydraulik und knapp zwei Stunden waren nötig, das Teil in den OP zu bugsieren. Ich nehme an, das nächste Problem wird sein, dass der Tisch mitten am Tag bei einem Kaiserschnitt durch die Decke kracht und die gesamte Dermatologie unter uns auslöschen wird.

Samstag, 19. Januar 2008

Heute hat mich ein ausgewachsenes Stockholm-Syndrom am Wickel, und ich beschließe, an meinem freien Samstag in die Klinik zu gehen. »Wenn du eine Affäre hast, kannst du es mir ruhig sagen, weißt du?«, sagte H.

Ich hatte gestern meine erste Hysterektomie* (Gebärmutterentfernung) und wollte sicher sein, dass es der Patientin gut ging. Jedes Mal, wenn an dem Wochenende mein Telefon klingelte, rechnete ich fest damit, dass die Wochenendbelegschaft dran sein müsse, um mir zu sagen, dass die Wunde explodiert war, ich ihr den Darm perforiert oder einen Harnleiter beschädigt oder aber sie still und leise hatte verbluten lassen. Im Prinzip brauchte ich nur ein bisschen Bestätigung, um zu verhindern, dass ich durchdrehte.

Offensichtlich ging es ihr bestens, und mein Kollege Fred hatte sie bereits untersucht. Ich schämte mich augenblicklich – ich wollte auf keinen Fall, dass er dachte, ich traue ihm nicht zu, dass er seine Arbeit nicht ordentlich machte (was ich nicht tue). Also verdrückte ich mich flink von der Station, damit niemand mich bemerkte. Doch nicht flink genug – ich rannte ihm auf dem Weg in die Arme und musste so tun, als sei ich »rein zufällig vorbeigekommen« und hätte mir gedacht, schau doch mal, ob es ihr gut geht.

»Kann ich dir nicht verdenken«, meinte Fred schulterzuckend und erzählte mir, dass seine erste große OP im Krankenhaus verstorben war. Er hatte sie wie ein Besessener untersucht und

---

* Bei einer reinen Hysterektomie wird lediglich die Gebärmutter entfernt; werden auch Eierstock und Eileiter entnommen, spricht man von einer Hysterektomie mit ein- oder beidseitiger Adnexektomie. Würde man nur Eierstöcke und Eileiter entfernen, handelte es sich um eine Salpingo-Oophorektomie – das Wort enthält drei »o« in Folge, das muss doch irgendein Rekord sein, oder?

ihre postoperative Betreuung bis aufs i-Tüpfelchen geplant. Am Tag ihrer geplanten Entlassung erstickte sie an einem Kresse-Ei-Sandwich.

Ich denke gerade darüber nach, meine Patienten bis zu ihrer Entlassung auf Null-Diät zu setzen – nur um ganz sicherzugehen. Nach meinem »ganz zufälligen« Hereinschneien mache ich mich auf den Nachhauseweg und denke über das nach, was H vorhin gesagt hatte. Selbst wenn ich eine Affäre haben wollte, glaube ich ehrlich gesagt, dass ich viel zu müde wäre, die Hose aufzubekommen.

Dienstag, 26. Februar 2008

Bin im Begriff, bei Frau FR eine Hysteroskopie* vorzunehmen, und während ich mit ihr das Verfahren durchspreche, fragt sie: »Was wäre das Schlimmste, was passieren könnte?« Patienten fragen so etwas dauernd, und ich wünschte mir, sie würden es nicht tun, denn natürlich lautet die ehrliche Antwort immer, dass sie dabei sterben könnten. In ihrem Fall ist wie so gut wie bei jedem, der diese Frage stellt, das Risiko zu sterben unendlich gering, aber die Frage zwingt mich, den Namen des Schnitters unmittelbar vor der Operation in den Mund zu nehmen.

In den vergangenen Monaten habe ich mir bei dieser Frage folgende Antwort zurechtgelegt: »Die Welt könnte explodieren.« Meist geht den Patienten dann auf, dass sie unnötig den Teufel an die Wand malen, und das Eis ist gebrochen. Außer-

---

* Dabei wird eine Kamera in die Gebärmutter eingeführt, eine der Hauptsäulen gynäkologischer Untersuchungspraxis – grundsätzlich um abnormen Blutungen nachzugehen, herkömmlicherweise aber auch gern vorgenommen, wenn man nicht weiß, was man sonst tun soll. Das Verfahren wurde 1869 zum ersten Mal angewendet, und die meisten Abteilungen haben seither kein neues Besteck angeschafft ...

dem ist es keine Lüge – eines Tages wird die Welt untergehen, und es besteht keinerlei Zweifel, dass ich an dem Tag Dienst auf der Entbindungsstation haben werde.

Im aktuellen Fall ist FR eine glühende Anhängerin der These, dass die Welt in den nächsten fünf Jahren tatsächlich untergehen wird, und lädt mich für kommende Woche zu einem Vortrag von David Icke* an der Brixton Academy ein. Vielleicht gehe ich sogar hin. Was wäre das Schlimmste, das passieren könnte?

Freitag, 29. Februar 2008

Besondere Gelegenheiten haben den Hang, Patienten dazu zu veranlassen, besondere Arten von Gegenständen in ihren Körperöffnungen – allen voran Vagina und Rektum – zu versenken. Insbesondere Weihnachten hat mir in dieser Hinsicht einiges beschert: eine steckengebliebene Fee (»Wollen Sie sie wiederhaben?« – »Klar, einmal abspülen, und sie ist wieder wie neu!«). Eine grotesk geschwollene Vagina, für die eine Kontaktallergie gegen Mistelzweige ursächlich war. Leichte vaginale Verbrennungen durch eine eingeführte und dann eingeschaltete Lichterkette (womit der schöne Begriff »Do-it-yourself-Weihnachtsbeleuchtung« eine neue Dimension erhält …). Es ist mein erstes Schaltjahr als Arzt, und die britische Öffentlichkeit krönt es für mich mit einer sehr, sehr speziellen Art von Verletzung.

Die Patientin JB hatte beschlossen, die Gunst der Tradition zu nutzen und ihrem Freund einen Antrag zu machen. Dafür hat sie sich in Unkosten gestürzt, um einen Verlobungsring zu

---

* Icke ist professioneller Verschwörungstheoretiker und Holocaust-Leugner, der unaussprechlich lange irre Reden hält. Wenn dieses Buch fertig ist, hat er es mit Sicherheit zum Außenminister gebracht.

erstehen, sich sodann die Mühe gemacht, diesen in einem Kinderüberraschungsei zu verstecken, und sich vorgenommen, dieses vaginal zu platzieren. Ihrem Partner wollte sie ein bisschen Handarbeit vorschlagen; dabei sollte er darauf stoßen und es hervorholen, dann würde sie auf die Knie (und vermutlich auch über ihn her-) fallen. Zu gleichen Teilen überraschend, eklig und, wie ich annehme, romantisch. Leider bekam er es nicht hin, das Ding wie geplant herauszuholen – es hatte sich längsseits gedreht – und auch noch so viel Gerüttel und Geschüttel konnte diese spezielle Gans nicht dazu bringen, ihr goldenes Ei zu legen. Bemerkenswerterweise war sie so wild darauf, die Überraschung nicht zu verderben, dass sie ihm weder sagte, was sie getan noch was sie damit bezweckt hatte. Irgendwann reifte die Erkenntnis, dass diese Angelegenheit reif fürs Krankenhaus war, also trafen wir in Kabine drei aufeinander. Es war eine sehr unkomplizierte Geburt mithilfe einer gepolsterten Zange.

Auch mir hatte sie bis zu diesem Zeitpunkt nichts vom Inhalt des Eies erzählt, weshalb es bei mir und ihrem Freund zu einem Augenblick der Verwirrung kam, als sie ihn bat, das Ding zu öffnen. Ich gab ihm ein paar Latexhandschuhe, die den letzten Nano-Rest an Romantik von der Szene ätzten. Sie fragte ihn, und er sagte ja – vermutlich aus dem Schock heraus oder aus Angst, was eine Frau, die so etwas mit einem Kinderüberraschungsei anstellt, ihm antun würde, wenn er kneift. Ich fragte mich, wo der Trauzeuge während der Trauung wohl die Eheringe verwahren würde …

Montag, 17. März 2008

Ich bin mir nicht sicher, wer entschieden hat, dass angehende Ärzte so viel Zeit zur Verfügung haben, dass sie jährliche Prüfungen durch irgendwelche Sachverständige über sich ergehen lassen sollten, aber die Sitzung ist diese Woche, also sitze ich hier nach dem Nachtdienst und gehe meine Patientenaufzeichnungen durch, wobei ich dieselben Aufs und Abs erlebe wie Lady Chatterley in ihrer Ehe mit dem impotenten Sir Clifford. Außer dass ich meine offiziellen Revisions-Daten zu den APGAR-Werten* zusammengestellt habe, ist mir ein interessanter Zufallsbefund gelungen, und auch dafür habe ich ein paar Daten zusammengestellt.

Einleitung

Jährlich werden in unserer Abteilung 2.500 Babys entbunden, etwa 750 davon per Kaiserschnitt bzw. Sectio caesarea. Die Chirurgen halten den Operationsverlauf für jede Patientin handschriftlich fest, die Aufzeichnungen gelten als archivierbares legales Dokument.

Methoden

Ich habe die Operationsprotokolle von 382 Kaiserschnitten eigenhändig durchgesehen, es handelte sich um sämtliche Eingriffe zwischen Januar und Juli 2007.

Ergebnisse

In hundertneun Fällen (immerhin fast ein Drittel) hat der Chirurg, der die Operation durchgeführt hat, den Namen der Behandlungsmethode falsch geschrieben.

---

* Die APGAR-Werte sind das Standardpunkteschema, an dem man Entwicklungs- und Gesundheitszustand eines Neugeborenen beurteilt – es gibt Punkte für die Atmung, den Puls, den Grundtonus der Muskulatur, das Aussehen (Hautfarbe z. B.) und die Reflexe. Entwickelt wurde es von einer Ärztin namens Virginia Apgar. Ich hege den Verdacht, dass sie beliebige Kriterien ausgesucht hat, nur damit diese zu ihrem Nachnamen passen …etwa so, als würde ich beschließen, dass die besten Kriterien für die Gesundheit eines Kindes Krawallmachen, Applaudieren und seine Begabung für Yoga seien.

Schlussfolgerung

In fast einem Drittel der Fälle sind meine Kollegen Volltrottel und können den Namen der einzigen OP, deren Namen sie behalten müssen, nicht richtig schreiben.

Donnerstag, 17. April 2008

Manchmal sind es auf der Entbindungsstation die kleinen Dinge, die den Unterschied ausmachen. Eine flüchtige Berührung meiner Hand und ein gemurmeltes Dankeschön von einer Mutter, die von den Wehen zu erschöpft ist, um sprechen zu können. Die Diät-Cola, die Ihnen einer der SHOs bringt, weil Sie so kaputt aussehen. Das aufbauende Nicken Ihres Chefarztes, das Ihnen bedeutet: »Sie haben's geschnallt«. Und manchmal sind es die wirklich großen Dinge, die den Unterschied ausmachen – wenn der Ehemann einer Patientin einen zum Beispiel nach einem Notfallkaiserschnitt zum Dank beiseitenimmt und dabei fallen lässt, dass er der Marketingchef eines großen britischen Champagnerhauses sei und Ihnen »eine Kleinigkeit« zukommen lasse. Ich träumte eine ganze Woche davon, in obszöner Prahlerei in einem gigantischen, bis an den Rand mit sündhaft teurem Schampus gefüllten Champagnerkelch zu planschen.

Heute trudelte in der Klinik ein Päckchen für mich ein – und ich möchte nicht undankbar erscheinen, aber mal im Ernst: Eine Baseballmütze mit dem Namen des Krankenhauses und ein Schlüsselanhänger?

Montag, 21. April 2008

Wunschkaiserschnitt an der Seite eines verkaterten Medizinstudenten. Mit Ausnahme womöglich des Elektrokauters*, der den Geruch von gebratenem Speck zaubert, nehmen sich Anblicke und Gerüche in den Operationssälen auf der Entbindungsstation am Morgen danach nicht sehr toll aus. Man sehe sich nur die Zutaten an: mehr als ein halber Liter vergossenes Blut, dazu eine Gezeitenwelle aus Amnionflüssigkeit, wenn Sie den Uterus öffnen. Das Baby ist von mehr Schmodder bedeckt, als Sie in der Güllegrube eines Schlachthofs finden, und die Plazenta riecht immer wie abgestandener Samen – nichts von alledem hilft wirklich, wenn Ihre Rülpser noch nach Jägermeister riechen und Ihnen die Gewürze des Lammcurrys am Abend aus allen Poren triefen. Das Baby ist da, und gerade als ich den Uterus zunähen will, kippt der Student um – mit dem Gesicht voraus in die geöffnete Bauchhöhle. »Wir geben der Patientin wohl am besten ein Antibiotikum«, schlug der Anästhesist vor.

Dienstag 13. Mai 2008

Bei einem Kneipenquiz mit Ron und ein paar anderen lautet eine der Fragen: »Wie viele Knochen enthält der menschliche Körper?« Ich liege zum allgemeinen Unmut der anderen im Team mit meinen geschätzten »um die sechzig« schwer daneben und versuche, mein Versagen zu erklären: Das ist etwas, was euch keiner beibringt. Es gibt keine klinische Situation, in der du so was wissen müsstest. Es ist unwichtig. Ich würde ja auch nicht von Ron erwarten, dass er mir sagen kann, wie viele

---

* Der Elektrokauter ist im Prinzip so etwas wie ein Lötkolben – er hat eine kleine Drahtschlinge, die glühend heiß wird und dort, wo man sie aufsetzt, Gewebe stark erhitzt – beispielsweise, um kleine Blutgefäße zu versiegeln. Es ist ratsam, die Haut an besagter Stelle vor der OP nicht mit Alkohol zu desinfizieren, sonst steht womöglich der Patient in Flammen.

Arten von Steuern es gibt ... Aber es ist zu spät. Ich erkenne am Ausdruck all der entsetzten Gesichter, dass alle sich an all die Male zu erinnern versuchen, bei denen sie medizinischen Rat gesucht haben bei einem Arzt, der nicht einmal weiß, wie viele Knochen es im menschlichen Körper gibt. Die anderen Teams wussten die richtige Antwort.*

Montag, 2. Juni 2008

Pränatalstation. Werde von einer Hebamme gebeten, ihre Patientin zu untersuchen – eine Erstgebärende mit geringem Risiko, zweiunddreißigste Woche, zur Routineuntersuchung gekommen. Der Hebamme wollte es nicht gelingen, den Herzschlag des Kindes mit dem Handdoppler** zu erfassen. Das kommt ziemlich oft vor, und in neunundneunzig Prozent aller Fälle ist alles in Ordnung. Ich schnappe mir dann ein fahrbares Ultraschallgerät, schiebe es ins Untersuchungszimmer, als sei ich ein Flugbegleiter mit meinem Trolley, zeige den Eltern rasch das Herz ihres Kindes auf dem Monitor und rolle dann grinsend wie der Showmaster einer Quizshow wieder davon. Nach der quälenden und vergeblichen Warterei auf das Bum-bum des Babyherzens ist das Einzige, was Eltern brauchen, irgendein eindeutiger Beweis auf dem Bildschirm.

Der Fall hier aber gehört klar zu jenem einen Prozent, das sehe ich sofort, als ich das Zimmer betrete. Diese Hebamme beherrscht ihr Metier wirklich, und sie ist aschfahl. Die Patientin ist Allgemeinmedizinerin, verheiratet mit einem Augenarzt, wir haben es also mit der seltenen Situation zu tun, dass

---

* Sie lautet 206.
** Der Handdoppler ist ein kleines Ultraschallgerät, mit dem man den Herzschlag des Fötus sichtbar machen kann.

jeder im Raum bereits weiß, dass hier etwas ernsthaft nicht stimmt. Ich bringe nicht mal mein übliches »Ich bin sicher, es ist alles in Ordnung« heraus, bevor ich zum Ultraschallkopf greife.

Zu allem Überfluss muss ich auch noch einen Oberarzt hinzuziehen, der den Tod des Fötus für die Akten feststellt, obwohl alle Anwesenden wissen, dass ich die vier unbeweglichen stillen Herzkammern ihres Kindes auf dem Monitor gesehen habe. Sie reagiert rational, pragmatisch, gefasst – schlagartig im Arbeitsmodus, ihren emotionalen Schutzschild ebenso hoch erhoben wie ich meinen. Er ist untröstlich. »Man sollte das eigene Kind nicht beerdigen müssen.«

Donnerstag, 5. Juni 2008

Der Dienstplan schickt mich wahllos in der Klinik herum – von der Schwangerschaftsvorsorge über die Unfruchtbarkeitssprechstunde in den Kreißsaal, dann in die Kolposkopie, von dort zum Ultraschall – sodass mir im Augenblick jeder wie ein Fremdling vorkommt. Ich habe die Hoffnung fast aufgegeben, abgesehen von den Baristas bei Costa um die Ecke, doch noch ein mir bekanntes Gesicht zu sehen.

Besonders selten kommt es vor, dass ich dieselben Patientinnen mehr als einmal treffe, aber auf meiner Nachmittagsrunde auf der Entbindungsstation treffe ich jene Ärztin wieder, bei der ich ein paar Tage zuvor den Tod ihres Kindes im Mutterleib hatte feststellen müssen. Sie liegt jetzt in den Wehen, man hat die Geburt eingeleitet.* Sie und ihr Mann scheinen auf selt-

---

* Es ist an Grausamkeit kaum zu überbieten, dass der sicherste Ort, ein im Mutterleib gestorbenes Baby zur Welt zu bringen, die Entbindungsstation ist – umgeben von Dutzenden Müttern und ihren Kindern.

same Weise froh, mich zu sehen – ein vertrautes Gesicht. Ich bin jemand, dem man nichts erklären muss, der bereits weiß, was gerade passiert ist. Und das kann an einem solch schrecklich beängstigenden Tag einen gewissen Trost bedeuten.

Was zum Teufel kann man sagen? Es scheint mir ein erbärmliches Manko an unserer Ausbildung, dass niemand uns je beigebracht hat, mit trauernden Eltern zu reden. Macht es die Dinge schlimmer oder besser, wenn ich optimistisch vom »nächsten Mal« spreche? Ich möchte ihnen Hoffnung machen, aber ich habe das Gefühl, ich sollte so etwas nicht sagen. Nach einem Abbruch fühlt es sich an wie eine extreme Version von »neues Spiel, neues Glück«, so als seien Babys beliebig austauschbar, Hauptsache, man hat eins. Sage ich, wie leid es mir tut? Klingt das nicht so, als ginge es hier um mich? Und bürde ich ihnen noch zusätzliche Verantwortung auf, auf die Gefühle von noch jemandem Rücksicht nehmen zu müssen? Sie haben jede Menge Familienangehörige, die sich ihnen vom Elend überwältigt zu Füßen werfen, da brauchen sie ganz sicher nicht mich auch noch. Wie steht es mit einer Umarmung? Zu viel? Nicht genug?

Bleib bei dem, was du kannst. Ich rede einfach ganz pragmatisch über das, was in den nächsten vier Stunden passieren wird. Es ist nach acht, und ich beschließe auf der Station zu bleiben, bis sie entbunden haben. H wartet zu Hause jeden Augenblick auf mich, aber ich lüge eine Textnachricht zusammen, die besagt, dass es einen Notfall gegeben habe und ich bleiben müsse. Ich weiß nicht, warum ich nicht einfach die Wahrheit sagen kann. Ich lüge auch die Patientin an, als sie mich fragt, warum ich nach elf hier immer noch herumhänge. »Ich springe für einen Kollegen ein«, sage ich. Ich habe das Gefühl, dass wenn schon nicht mein Konversationstalent, so doch meine Anwesenheit ihnen ein bisschen hilft.

Kurz nach Mitternacht ist es so weit, ich nehme Blutproben

von der Mutter und bespreche alle möglichen Tests, die uns zur Verfügung stehen, um die Ursache für die Totgeburt herauszufinden. Sie sagen bei allem ja, was verständlich ist, aber es bedeutet, dass ich vom Baby Haut- und Muskelproben nehmen muss – für mich das Schlimmste, was es gibt. Als ich anfing, hat es mich derartig erschüttert, dass ich fast nicht hingeschaut habe, wenn ich die notwendigen Handgriffe vornahm. Heute bin ich ein bisschen weniger empfindlich und kann hinsehen – gegenüber einer Sache, von der Sie nie richtig glauben können, dass sie Ihnen je weniger ausmachen wird. Ich finde es einfach nur unaussprechlich traurig, ein totes Baby aufzuschneiden. Wir erwarten, dass sie wunderbar aussehen, vollkommen, unbeschadet, doch oft tun sie das nicht. Dieser Kleine ist seit ein paar Wochen tot, wie es aussieht – er ist aufgeweicht, die Haut löst sich, der Schädel ist weich, er sieht beinahe aus, als hätte er Verbrennungen erlitten. »Es tut mir leid«, sage ich zu ihm, als ich die Proben nehme, die ich brauche. »So, jetzt haben wir's, alles erledigt.«

Ich kleide ihn wieder an, blicke zu einem Gott auf, an den ich nicht glaube, und sage: »Pass gut auf ihn auf.«

Dienstag, 10. Juni 2008

Werde in Holland Park von der Polizei angehalten. »Haben Sie gemerkt, dass Sie soeben eine rote Ampel überfahren haben, Sir?« Habe ich ehrlich nicht. Ich hatte auf dem Weg nach Hause auf Autopilot geschaltet, komplett erschöpft von einem gnadenlosen Nachtdienst mit fünf Kaiserschnitten. Ich hoffe, dass ich im OP besser aufpasse als auf der Straße.

Ich erkläre meinen Brüdern von der Front, dass ich nach dreizehn Stunden Schicht gerade aus dem Kreißsaal komme. Es schert sie einen Dreck: sechzig Pfund Sterling und drei Punkte.

Mittwoch, 18. Juni 2008

Vor Patienten in verschlüsselten Worten zu sprechen ist mir nicht fremd. Ein beiläufig hingeworfenes Wort kann darüber entscheiden, ob der Patient den ehrgeizigen Plan fasst, Ihnen zu Ehren einen Schrein zu bauen oder Sie hysterisch beschuldigt, auf sein Ableben hinzuarbeiten. Also haben wir unsere Version dessen, wie Hundebesitzer vor dem eigenen Vierbeiner das G-a-s-s-i-g-e-h-e-n verklausulieren oder Eltern den lauschenden Fünfjährigen mit der T-r-e-n-n-u-n-g-a-u-f-P-r-o-b-e zu überlisten suchen.* Aber nicht nur Patienten müssen von Zeit zu Zeit im Dunkeln gelassen werden. Ich musste bei diesem Job außerdem einen Code erfinden, damit Miss Bags-

---

* Es gibt drei Verschlüsselungsgrade. Erstens sind da die offiziellen lateinischen und griechischen Begriffe für die einzelnen Krankheiten. So sagen wir »Dyspnoe« statt »Kurzatmigkeit« und »Orchiepididymitis« statt »entzündete Eier«. Zweitens wäre da das Auftragen einer ordentlichen Schicht an Schönfärberei. Statt den Verdacht auf Syphilis zu äußern, ordnen wir einen »VDRL« an, das ist der zugehörige Labortest. Statt von HIV reden wir von einem »Mangel an CD4+-Zellen«, womit der Zustand des Immunsystems bei einer HIV-Infektion beschrieben ist. Drittens und sehr viel lustiger ist das Verwenden komplett erfundener Begriffe, die sich mit der Zeit im medizinischen Vokabular etabliert haben. Sie klingen in der Regel glaubhaft und wissenschaftlich und erlauben uns, in Gegenwart des Patienten Klartext zu reden, ohne dass er es merkt.
Ein paar meiner Favoriten sind:
Chronische Glukose-Vergiftung – Fettsucht.
Inkarzeritis – Einsetzen von Symptomen unmittelbar nach der Verhaftung.
Q-Zeichen – wenn die Zunge wie bei einem Q seitlich aus dem Mund hängt. Prognostisch gesehen handelt es sich um ein sehr schlechtes Zeichen, allerdings nicht ganz so übel wie das gefleckte Q-Zeichen, bei dem auf der Zunge eine Fliege sitzt.
Status dramaticus – in medizinischer Hinsicht wohlauf, aber heftig übererregt.
Therapeutische Phlebotomie – Prompte Besserung nach Blutentnahme.
In den fünften Stock verlegt – tot. (Anmerkung: Die Zahl sollte eins höher sein als der oberste Stock der Klinik.)

hot mich nicht verstand, nur um ihre endlosen Chefarztvisiten zu überstehen. Wenn ich einen Koffeinflash brauche, bitte ich den SHO, »Mrs. Buckstar zu untersuchen«, und schon flitzt er für mich hinunter zu Starbucks. Selbst nach drei Monaten hat sie diese offensichtlich nicht zu entschlüsselnde Chiffre noch nicht geknackt. Entweder das, oder sie ist von meiner Kaffeefahne angeturnt.

Freitag, 20. Juni 2008

Ich zeige einem SHO, wie man einen Schnitt mit Klammern schließt, was in einem Viertel aller Fälle meines Erachtens ein kosmetisch ebenso befriedigendes Ergebnis ergibt wie eine Naht.* Er macht seine Sache außerordentlich gut, aber am Ende zähle ich zehn Klammern. Ich erkläre ihm, dass es Unglück bringt, eine gerade Anzahl an Klammern zu verwenden, und lasse ihn in der Mitte des Schnitts eine elfte anbringen. Ich bin nicht abergläubisch – ich tanze unter jeder Leiter Limbo und streichele vergnügt jede schwarze Katze, die mir von links über den Weg läuft –, aber das hier ist etwas, das mir vor Jahren eingetrichtert wurde und das ich seither an jeden Jungarzt weitergegeben habe. Die Wissenschaft mag über den Aberglauben erhaben sein, aber wenn Ihnen jemand sagt, dass eine bestimmte OP-Technik Unglück bringt, ist Vorsicht sicher besser als Nachsicht. Niemand will mitten in der Nacht angepiepst werden, weil auf dem Bauch eines Patienten ein Teller voll Innereien einen Überraschungsauftritt hinlegt.

Nun restlos im Bilde, wie sich diese anstehende Bedrohung

---

* Beim Verschließen eines Schnitts hat jeder Chirurg seine eigenen Vorlieben in Bezug auf Material und Technik. Die Klammern, die wir benutzen, sehen übrigens ganz ähnlich aus wie die, die Sie im Schreibwarenladen für Ihren Tacker kaufen.

durch die Mächte der Geisterwelt abwenden lässt, greift der SHO zum Klammergerät, um den letzten Glücksbringer anzubringen – und tackert mir versehentlich die Klammer tief in den Zeigefinger.

Donnerstag, 3. Juli 2008

Die Patientin TH sagt mir seit nunmehr zwei Tagen, dass ihre Milchpumpe verwanzt sei. Ich musste ihr versprechen, dass wir die Angelegenheit untersuchen lassen, denn als ich sie am Anfang zu beruhigen versuchte, fing sie an zu schreien, dass ich auch mit den Russen unter einer Decke stecke. Ich stellte meine ziemlich todsichere Diagnose Puerparale Psychose*, konnte die Psychiater jedoch nicht davon überzeugen, dass es eine Untersuchung gerechtfertigt hätte. Sie glaubten einfach nicht, dass sie Gefahr lief, sich oder ihrem Kind Schaden zuzufügen. Es kam mir so ähnlich vor, als weigere sich das Team einer orthopädischen Abteilung, einen Patienten mit gebrochenem Bein zu untersuchen, weil dieser ja ohnehin am New York Marathon teilnehmen wollte.

Anruf aus der Notaufnahme – die Patientin TH wird soeben von den Psychiatern untersucht, nachdem die Polizei sie eingeliefert hatte. Die Leute vom Starbucks unten im Haus hatten den Notruf abgesetzt, nachdem sie bei ihnen aufgetaucht war, sich sämtliche Kleider vom Leib riss und »Holding out for a hero« anstimmte. Wäre hilfreich zu wissen, wo Psychiater die rote Linie ziehen.

---

* Eine Puerparale Psychose ist die Kernwaffenversion der Postnatalen Depression oder Wochenbettdepression – schwere psychische Symptome in den Tagen nach der Geburt – und kommt bei ungefähr einer von tausend Frauen vor.

Freitag, 4. Juli 2008

Die Patientin Frau NS stellt sich in der urogynäkologischen Abteilung vor, um sich ein verloren gegangenes Ringpessar* ersetzen zu lassen. Sie fragt, ob es andere Alternativen als die Ringform gibt, denn diese sei für sie inzwischen ein bisschen »belastet«. Sie ist achtundfünfzig Jahre alt, und vor ein paar Wochen hat sie auf der Hochzeit ihrer Nichte getanzt und dabei, wie sie heute sagt, etwas weniger Unterwäsche unter ihrem Kleid getragen als üblich. Ihr leidenschaftlicher Macarena ließ das Pessar verrutschen, es landete ungebremst auf dem Fußboden und kullerte fröhlich seines Wegs bis vor die Füße des Trauzeugen.

»Was ist das?«, blökte dieser und hielt das Ding hoch. »Ist von irgendeinem Buggy ein Rad abgefallen? Oh, oder ist das ein Zahnring von irgendeinem Krümel?« Die Patientin schlich sich von der Tanzfläche und der Hochzeit, bevor sie herausfinden konnte, ob das Teil irgendeinem armen Kleinkind in den Mund gestopft wurde. Ich biete ihr ein Regalpessar** und ein mitfühlendes Lächeln an.

---

* Ein Ringpessar sieht aus wie ein Doughnut aus Hartplastik, der in die Vagina eingeführt wird, und Ihre inneren Organe – nun ja – innen hält. Pessare gibt es ungefähr so lange, wie es Gebärmuttersenkungen gibt, will sagen, ein paar Jahre, nachdem die erste Frau ein Kind zur Welt gebracht hat. Historisch gesehen diente die Kartoffel als Pessar – einfach hochgeschoben, hielt sie alles im Zaum. Unglücklicherweise ist ein warmes, feuchtes Mileu idealer Nährboden für Wurzelgemüse, sodass man die grünen Triebe trimmen musste, wenn die Unterwäsche im Weg war.

** Ein Regalpessar sieht aus wie einer von diesen Haken, die Sie an Ihrer Schlafzimmertür befestigen, um Ihren Morgenmantel daran aufzuhängen. Rein und raus bekommen Sie es, indem Sie es am Hakenteil packen. Der flächige Teil hält den Uterus aus dem Gesichtsfeld der Öffentlichkeit.

Montag 7. Juli 2008

Notfallalarm im Kreißsaal. Der Ehemann hatte es nicht lassen können, auf dem Gebärball herumzuhopsen, fiel herunter und erlitt einen Schädelbruch.

Dienstag 8. Juli 2008

Die Floskel »Achterbahn der Gefühle« wird in Gynäkologie und Geburtshilfe mächtig beansprucht, aber so dramatisch wie heute habe ich die Berg- und Talfahrt noch nie erlebt. Wurde von einem der SHOs auf die Pränatalstation gerufen, um eine Fehlgeburt in der achten Woche zu bestätigen – er ist ein Neuling am Ultraschall und möchte ein zweites Paar Augen. Ich erinnere mich nur zu gut an dieses Gefühl und trabe hinüber. Er hat den Erwartungen des Paares bestens entsprochen und die beiden klar spüren lassen, dass es nicht gut aussieht – als ich hereinkomme, finde ich sie schweigend und traurig vor.

Was er hingegen nicht so gut hinbekommen hat, ist der Ultraschall. Er hätte ebenso gut seinen Handrücken oder eine Tüte Chips scannen können. Nicht nur, dass es dem Baby gut geht, nein, es geht auch dem anderen Baby gut, das er übersehen hat. Bin mir nicht sicher, dass ich je zuvor schon mal richtig *gute* Nachrichten überbracht habe.*

---

* Zwillinge kommen bei etwa einer Spontanschwangerschaft von 80 vor – nach einer In-vitro-Befruchtung sind sie häufiger, weil man in der Regel immer mehrere Embryonen einpflanzt. Die Chancen auf Drillinge stehen bei 1 zu 80 zum Quadrat (1:6400), auf Vierlinge bei 1 zu 80 hoch drei (1:512000) und so weiter. Die Wahrscheinlichkeit für so gut wie jede Schwangerschaftskomplikation steigt mit der Anzahl der Babys, die Sie austragen – alles über zwei hat im Allgemeinen was von einem geburtshilflichen Notstand. Wobei ich schon mal eine Patientin mit Vierlingen hatte, die am Ende Windeln, Kleidung und Babynahrung sowie einen Minivan gesponsert bekam.

Donnerstag, 10. Juli 2008

Nächste Woche fliegen H und ich für vierzehn Tage nach Mauritius, um fünf Jahre Zweisamkeit zu feiern. Ich freue mich angesichts der Aussicht auf zwei pagerfreie Wochen wie ein Schneekönig und hoffe, dass ich nicht vergessen habe, wie man eine Beziehung führt, die über ein eiliges Frühstück und entschuldigende Textnachrichten hinausgeht.

Das Problem, wenn man in einer Blase lebt, besteht darin, dass ein Piekser genügt, um sie platzen zu lassen. Dieser kommt in Gestalt einer E-Mail von der Personalabteilung, die mich wissen lässt, dass ich nun doch das mittlere Wochenende arbeiten muss. Keiner meiner Kollegen kann mit mir tauschen, und ich weiß nicht, wie man Babys per Skype zur Welt bringt, also marschiere ich zur Personalabteilung und erkläre mein Dilemma. Mir ist ähnlich bange wie früher, wenn man zum Schulleiter gerufen wurde, um mit kohlrabenschwarzen Zähnen zu leugnen, dass man Lakritze aus dem Schulshop geklaut hat.

Ich kenne Kollegen, die ihre Flitterwochen abkürzen mussten oder nicht auf Beerdigungen in ihrer Familie gehen konnten. Anders gesagt: Die Chancen, den Dienstplan wegen eines Urlaubs anzupassen, standen also nie sehr gut. Sie weigern sich, einen Vertreter zu organisieren – ihr bester Vorschlag lautet, ich möge doch zwischendrin kurz nach England fliegen. Ich glaube nicht, dass ich H das in einer Kurznachricht eröffnen sollte.

6

Zweite Stelle als Assistenzarzt

Es hat mich immer mit irrsinnigem Stolz erfüllt, sagen zu können, dass ich für den NHS arbeite – wer findet den NHS nicht toll? (Na ja, abgesehen vom Gesundheitsminister). Er ist ganz anders als all die anderen nationalen Institutionen. Niemand spricht in warmen Tönen von der Bank of England oder würde weniger von Ihnen halten, wenn Sie British Airways verklagen wollten. Der Grund liegt auf der Hand: Der NHS leistet Unglaubliches, und jeder bei uns hat schon von ihm profitiert. Seine Leute haben Sie bei Ihrer Geburt entbunden, und eines Tages werden sie den Reißverschluss Ihres Leichensacks zuziehen, aber erst, wenn sie alles unternommen haben, was die medizinische Forschung hergibt, um Sie am Leben zu halten. Von der Wiege bis zur Bahre, genau wie es der Abgeordnete Bevan 1948 versprochen hatte.

Der NHS hat Ihren beim Sport gebrochenen Arm geschient, Ihrer Oma die Chemotherapie verabreicht, die Chlamydien vergrault, die Sie aus Korfu mitgebracht haben, und Ihnen Ihr Asthmaspray gegeben – und all das hat Sie zum jeweiligen Zeitpunkt nichts gekostet. Sie mussten nicht erst auf Ihren Kontostand gucken, wenn Sie einen Termin brauchten: Der NHS war immer für Sie da.*

---

* Bis jetzt wenigstens.

Umgekehrt nahm das Wissen, für den NHS zu arbeiten, vielen Dingen an dem Job den Stachel: den irrwitzigen Arbeitszeiten, der Bürokratie, der personellen Unterbesetzung, der Tatsache, dass sie an einem der Krankenhäuser, an denen ich arbeitete, aus unerklärlichen Gründen auf allen Rechnern Gmail blockiert hatten (danke, IT!). Ich wusste, dass ich Teil von etwas Gutem, Wichtigem, Unersetzlichem war und trug mein Scherflein dazu bei. Ich verfüge keineswegs über eine eingebaute hehre Arbeitsmoral, denn bei nichts von dem, was ich seither getan habe, hat sie sich offenbart (wie mein Verleger bezeugen kann). Aber der NHS ist etwas Besonderes, und die Alternative zu ihm lässt einem die Haare zu Berge stehen.

Wenn es um die Privatisierung des NHS geht, sollten wir die wolkenkratzerhohen Rechnungen in Amerika als Geist der zukünftigen Weihnacht sehen. Politiker handeln vielleicht dumm, aber sie sind es nicht, und wir werden klammheimlich in dieses infame Lebkuchenhaus gelockt. Uns wird versprochen, dass es nur winzig kleine Giebel des NHS sind, die da verändert werden, aber keine Spur aus Brotkrümeln weist uns den Nachhauseweg durch den dunklen, bösen Wald. Eines Tages zwinkern Sie kurz, und der NHS hat sich in nichts aufgelöst – und wenn das Zwinkern sich als Schlaganfall erweist, sind Sie komplett aufgeschmissen.

Meine Ansichten zum Thema private Krankenversicherung im Vereinigten Königreich haben sich im Laufe meiner Assistenzarztzeit ein wenig verändert: Ich hatte zunächst nichts dagegen und betrachtete es ein bisschen wie die Privatschulen – ein Haufen reicher Leute, die dem Steuerzahler ein paar Öcken sparen, wenn sie ihrer Wege gehen und ihr eigenes Ding durchziehen, schadet keinem. Ich konnte mir immer vorstellen, als Chefarzt das obskure Geschäft der Privatbehandlung zu betreiben – hier und da (einen Abend in der Woche vielleicht) eine Hysteroskopieliste abarbeiten, wenn ich fand, es sei an der

Zeit, einen Mercedes anzuschaffen. Einmal im Monat einen Kaiserschnitt, wenn ich fand, mein Mercedes brauche einen Chauffeur. Ich kannte Chefärzte, die ein solches Leben führten, und es war meiner Motivation keinesfalls abträglich, mir selbst so etwas vorzustellen.

Dann, in meinem zweiten Jahr als Assistenzarzt, fing ich an, als reguläre Vertretung zu arbeiten. Ich hatte mich mit dem Kredit ein bisschen übernommen, und es schien mir eine vernünftige Art und Weise, mein Einkommen wenigstens annähernd meinen Ausgaben anzugleichen. Da Freizeit rar gesät war (und die, die ich hatte, sich nicht anfühlte, als sei sie *meine* und zum Herschenken), übernahm ich in der Regel Nachtschichten, die ich zwischen zwei normale Tagschichten quetschte. Um wenigstens ein oder zwei Stunden Schlaf abzubekommen, tat ich diese Dienste an Privatkliniken oder in den Privatflügeln des NHS, in denen die Arbeitsbelastung sehr viel weniger groß ist.

Dieser Tage fragen mich ziemlich oft Freunde, die weit bessere Lebensentscheidungen getroffen haben als ich, ob sie ihr Baby lieber privat entbinden lassen sollen. Das sind Leute, die sich für den Wein ganz unten auf der Weinkarte entscheiden, und ihr Urlaubsdomizil ganz unten von der Liste der Ferienhäuser in den Chiltern Hills buchen, weil beides besser und schöner ist. Leute, die wissen, dass Geld ihnen zwar kein Glück, wohl aber nettere Dinge kaufen kann.

Diese Theorie, so hat sich gezeigt, geht beim Thema Geburten nicht sonderlich gut auf. Das ist schade, denn wenn Sie sich entscheiden, privat zu entbinden, blättern Sie ungefähr fünfzehntausend Riesen dafür hin, ohne dass Ihre Krankenkasse einen Cent davon übernimmt. Sie bekommen definitiv ein schöneres Krankenzimmer und besseres Essen. Sie bekommen garantiert einen Wunschkaiserschnitt, wenn Sie darum bitten. Ja, Ihr Facharzt wird Sie möglicherweise von sich aus ermutigen, sich dafür zu entscheiden, denn er kann es Ihnen zusätzlich zu den fünfzehn Riesen in Rechnung stellen – und er weiß, dass sein Pager nicht unerwartet auf einer Dinnerparty piepst, um ein Baby aus Ihnen herauszuziehen. Und falls Sie ein paar Stunden später, wenn der Facharzt wieder zu Hause ist, anfangen zu bluten, kommt der gerade diensthabende Arzt angerannt. Wenn es mich träfe, gut – ich kann damit umgehen, es ist mein täglich Brot. Aber ich kannte den Rest der Leute auf dem Dienstplan. Und eine Menge meiner Kollegen im Privatvertretungsbereich arbeiteten normalerweise als SHOs, davon einige extrem jung, die mit einer Situation wie dieser hoffnungslos überfordert gewesen wären.

Was aber, wenn es zu einem größeren Notfall kommt, der mehr erfordert als die Anstrengungen eines einzelnen Arztes? Einem, bei dem Sie ein Team aus Geburtshelfern, Anästhesisten, Kinderärzten, vielleicht sogar Medizinern und Chirurgen anderer Fachgebiete brauchen? Dann bleibt Ihnen nur der Notruf und die Verlegung Ihrer Patientin in eine NHS-Abteilung, die für ein solches Szenario gerüstet ist (und zu hoffen, dass sie lange genug lebt, um dort anzukommen).

Wenn Sie Fallstudien sehen wollen, googeln Sie die Namen der privaten Entbindungseinrichtungen unter Stichworten wie »außergerichtliche Einigung«. Wie gesagt, das Essen dort ist immer exzellent. Ob Sie bereit sind, dafür zu sterben, ist Ihre Entscheidung.

Ich persönlich hätte nie riskieren wollen, der Arzt zu sein, der am Ball ist, wenn die Dinge schieflaufen, also gab ich die Privatmedizin nach ein paar Monate wieder auf. Was ein bisschen schade war, weil ich mir bereits überlegt hatte, welche Farbe die Uniform meines Chauffeurs haben sollte.

Samstag, 9. August 2008

Nichtmedizinerfreunde sind immer schwer beeindruckt, wenn
ich nonchalant Spontandiagnosen bei fremden Leuten aus der
Allgemeinbevölkerung vom Stapel lasse. Die Frau im Bus mit
ihrem beginnenden Parkinson, der Mann im Restaurant mit
seiner durch die HIV-Medikamente bedingten Lipodystrophie,
der Typ mit den seltsamen hellen Ringen um die Iris (Hinweis
auf einen hohen Cholesterinspiegel), das typische Händezit-
tern bei einer Lebererkrankung, die veränderten Fingernägel
bei Lungenkrebs.

Aber für all das gilt: Es gibt ganz klar den richtigen Ort und
die richtige Zeit. »Trichomonas vaginalis« erkläre ich stolz und
deute auf die verräterische grünliche Spur von Ausfluss auf der
Vulva der Stripperin. Und ruiniere damit offenbar den Junggesellenabschied.

Montag, 11. August 2008

Moralisches Dilemma. Habe Vertretungsdienst in einem Haus
mit ein paar Privatzimmern für angehende Mütter und werde
von der Hebamme zu einer Frau in den Wehen gerufen, bei der
das CTG des Kindes nicht gut aussieht. Ich lasse die Patientin
wissen, dass ich ihrem Kind helfen muss, zur Welt zu kommen, weil seine Herzfrequenz sehr stark abgefallen sei. Ich erkläre, dass keine Zeit bleibt, auf ihren Chefarzt zu warten, es
aber buchstäblich mein tägliches Brot ist und alles glattgehen
werde. Sie versteht.

Draußen verständige ich ihren Arzt, Mr. Dolohov, eine

übliche Höflichkeit bei einer Privatpatientin. Er ist im Gegenzug nicht sonderlich höflich und bedeutet mir, er brauche lediglich eine Minute und werde sofort kommen: Ich solle »seine« Patientin unter gar keinen Umständen entbinden. Ich gehe zurück ins Zimmer und bereite alles für seine Ankunft vor – Zange, Besteck, Naht-Set. Und dann beschließe ich, dass mir das alles zu albern ist. Dem Baby geht es eindeutig nicht gut, sein Zustand verschlechtert sich mit jedem Augenblick, und ich stehe daneben und hole es nicht. Was, wenn er die »eine Minute« braucht, die jedes Taxi braucht? Wenn das Baby durch mein Nichthandeln Schaden erleidet, ist meine GMC-Zulassung beim Teufel. Schlimmer noch, das Baby wird es auszubaden haben. Wenn Mr. Dolohov sich über mich beschwert, darf ich schlimmstenfalls nie mehr in einem Krankenhaus arbeiten, in dem ich im Augenblick sowieso nicht arbeiten will.

Ich hole das Kind – es braucht einen Augenblick, bis es atmet, erholt sich aber rasch. Die Blutgasanalyse des Nabelschnurbluts* bestätigt, dass ich mit meiner Entscheidung recht hatte. Ich untersuche die Nachgeburt, nähe die Wunde, mache die Patientin sauber und sage: »Adam ist ein schöner Name«. Sie nennt ihn Barclay – natürlich. Immer noch kein Chefarzt in Sicht. Moralische Zwickmühle korrekt umschippert.

Ich habe mir bereits frische OP-Kleidung angezogen, als Mr. Dolohov endlich aufkreuzt. Man muss ihm zugutehalten, dass er die Blutwerte von der Hebamme erfahren hat und sich bei mir wortreich entschuldigt. Ich hätte es lieber gehabt, wenn er sich bei mir mit einem ordentlichen Batzen geldreich entschuldigt hätte, vor allem deshalb, weil er der Patientin etliche tau-

---

* Sobald ein Baby auf der Welt und den Kinderärzten übergeben ist, nehmen wir eine Blutprobe aus dem Nabelschnurrest, der an der Plazenta hängt, und bestimmen mit ihr die Blutgaswerte. Dies geschieht mithilfe einer Maschine, die auf keiner Entbindungsstation fehlt, und gibt unfehlbaren Aufschluss darüber, wie dringend es letztlich gewesen war, das Baby zu holen.

send Pfund für eine Entbindung abknöpft, die ich geleistet habe, aber nichts war's.

Freitag, 5. September 2008

»Haben Sie dort was?«, fragte Chefarzt Lockhart, als ich heute Morgen bei ihm in der Schwangerschaftsvorsorge den Dienst antrat. Ich brauchte einen Augenblick – wir hatten über unsere Ferien gesprochen und darüber, dass ich endlich gebucht hatte und mit H nach Frankreich fahren würde.

»Ja ... Ich meine, wir haben unsere Flüge gebucht ...«

»Nein! Haben Sie dort ein kleines Haus?«

Wie köstlich weit entfernt er doch vom Leben eines Assistenzarztes war. Ich kann mir trotz unserer zwei Einkommen kaum den Kredit für eine winzige Wohnung leisten. Ein Freizeitdomizil in Frankreich schien als nächster Schritt in etwa so realistisch wie die Anschaffung eines Rennpferds oder ein Anteil am Todesstern zur Untermiete. Andererseits aber ist das offenbar für einen Chefarzt eine ganz normale Sache – ein Hoffnungsschimmer am Ende des Assistenzarzttunnels.

Er entschuldigt sich dafür, dass er heute ein bisschen früher aus der Klinik muss – ja, genau genommen sollte er vermutlich jetzt gleich gehen. Es warten zweiundfünfzig Patienten, und ab sofort bin ich der einzige Arzt hier. Es gibt vielleicht jenes Licht am Ende des Tunnels, aber der Tunnel ist hundertfünfzig Kilometer lang und bis zum Anschlag mit Scheiße vollgestopft. Ich muss mich hindurchfressen, um ins Freie zu kommen.

Donnerstag, 11. September 2008

Ich wäre beinahe in Tränen ausgebrochen, als ich in meinem

Ablagefach am Ende einer erbarmungslosen Nachtschicht etwas anderes vorfand als kleinliches Gezeter übers Parken oder Händedesinfizieren: eine herzerwärmende Karte von einer Patientin. Ich hatte bei ihr einen Dammriss genäht, den sie sich bei einer spontanen Vaginalgeburt vor ein paar Wochen zugezogen hatte.

> *Lieber Adam,*
> *ich wollte mich nur bedanken. Sie haben Ihre Arbeit fantastisch gemacht – mein Hausarzt hat die Naht untersucht und gesagt, man sähe kaum, dass ich ein Kind entbunden hätte – erst recht nichts von einem Dammriss dritten Grades!*
> *Ich bin Ihnen außerordentlich dankbar.*
> *Nochmals vielen Dank.*

Alles daran war bemerkenswert – eins von den Dingen, die die ganze Arbeit absolut lohnenswert machen. Sie hatte sie sogar selbst gestaltet – eine schön geprägte weiße Karte mit dem goldenen Fußabdruck ihres Babys darauf. Na ja, ich nehme an, ihr blieb keine andere Wahl – in der Papeterie wird sich das Angebot an Karten mit dem Aufdruck »Danke für das Flicken meines Anus!« in Grenzen halten.

Dienstag, 16. September 2008

Auf der Entbindungsstation tobt eine Patientin, weil drei oder vier Frauen, die nach ihr gekommen waren, *vor* ihr untersucht worden sind. »Wenn ich jemals ins Krankenaus muss, Madame«, gab eine der Hebammen ruhig zurück, »dann möchte ich als Letzte untersucht werden. Denn das heißt, dass alle anderen schlimmer dran sind als ich.«

Donnerstag, 18. September 2008

Um acht Uhr abends klingelt mein Telefon. Ich versuche zu raten, ob deshalb, weil ich meinen Nachtdienst vergessen habe, oder ob jemand anders nicht aufgekreuzt ist und ich an meinem unsichtbaren Bungeeseil zurück auf die Station geschnurrt werde. Zum Glück ist es nur mein Freund Lee – wenn auch in großer Sorge. Lee ist ohne Zweifel mein am wenigsten leicht in Aufregung zu versetzender Freund, sodass sein Zustand gelinde gesagt alarmierend ist. Er arbeitet als Strafverteidiger, und ich höre ihn oft mit Polizisten, Richtern und dergleichen telefonieren und fröhlich Fragen stellen wie: »Und war der ganze Körper durch die Säure zersetzt oder nur der Schädel?« Oder: »Von welcher Größenordnung von Massenmord reden wir ungefähr?« Er fragt, ob ich Zeit habe, kurz rüberzukommen. Sein Mitbewohner Terry hat sich verletzt, und Lee hat den Verdacht, dass es besser wäre, ihn ins Krankenhaus zu verfrachten, hätte aber vorher gerne meinen Rat. Es ist nicht weit bis zu ihm, und ich tue gerade nichts, was nicht warten könnte, also marschiere ich rasch hinüber.

Terry hat sich in der Tat verletzt. Aus den harmlosesten Handlungen ergeben sich nicht selten die ernsthaftesten Folgen – und wir haben es hier mit einem ausgewachsenen »Schmetterlingseffekt« zu tun. Er hat sich beim Öffnen einer Dose Bohnen in den Daumen geschnitten und dabei eine kleine Arterie verletzt, die gegenwärtig den Fußboden mit Blut flutet, während die Daumenkuppe aufgeklappt ist wie das Maul von den Muppets. Man sieht sogar den Knochen. Ich bin nur zu gerne mit meinem professionellen Rat bei der Hand, dass der Weg ins Krankenhaus nicht nur ratsam, sondern sowohl unumgänglich als auch dringend geboten ist. Ich nehme an, nur sehr wenige Leute auf der Welt wären in diesem Punkt anderer Meinung als ich. Leider ist Terry einer davon.

Lee nimmt mich einen Augenblick mit in die Küche. Es wird einiger Anstrengung bedürfen, Terry ins Krankenhaus zu bekommen – er trinkt ziemlich viel und sorgt sich, dass irgendwelche Bluttests Leberschäden offenbaren und einen Rattenschwanz an Untersuchungen und Elend nach sich ziehen werden, auf den er gerne verzichten kann. Das erklärt auch, warum er so stark blutet und warum der Satz »Blut ist dicker als Wasser« bei ihm nicht zutrifft.*

Ich versuche mit Terry zu verhandeln. Ich gebe zu bedenken, dass die Ärzte zu sehr damit beschäftigt sein werden, dass sein halber Daumen herabhängt, um sich groß um irgendwas anderes zu kümmern, aber es ist klar, dass der Kampf aussichtslos ist. Er lässt mich nicht einmal eine Ambulanz rufen, die ihn vor Ort versorgen könnte. Ich gehe wieder zu Lee zurück, um einen Plan B auszuhecken, während Terry noch ein paar Geschirrtücher ruiniert. Plan B ist schnell umrissen. Ich bin Arzt, Lee ist Anwalt, zusammen können wir Terry nach dem Psychisch-Kranken-Hilfe-Gesetz zwangseinweisen, weil er eine Gefahr für sich selbst darstellt. Lee, der eindeutig mehr über das Psychisch-Kranken-Hilfe-Gesetz weiß als ich, führt aus, dass wir beide nicht nur prinzipiell keinen Patienten zwangseinweisen lassen können, sondern dass Terry auch kein Kandidat dafür wäre, weil seine Einwilligungsfähigkeit** vorhanden und er damit imstande ist, die Entscheidung zu treffen, nicht ins Krankenhaus zu gehen.

Lee hat einen Plan C, den er mir in Gestalt eines kleinen

---

* Zu den vielen verwirrenden Funktionen der Leber gehört auch die Produktion einer Wagenladung an Gerinnungsfaktoren. Bei Leberversagen versagt also auch die Blutgerinnung.

** Ein Patient verfügt über seine uneingeschränkte Einwilligungsfähigkeit, wenn man zeigen kann, dass er die ihm gebotene Information versteht, aufnimmt und das Für und Wider abwägt. Auch wenn seine Entscheidung komplett hirnrissig ist.

Häufchens an medizinischem Zubehör vorstellt. Vor einem Jahr hat er Urlaub in Uganda gemacht (wer macht denn so was?) und ein Rat, den man mutigen Reisenden angedeihen lässt, lautet, sich vor der Reise ein solches Sammelsurium zuzulegen und unterwegs immer bei sich zu haben. Wenn Sie dann wirklich in ein Krankenhaus müssen, können Sie dort Ihre Utensilien verwenden statt der dort vorhandenen und schützen sich vor der in manchen Krankenhäusern doch sehr lockeren Handhabung der Infektionsvorbeugung und einer satten Portion HIV.

Lee öffnet den Koffer wie ein zwielichtiger Straßenhändler, kippt den Inhalt vor mir aus und fragt, ob ich alles hätte, um Terry zu verarzten. Er hat sich eindeutig nicht lumpen lassen und das Luxuspaket erstanden, mit dem Zeug da drinnen lässt sich die Lunge herausoperieren. Nachdem ich eine Weile darüber brüte, habe ich Nahtmaterial, Schere, Nadelhalter, Tupfer und Desinfektionsmittel beisammen. Was fehlt ist ein Lokalanästhetikum. Lee albert herum, dass Terry ja auf einen Kochlöffel beißen könne.

Und so schnibbele ich fünf Minuten später am Küchentisch an einem bemerkenswert kooperationswilligen Terry herum. Ich säubere die Wunde, setze ein paar tiefergehende Stiche, um die heftige Blutung zu stoppen, und nähe, als alles trocken ist, den Daumen Schicht für Schicht zusammen. Die Schmerzen werden rasch ein bisschen zu viel für den guten Terry. Erpicht darauf, seine Schmerzensschreie auf ein Minimum zu reduzieren (sollte jemand von den Nachbarn hereinschneien, um zu schauen, ob alles in Ordnung ist, würde das wohl längerer Erklärungen bedürfen), reicht Lee ihm den Holzlöffel. Funktioniert erstaunlich gut.

Kurz darauf schließe ich die Wundränder und bin recht zufrieden mit dem kosmetischen Ergebnis. Ich bin mir nicht sicher, wie empfänglich Terry für meinen Rat bezüglich der

Wundpflege und des Fädenziehens ist, gebe ihn aber trotzdem, während er mir zitternd dankt und nach einem Drink greift, begleitet von einem Schwur, niemals wieder Bohnen zu essen. Ich frage Lee leise nach den medizinrechtlichen Konsequenzen der Ereignisse an diesem Abend. Er lacht, wechselt rasch das Thema und verfrachtet mich mit einer guten Flasche Rum (vermutlich aus Terrys Bestand) in ein Taxi.

Auf dem Weg nach Hause fällt mir ein, dass Terry in Anbetracht des Hinterhofszenarios dieser OP sicher ein paar Tage lang ein Antibiotikum einnehmen sollte. Ich rufe Lee an, damit er Terry am Morgen auch ganz sicher zum Hausarzt schickt. Ich sage, dass es mir leidtue, dass ich ihm kein Privatrezept ausgestellt habe, aber es verstößt gegen die Richtlinien der Ärztekammer, Rezepte für Freunde und Familie auszustellen. Ich höre förmlich durchs Telefon, wie Lee mit den Augen rollt. »Ich glaube, das ist hier gerade die kleinste aller Sorgen.«

Donnerstag, 16. Oktober 2008

Übergebe eine extrem turbulente Entbindungsstation an einen Vertretungsarzt. Wir haben den ganzen Tag auf Hochtouren geackert, und die Nacht wird nicht ruhiger werden. Es gibt eine Reihe Frauen, bei denen ein Kaiserschnitt unausweichlich sein wird, ein paar andere werden Saugglocke oder Zange brauchen, hinzukommt eine mehr als ausgelastete Notaufnahme, aus der sich die Einweisungen türmen. Ich entschuldige mich wortreich – hektische Schichten wiegen doppelt so schwer, wenn Sie nur eine Vertretung sind und die Eigenheiten der jeweiligen Klinik nicht so gut kennen. Ich spüre, dass sich in seinem Kopf alle möglichen inneren Tumulte abspielen, aber er sagt nichts.

Mir wird klar, dass ich die Situation vielleicht ein bisschen zu schaurig habe klingen lassen, und rudere ein bisschen zurück: »Zimmer fünf entbindet am Ende vielleicht doch normal, und ich glaube, in der Notaufnahme liegt gerade nichts allzu Dringendes vor, also ...« Es scheint nicht viel zu helfen – er sieht immer noch schockiert aus. Er fragt mich in gebrochenem Englisch, ob er womöglich Kaiserschnitte würde durchführen müssen. Ich nehme an, er will wissen, ob die SHO, mit der er Dienst tut, operieren kann, und ich erkläre ihm, dass sie noch sehr jung ist. Aber nein, er will wirklich wissen, ob er einen Kaiserschnitt machen muss – er habe das noch nie gemacht.

Ich harre erwartungsvoll der Erklärung für dieses – was könnte es anders sein – urkomische Missverständnis. Vielleicht soll er eigentlich in der Neurologie Dienst tun und hat die Station verwechselt, und unser eigentlicher Vertreter kommt jeden Augenblick hereingetrottet und schimpft auf die dämliche Ausschilderung. Pustekuchen. Dieser Typ hat sich von der Vertretungsvermittlung als Assistenzarzt in Geburtshilfe einteilen lassen, und niemand dort oder in der Klinik hat sich die Mühe gemacht zu fragen, ob er jemals zuvor in einem Kreißsaal gestanden hat.

Ich schicke ihn nach Hause und rufe den Oberarzt an, um zu fragen, was zu tun ist – wohl wissend, dass in der Antwort eine weitere Zwölfstundenschicht für mich inbegriffen ist.

Montag, 20. Oktober 2008

Mit Frau HT ist absolut alles in Ordnung – physisch zumindest. Ihre Blutwerte sind normal, die Abstriche auch, Hysteroskopie und Laparoskopie zeigen nichts Auffälliges. Es gibt keinerlei gynäkologische (oder irgendwelche anderen -logischen) Ursachen für die von ihr beschriebenen Unterleibsschmerzen, und keine der Myriaden Arten von Behandlungen, die wir ausprobiert haben, hat ihr helfen können.

Sie ist noch immer nicht davon abzubringen, dass es sich um ein gynäkologisches Problem handelt. »Ich kenne doch meinen Körper!« Sie kennt sogar die Behandlung, die sie gerne hätte – dass wir ihren Unterleib ausräumen. Verschiedene Kollegen, ich selbst und unsere Chefs haben ihr hinlänglich versucht klarzumachen, dass wir nicht glauben, dass dies bei ihren Symptomen auch nur im Geringsten Abhilfe schafft. Zudem handelt es sich um eine große Operation mit nicht unbeträchtlichen Risiken, unter anderem der Gefahr, dass es hinterher zu Verwachsungen* und in deren Folge zu noch mehr Schmerzen kommt. Sie bleibt hartnäckig dabei, dass die OP die einzig mögliche Lösung ist, und weigert sich, irgendeine andere Option als das Herausreißen ihrer gesamten Inneneinrichtung in Betracht zu ziehen. Vielleicht ist ihr zu Hause der Lagerraum ausgegangen, und sie will einfach nur ein bisschen mehr Platz?

Mir fällt am Ende die Aufgabe zu, sie aus der Klinik zu entlassen und zu den Schmerztherapeuten zu schicken, die sie schließlich auf Antidepressiva setzen werden. Das kommt nicht gut an bei ihr, und ich bekomme von ihr alles zu hören von »Ich habe mein ganzes Leben lang für alles teuer gezahlt!« bis »Und Sie wollen Arzt sein?« Dazu listet sie mir all die Leute auf, bei denen sie sich zu beschweren gedenkt, angefangen vom Klinikdirektor bis hin zu ihrem Abgeordneten. Ich erkläre ihr, dass ich ihren Frust verstehe, aber der Ansicht sei, wir hätten

---

* Als Briden oder Verwachsungen bezeichnet man Narbenstränge in der Bauchhöhle, Überbleibsel früherer Operationen zum Beispiel oder auch von Infektionen. Sie können für den Patienten schmerzhaft werden und machen unter Umständen außerdem Folgeoperationen sehr viel schwieriger, weil die Bauchorgane dadurch verkleben – sie liegen dann nicht mehr schön ordentlich beieinander wie Steaks und Würstchen auf dem Luxusgrill, wissen Sie?

für den Augenblick wirklich alles Menschenmögliche getan. Sie verlangt eine zweite Meinung, und ich erkläre ihr, dass sie bereits eine Menge unserer Ärzte gesprochen habe, die alle derselben Meinung seien.

»Ich werde hier nicht weggehen, wenn ich keinen Termin für diese Operation bekomme«, verkündet sie, die Hände auf dem Schoß gefaltet, und es gibt keinen Zweifel, dass es ihr damit ernst ist. Ich habe nicht die Zeit zu warten, bis dieses Teufelsweib Handschuhe und Wetterjacke angezogen hat, also beschließe ich, ihr einen weiteren Termin in ein paar Wochen zu geben – und einen Kollegen in den Bus zu setzen, von dem ich gerade abgesprungen bin. Ich habe keine Zweifel daran, dass sie die Ressourcen der Klinik mindestens ein weiteres Jahr oder mehr für sich in Anspruch nehmen wird.

Bevor ich ihr diesen Termin geben kann, fängt sie an zu schreien: »Warum nimmt mich keiner ernst?!?« Mit der Frage schnappt sie sich den Kanülensammler* und wirft ihn mir an den Kopf. Ich stoße einen Schrei aus, ducke mich und kneife die Arschbacken zusammen. Der Behälter trifft die Wand oberhalb meines Schreibtischs, und um mich herum regnet es virusverseuchte Nadeln. Irgendwie schaffe ich es wie der vor Wile E. Coyote fliehende Roadrunner, dass mich keine davon trifft und nicht zwölf verschiedene HIV-Stämme in meinem Blutkreislauf zirkulieren. Eine Schwester kommt gerannt, um zu schauen, was der ganze Wirbel soll, und ruft dann den Sicherheitsdienst. Damit ist die Patientin aus der Klinik entlassen. Die Nächste bitte!

---

* In jedem Büro gibt es getrennte Behälter für Restmüll, Papier, Plastik und so weiter, die jeder ignoriert. Im medizinischen Tagesbetrieb haben wir zusätzlich ein Behältnis für scharfe und spitze Gegenstände – robuste Plastikbehälter, in die Sie gebrauchte Injektionsnadeln, Skalpellklingen und Ähnliches werfen.

Donnerstag, 6. November 2008

Mein Füller ist weg. Oder genauer: Mein Füller wurde gestohlen. Oder noch genauer: Er wurde gestohlen von einem der drei Anwesenden in Kreißsaal fünf: der Patientin AG, ihrem Freund oder ihrer Mutter. Es würde mir nicht so viel ausmachen, wäre es nicht ein Geburtstagsgeschenk von H, wäre es kein Mont-Blanc und hätte ich nicht soeben ihr Kind auf die Welt gebracht.

Die Wehen waren ohne größere Zwischenfälle verlaufen, aber die drei waren die ganze Zeit, in der ich bei ihnen war, unglaublich aggressiv. Ihr ungehobeltes Geknurre samt der zahllosen Tattoos, die sie alle – im Moment noch mit Ausnahme des Babys – zierten, ließen mich zögern, sie des Diebstahls zu bezichtigen.

Ich nehme an, so viele Jahre davongekommen zu sein, ohne dass mir jemand etwas stibitzt hat, war reines Glück. Kollegen berichten über alles Mögliche, von leer geräumten Kitteltaschen, aus Schwesternzimmern geklauten Handtaschen und aufgebrochenen Spinden. Ganz zu schweigen von aufgeschlitzten Reifen auf dem Klinikparkplatz und hin und wieder sogar körperlichen Angriffen.

Ich klage mein Leid Chefarzt Lockhart, dem ich nicht mal zutrauen würde, einem Patienten die Zehennägel zu schneiden, der aber jederzeit gut für einen Rat oder eine Anekdote ist. Der Rat: das Ganze vergessen, sich nicht abstechen lassen und dem Patienten Achtung dafür zollen, dass er einen guten Füller erkennt. Dann kam die Anekdote.

Bevor er seine Laufbahn in Gynäkologie und Geburtshilfe einschlug, hatte Lockhart in den Siebzigerjahren ein Weilchen als Hausarzt im Süden von London gearbeitet. Dass er eine feste Stelle in der Allgemeinmedizin ergattert hatte, feierte er mit der Anschaffung eines hellblauen MGB-Cabrios. Der Wagen war sein ganzer Stolz: Er redete mit Patienten, Freunden und Kollegen andauernd über das gute Stück, das er jedes Wochenende wachste und polierte. Es hätte nur noch gefehlt, dass er ein Foto davon auf seinem Schreibtisch hatte. Und dann, eines Tages, war es vorbei, wie es bei allen einseitigen Liebesbeziehungen so ist. Als er aus dem Dienst kam, musste er feststellen, dass das hellblaue Cabrio nicht mehr auf dem Praxisparkplatz stand. Er rief die Polizei, die tat, was sie konnte, den Wagen aber letztlich nicht aufzutreiben vermochte. Lockharts Konversationsthema Nummer eins mit Patienten, Freunden und Kollegen war nun der beklagenswerte Zustand der Welt – wie konnte jemand sein wunderbares Auto stehlen?

Eines Tages erzählte er seine Leidensgeschichte einem Patienten, der ein ranghohes Mitglied einer lokal ansässigen Gangsterfamilie war, wie sich herausstellte. Dank jenes skurrilen Ehrenkodex«, der Kriminellen offenbar lieb und wert ist, hielt er die ganze Sache für absolut abscheulich. Was für eine zwielichtige Figur bringt es fertig, das Auto eines Arztes zu stehlen? Absolut inakzeptabel. Er wollte den Schurken ausfindig machen und dazu bringen, das Auto zurückzugeben, obwohl Mr. L. natürlich beteuerte, dazu bestehe keinerlei Notwendigkeit – vermutlich mit derselben Inbrunst, wie Sie behaupten würden, es bestehe »absolut keine Notwendigkeit« für einen geschenkten All-inclusive-Trip auf die Seychellen. Mit anderen Worten: »Also gut«.

Ein paar Tage später stand auf Lockharts Parkplatz bei der Arbeit ein hellblaues MGB-Cabrio, die Schlüssel lagen auf dem Armaturenbrett. Seine überwältigende Erleichterung wich einigermaßen gemischten Gefühlen, als er realisierte, dass der Wagen ein komplett anderes Nummernschild und eine völlig andere Innenausstattung aufwies.

Samstag, 15. November 2008

E-Mail von Madame Mathieu, die mir zu ihrem großen Bedauern mitteilt, dass sie mir die restlichen Gebühren für meinen laufenden Konversationskurs in Französisch rückerstattet, weil ich inzwischen so viele Stunden gefehlt habe, dass die weitere Teilnahme sinnlos sei. Die E-Mail-Korrespondenz mit Madame Mathieu wird in der Regel ausschließlich auf Französisch geführt, damit wir uns ganz in die Sprache hineinfinden. Das hier ist die erste Mail an mich auf Englisch, und sie ist eindeutig nicht sicher, dass ich ansonsten den Inhalt verstehe. Damit reibt sie mir nun wirklich *sel* in das, was auch immer Wunde auf Französisch heißt.

Montag, 17. November 2008

Der Aberglaube verbietet es, jemals eine Schicht als ruhig zu bezeichnen. Genauso wenig, wie Sie einem Schauspieler »Viel Glück!« wünschen und einem Mike Tyson »Fick dich!« an den Kopf werfen können. Erwähnen Sie das R-Wort gegenüber einem Arzt, ist es fast so, als beschwören Sie einen Zauber, der die kranksten Patienten der Welt an seinem Krankenhaus zusammenkommen lässt. Ich erscheine zum Nachtdienst auf besagter privater Entbindungsstation, und die Assistenzärztin lässt mich wissen, dass es »heute Nacht sehr ruhig« werden wird. Bevor ich sie mit Weihwasser besprenkeln und »Weiche, Satan!« ausrufen kann, erklärt sie mir, dass ein hochgestelltes Mitglied des Königshauses irgendeines Golfstaates soeben im Kreißsaal ihr Baby entbunden hat – was ein Stück weit die Sicherheitsvorkehrungen erklärt, die an eine Oscarverleihung heranreichen, und die zahllosen Ferraris mit Ledersitzen vor dem Haus.

Was mich betrifft, finde ich es schon »ein bisschen protzig«, für den einundzwanzigsten Geburtstag drei Tische im Pub abzugrenzen, aber unsere verehrten Gäste haben nicht nur die gesamte Entbindungsstation gebucht, sodass keine einzige andere Patientin hier ist, sondern wohl auch die Chefärztin, die vorsichtshalber die Nacht über bleibt. Es lässt sich daher mit Fug und Recht sagen, dass es eine ruhige Nacht war.

Dienstag, 18. November

Ron rief mich heute Abend wegen einer medizinischen Frage an. Sein Vater hat sehr stark abgenommen, Beschwerden im Brustkorb und Schwierigkeiten beim Schlucken. Als er deswegen heute früh bei seinem Arzt war, befand dieser, dass er ein wenig gelb um die Nase aussah. Er wollte ihn noch innerhalb der Woche einem Gastroenterologen vorgestellt haben. Was meiner Meinung nach da im Busch wäre?

Hätte man mich das in einer schriftlichen Prüfung gefragt, hätte ich auf metastasierenden Speiseröhrenkrebs mit einer Überlebensrate von null getippt. Hätte mich ein Patient gefragt, hätte ich geantwortet, dass dies Anlass zu ernster Sorge sei und wir ihn so rasch wie möglich untersuchen wollten, um die Möglichkeit einer Krebserkrankung auszuschließen.

Aber bei jemandem, der mir so nahesteht? Ich sagte, es höre sich an, als mache sein Hausarzt alles genau richtig (die Wahrheit), und dass es immer noch sein könne, dass das Ganze sich als harmlos erweist (definitiv die Unwahrheit – es gab keine andere plausible Version als ein sehr schlechtes Omen). Ich wünschte mir verzweifelt, dass alles gut wäre – für Ron und seinen Vater, die ich beide kenne, seit ich elf war –, also log ich. Seine Patienten lügt man nie an, um ihnen falsche Hoffnungen zu machen, aber hier stand ich und tat genau das – beruhigte meinen Freund, sagte, dass alles gut werden würde.

Die Ärztekammer legt uns ständig nahe, sich als Arzt nicht mit Freunden und Familienangehörigen zu befassen, aber ich habe diesen Rat immer in den Wind geschlagen und mich privat als Bereitschaftsdienst zur Verfügung gestellt. Weil meine Arbeit mich als Freund in so vieler Hinsicht unzulänglich sein lässt, habe ich wohl das Gefühl, ich müsse wenigstens *irgendwas* anbieten, um meinen Namen auf der Grußkartenliste für Weihnachten zu rechtfertigen – was im Prinzip der Grund dafür ist, dass man uns empfiehlt, solches zu lassen.

Donnerstag, 20. November 2008

In keinem anderen Job erwartet man von Ihnen, dass Sie Schuhe aus einem Gemeinschaftsfundus nach dem Motto tragen: »Wer zuerst kommt, mahlt zuerst.« Man kommt sich vor wie in einer großen Schüssel, in der alle Leute ständig in Fruchtwasser, Blut und Plazentafetzen umherwaten und jeder zu faul ist, sich hinterher die Schuhe zu putzen.

Wenn Sie Ihr höchstpersönliches Paar weiße Lederclogs haben wollen, kostet Sie das um die achtzig Pfund, daher waren es in der Vergangenheit vor allem die Oberärzte, die ihr sattes Gehalt dafür ausgaben und durch die Klinik schwebten, als hätten sie zwei riesengroße blütenweiße Paracetamol an den Füßen. Heute aber gibt es eine neue Sorte von Schuhen namens Crocs – man bekommt sie in leuchtenden Farben, sie erfüllen ihren Zweck genauso gut und kosten unter zwanzig Öcken. Sie haben den zusätzlichen Vorteil, dass sie Löcher haben, sodass Sie Ihr Paar mit einem Vorhängeschloss zusammenschließen können und andere ihre dreckigen Griffel davon lassen müssen.

Heute hing in allen Umkleiden eine Mitteilung: »Dem Personal ist es untersagt, als Fußbekleidung Crocs zu tragen, da diese keinen ausreichenden Schutz vor herabfallenden scharfen Gegenständen bieten.« Ein offensichtlich frustrierter Kollege hat drunter geschrieben: »… und Sie wie Volldeppen aussehen lassen«.*

Samstag, 22. November 2008

In die Notaufnahme gerufen, um eine Neunzehnjährige mit schweren vaginalen Blutungen zu untersuchen – das alte Lied, das alte Lied. Tatsächlich habe ich es mit einer Neunzehnjährigen zu tun, die mit einer Küchenschere versucht hat, bei sich selbst eine Schamlippenverkleinerung durchzuführen. Sie hatte es beherzt geschafft, sich drei Viertel des Wegs durch ihre linke Schamlippe zu schneiden, bevor sie a) die Schere weglegte und b) den Krankenwagen rief. Es war der totale Albtraum da unten und blutete heftig. Ich erkundigte mich bei meinem vorgesetzten Assistenzarzt, ob ich hier nicht aus Versehen eine Genitalverstümmelung anrichtete, wenn ich das lose Stück entfernte und die blutende Schnittwunde nähte. Auf Genitalverstümmelung steht schließlich Gefängnis. Alles gut, meinte er, und ich brachte die Sache in Ordnung. Ehrlich gesagt, hatte sie ihre Sache nicht wesentlich schlechter gemacht als viele professionelle Anbieter von Labioplastiken, deren Opfer mir untergekommen sind.

Ich trug sie für ein paar Wochen in die Patientenliste der gynäkologischen Ambulanz ein, und nun, da der Notfall ver-

---

* Vermutlich derselbe Scherzkeks, der die Mitteilung: »Achtung, in dieser Abteilung sind Diebe am Werk!« geändert hat in: »Achtung, in dieser Abteilung sind Chirurgen am Werk!«

sorgt war, fanden wir Zeit für einen kleinen Schwatz. Sie sagte mir, sie habe »nicht damit gerechnet, dass es bluten würde«, worauf mir nichts Hilfreiches an Erwiderung einfiel. Dann fügte sie noch hinzu, dass sie »einfach nur normal« habe aussehen wollen. Ich versicherte ihr, dass an ihren Schamlippen absolut nichts auszusetzen sei, sie sähen ehrlich und aufrichtig komplett normal aus. »Aber nicht wie in einem Porno«, gab sie zurück.

Über die schädliche Wirkung von Pornos und Hochglanzmagazinen auf das Körperbild hat es schon jede Menge Rauschen im Medienwald gegeben, aber dies ist das erste Mal, dass ich es aus erster Hand gesehen habe – es ist zu gleichen Teilen erschreckend und deprimierend. Wie lange wird es dauern, bis Mädchen anfangen, sich die Vagina enger zu tackern?*

Mittwoch, 10. Dezember 2008

In dieser Woche führt das Krankenhaus eine Arbeitszeiterhebung durch.** Ich vermute mal, dass man dies in anderen Berufsfeldern tut, weil man mutmaßt, dass das Personal *weniger* Stunden arbeitet als vertraglich vereinbart und bezahlt.

Chefärzte, die nie zuvor auf einer Station gesichtet wurden,

---

* Die Antwort lautete, wie sich zeigen sollte: ein Jahr. Ein Kollege hatte eine Patientin zu behandeln, die sich den Eingang ihrer Vagina mit Sekundenkleber verengt hatte, weil ihr Freund das von ihr gewollt hatte.
** Bei einer solchen Übung muss jeder Arzt genau die Zahl an Stunden eintragen, die er gearbeitet hat. Da aber das Krankenhaus uns nicht für die Zeit bezahlen kann (oder will), die wir tatsächlich arbeiten, führt die Verwaltung das ganze Verfahren komplett ad absurdum. Entweder sie drängen uns, auf den Formblättern zu schwindeln und nur die vertraglich vereinbarten Stunden einzutragen, oder sie überschwemmen die Stationen vorübergehend mit ein paar Dutzend Oberärzten, die die Belastung für die Jungärzte kurzfristig ein wenig auffangen.

schreiben Entlassungsbriefe für Patienten, betreiben ein paar Stunden die Dringlichkeitseinschätzung für die Kreißsaalbelegung, untersuchen in der Notaufnahme Patientinnen – damit erhöhen sie die Chancen, dass die Juniorärzte rechtzeitig in den Feierabend gehen können. Die Scharade dauert natürlich genau bis zu der Nanosekunde, in der die Erhebung endet, aber für den Augenblick genieße ich die Vorzüge. Es ist schon die dritte Schicht in Folge, nach der ich pünktlich gehen kann, sodass H sich mitfühlend zu mir gesetzt hat, um herauszufinden, ob ich gefeuert wurde.

Um die Illusion von Korrektheit aufrechtzuerhalten, lässt die Verwaltung ein paar zufällig ausgewählte Ärzte von Leuten aus der Büroabteilung begleiten und beobachten. Ich hatte so jemanden bei einer Nachtschicht dabei – oder wenigstens bis halb elf, als die Betreffende nach Hause ging und zur Begründung allen Ernstes erklärte, sie sei müde.

Montag, 29. Dezember 2008

Untersuche eine Patientin in der gynäkologischen Sprechstunde, der ihr Hausarzt vor Kurzem Hormonpflaster verordnet hat und die jetzt über Zwischenblutungen klagt. Ich frage sie, wie lange sie die Pflaster schon bekommt, und sie hebt ihre Bluse hoch und zählt die Pflaster: »Sechs... sieben... acht Wochen.« Ihr Hausarzt hatte vergessen zu erwähnen, dass sie die alten Pflaster entfernen muss.

Samstag, 10. Januar 2009

Die Hochzeit von Percy und Marietta heute fühlt sich an wie ein immenser Triumph gegen alle Widrigkeiten. Nicht nur ein

Arzt, sondern zwei haben es fertiggebracht, für ihren großen Tag gleichzeitig freizubekommen. Und noch dazu den ganzen Tag – nicht wie meine ehemalige Kollegin Amelia, die für ihre Hochzeit nur den Nachmittag ergattern konnte und ihre Frühschicht in Hochzeitsfrisur und geschminkt ableistete, damit sie zeitlich hinkam.

Das größte Wunder aber ist, dass die beiden einem System, das allem Anschein nach noch jede Beziehung ruiniert hat, getrotzt haben und so lange zusammengeblieben sind. Percy und Marietta hatten ihre Ausbildungsstellen in zwei verschiedenen Bezirken zu absolvieren, das bedeutete, fünf Jahre hindurch betrug die kürzeste Distanz zwischen den Krankenhäusern, in denen sie arbeiten mussten, knapp zweihundert Kilometer. Statt irgendwo an einem Ort zusammenzuwohnen, der für beide gleich ungünstig lag, zog Percy in ein scheußliches Klinikwohnheim und kam nach Hause, wann immer es der Dienstplan erlaubte (in der Regel tat dieser ihm nicht den Gefallen).

In seiner Rede als Trauzeuge verglich Rufus, ein angehender Chirurg, ihren Status mit der Beziehung zu jemandem, der auf der Internationalen Raumstation ISS lebt. Es war eine geniale Rede, besonders ergreifend durch den Umstand, dass er sie zwischen Vorspeise und Hauptgang halten musste, weil er eiligst zum Nachtdienst aufbrach, sobald er die sautierte Hähnchenleber hinuntergeschlungen hatte.

Montag, 12. Januar 2009

Gebeten, eine Patientin vor der Entbindung zu untersuchen und eine Vaginaluntersuchung zu wiederholen, da sich die Hebamme ihres Befunds nicht sicher war. Ihrer Beobachtung nach hatten wir es mit einer Schädellage und einem Muttermunddurchmesser von einem Zentimeter zu tun. Meiner Beobachtung nach handelte es sich um eine Steißlage und einen Durchmesser von sechs Zentimetern. Ich erkläre der Mama, dass das Baby verkehrt herum liegt und es das Sicherste sei, es per Kaiserschnitt zu entbinden. Ich erkläre ihr nicht, welchen Teil des Babys die Hebamme soeben mit dem Finger inspiziert und einen Öffnungsgrad von einem Zentimeter attestiert hat.

Donnerstag, 22. Januar 2009

Habe aus Versehen den Bereitschaftspager in den Abfallzerkleinerer der Station fallen lassen und ihm einen knirschenden Tod beschert. Die Erfahrung ähnelt sehr der, die man macht, wenn man sich versehentlich in die Hose pinkelt: ein wunderbares Gefühl, so warm, voller Erleichterung, nahezu augenblicklich gefolgt von: »Verdammt, was mache ich jetzt?!«

Donnerstag, 29. Januar 2008

Vor dem Schnitt in die Gebärmutterwand bei einem Kaiserschnitt ungefähr eine Minute gewartet, bis Heart Radio zum nächsten Song gewechselt hat. So passend eine Band wie Cutting Crew für einen Chirurgen auch sein mag, ich weigere mich, ein Baby zum Refrain von »I just died in your arms tonight« zu entbinden.

Freitag, 30. Januar 2009

Frau DT ist fünfundzwanzig Jahre alt und zu ihrer ersten

Kolposkopie samt Abstrich erschienen.* Sie hat eine seltene Fehlbildung – einen Uterus didelphys: eine komplette Doppelanlage der Gebärmutter mit doppelter Vagina, zwei Gebärmutterhälsen und zwei Uteri. Ich habe so etwas noch nie gesehen. Ich mache die beiden Abstriche und brauche ein oder zwei Minuten, um mir klar zu werden, wie zum Teufel ich die Objektträger beschriften und die Formblätter ausfüllen soll, denn das Screeningprogramm des NHS ist für dieses zugegebenermaßen seltene Szenario – wenn man ehrlich ist – eigentlich nicht gerüstet.

Seit ihren Teenagertagen hat sie keinen Gynäkologen aufgesucht und stellt mir daher eine ganze Reihe Fragen. Ich gestand, dass ich noch nie einen Fall wie den ihren gesehen hatte, beantwortete ihre Fragen aber nach bestem Wissen und Gewissen. Vor allem macht sie sich Gedanken über künftige Schwangerschaften.** Ich frage, ob sie mir im Gegenzug auch ein paar Fragen gestatte. Das ist vermutlich unangebracht, aber wir kamen gut miteinander klar, und ich werde womöglich nie wieder Gelegenheit haben, mit jemandem zu reden, der diese Fehlbildung hat.

Hier kommt, was ich gelernt habe. Früher hatte sie den Männern, mit denen sie Sex hatte, davon erzählt. Das hat diese in der Regel aus der Fassung gebracht, jetzt erwähnt sie es nicht mehr. Sie bemerken es allem Anschein nach ohnehin nie – was kaum überrascht: Das Wissen der meisten Männer über die weibliche Anatomie ist bestenfalls als lückenhaft zu bezeich-

---

* Als Kolposkopie bezeichnet man eine etwas aufwendigere Methode, die Schleimhäute der Unterleibsorgane auf Veränderungen wie Krebsvorstufen zu untersuchen.
** Sie wird vermutlich schwanger werden können, aber es besteht ein erhöhtes Risiko für eine späte Fehlgeburt, Frühgeburt, Wachstumsstörungen und eine Steißlage; auch ist es wahrscheinlich, dass sie mittels Kaiserschnitt entbunden werden muss.

nen. Abgesehen von dem alten »Finde die Klitoris«-Klischee ist den meisten allem Anschein nach nicht klar, dass Mädels eine Extraöffnung zum Wasserlassen haben – sie glauben einfach, es mit einem großen Multifunktionsservicetunnel zu tun zu haben. Mehr als einmal habe ich einer Frau während der Wehen einen Katheter gelegt und bin dabei vom Partner gefragt worden, ob das nicht das Baby am Herauskommen hindere.

Die Patientin berichtet, dass sie am liebsten Sex mit ihrer linken Vagina hat, weil die größer ist (was mir bei der Untersuchung aufgefallen war – bei der rechten brauchte ich ein kleineres Spekulum). Aber sie merkte auch an, es sei ganz schön, über eine Option für »anders gebaute« Kerle zu verfügen. Ich schlage vor, dass sie sich für den Fall, dass sie vergessen sollte, welche Seite wie beschaffen ist, mit dem Spruch: »Rechts nicht schlecht, aber links bringt's« behelfen könnte, aber es ist wohl sehr unwahrscheinlich, dass sie den Durchmesser ihrer beiden Vaginen vergisst oder verwechselt.

Ich erzähle H nach der Arbeit von der Geschichte. »Also das ist dann so wie bei den Bleistiftspitzern in der Schule? Die mit den zwei unterschiedlich großen Öffnungen?«

Dienstag, 3. Februar 2009

Letzter Arbeitstag, bevor es zur nächsten Stelle geht. Es fühlt sich immer seltsam an, eine Stelle aufzugeben, bei der man Leben beginnen und enden gesehen und mehr Zeit verbracht hat als in den eigenen vier Wänden. Ich habe die Rezeptionistin der Station häufiger zu Gesicht bekommen als die eigene bessere Hälfte, und so gut wie niemand nimmt Notiz von meinem Abschied – aber ich bin inzwischen abgehärtet. Es gibt einen solchen Durchsatz an Jungärzten, dass mir klar geworden ist, warum es kein großes Tamtam darum gibt. Wie eine besonders giftige Oberin uns eines Tages entgegenfauchte: »Sie sind nur durchreisende Gäste an meinem Dauerarbeitsplatz.«

Ich habe nicht einmal eine Lebewohl-Karte bekommen, von einem Geschenk ganz zu schweigen. Bis ich heute ein Päckchen von Mr. Lockhart in meinem Fach fand. Eine Karte, auf der er sich bedankte und auf ein Wiedersehen hoffte. Daneben lag ein brandneuer Montblanc-Füller.

7

Dritte Stelle als Assistenzarzt

Irgendwann kommt der Zeitpunkt, an dem Sie entscheiden müssen, was für eine Art Arzt Sie werden wollen. Nicht in technischer Hinsicht – ob Sie Urologe oder Neurologe sein wollen, sondern die wichtigere Frage, welchen Umgang mit Patienten Sie sich zu eigen machen wollen. Ihre Bühnenpersönlichkeit entwickelt sich im Verlauf Ihrer Ausbildung, aber im Allgemeinen legt man sich nach ein paar Jahren eine bestimmte Art zu, die man dann in seiner weiteren Arztlaufbahn beibehält. Kommen Sie freundlich, charmant und positiv herüber? Ruhig, nachdenklich und wissenschaftlich? Ich nehme an, es ist dieselbe Art von Entscheidung, die Polizeibeamte fällen, wenn sie die Wahl zwischen Good Cop und Bad Cop treffen.

»Gleich zur Sache« war mein Ansatz – kein Drumherumgerede, kein Small-Talk, lassen Sie uns den Stier bei den Hörnern packen, dazu eine Prise Sarkasmus. Das hat genau genommen zwei Gründe. Es war ohnehin bereits mein Wesen, bedurfte daher keines allzu großen schauspielerischen Aufwands, außerdem spart es Ihnen wertvolle Lebenszeit, wenn Sie auf die obligate Fünfminutenvorrede über das Wetter, den Beruf des Betreffenden und jede verdammte Reise, die er in seinem Leben gemacht hat, verzichten. Es lässt Sie ein bisschen distanziert erscheinen, aber ich halte das für keine so schlechte Sache: Ich hatte wirklich nicht das Bedürfnis, mit meinen

Patienten auf Facebook verlinkt zu sein oder sie zu fragen, in welcher Farbe sie ihr Klo im Keller streichen wollen.

Die herkömmliche Lehre lautet, dass Patienten von ihren Ärzten ehrlich gemeinte Fragen erwarten (»Sagen Sie mir, was Ihnen Sorgen macht ...«), dann verschiedene Therapieoptionen aus dem weiten Spektrum von konservativ, medikamentös bis chirurgisch vorgeschlagen haben wollen, damit sie selbst ihre Entscheidungen fällen. Begriffe wie »Entscheidung« klingen in der Theorie prima – wir alle haben gern das Gefühl, unser Schicksal selbst in der Hand zu haben –, aber haben Sie je in einer Kantine Schlange gestanden, in der es mehr als eine Handvoll Hauptgerichte zur Auswahl gab? Die Leute zaudern, entscheiden sich um, suchen Bestätigung durch ihre Freunde. Sieht der Schellfisch gut aus? Wie steht's mit dem Apfelkuchen? Ich weiß wirklich nicht, was ich lieber mag. Und währenddessen werden Ihre Pommes kalt. Manchmal ist es besser, auf den Punkt zu kommen und keinen Raum für Zweifel zu lassen.

Insbesondere auf der Entbindungsstation habe ich festgestellt, dass das Vertrauen der Patienten eher zunahm, wenn der Arzt ihnen eine bestimmte Vorgehensweise vorschlug – Sie sind darauf angewiesen, dass Ihre Patienten gelassen sind und Ihnen unausgesprochen ihr Leben und das ihres Babys anvertrauen. Auch habe ich zahllosen Patienten im Krankenhaus die Verzögerung einer wirksamen Behandlung erspart, indem ich ihnen eine Speisekarte mit jeder Menge Optionen vorenthalten habe, die meisten davon mit großer Sicherheit von keinerlei Mehrwert, nur um sagen zu können, dass es die Entscheidung des Patienten war. Ich habe ihnen vielmehr meine Meinung als Fachmann angeboten – die Entscheidung des Patienten besteht dann darin, diese anzunehmen oder nicht. Das erwarte ich jedenfalls, wenn ich selbst zum Arzt gehe oder mein Auto in die Werkstatt bringe.

Aber es lässt sich nicht darum herumreden, dass mein

direkter Ansatz mich zu einem weniger »netten« Arzt macht. Dass einem vertraut wird, ist sehr viel wichtiger, als dass man gemocht wird, aber es ist trotzdem gut, beides zu kombinieren. Ich beschloss daher auf meiner dritten Station als Assistenzarzt – inzwischen in einem riesigen Lehrkrankenhaus –, meinen Umgang mit den Patienten ein bisschen wärmer zu gestalten. Das war keine ganz und gar freiwillige Entscheidung, gebe ich zu, jemand hatte sich über mich beschwert. Zwar eher über meine klinische Leistung als über mein Gebaren, aber es hat mich so komplett umgehauen, dass ich zu der Überzeugung gelangte, ich müsse alles in meiner Macht Stehende tun, dass mir Beschwerden in Zukunft erspart blieben. Wenn das Gespräche wie im Frisiersalon und kumpelhaftes »Wir haben uns schon verstanden«-Gegrinse bedeutete, dann von mir aus.

Aus heiterem Himmel war bei mir ein Brief von der Klinik ins Haus geflattert, in der ich zwei Jahre zuvor gearbeitet hatte. Man ließ mich wissen, dass eine von mir operierte Patientin mich wegen eines Kunstfehlers verklagt hatte. Tatsächlich hatte ich mir keine Nachlässigkeit zuschulden kommen lassen – statistisch gesehen kommt es bei einem von zweihundert Kaiserschnitten zu einer Verletzung der Blase, und mit dem Aufklärungsblatt, das sie vor der Operation unterzeichnet hatte, war sie von diesem Risiko in Kenntnis gesetzt worden. Ich rede mir gerne ein, dass das Risiko, dass *ich* die Blase einer meiner Patientinnen verletze, weit unter 1:200 liegt, weil ich weit mehr als zweihundert Gelegenheiten hatte, das zu tun und es mir nur einmal passiert ist. Es tat mir damals zwar furchtbar leid, aber ich wusste, dass es gut aufgefangen werden würde – ich hatte sofort gemerkt, was passiert war. Die Urologen kamen auf der Stelle, um die Sache in Ordnung zu bringen, und auch wenn es für die Patientin in dem Moment sicher belastend gewesen ist, so hatte es doch keine schlimmeren Folgen, als dass sie ein bisschen länger in der Klinik bleiben musste. Ich dachte auch, dass ich das Danach gut gehandhabt hatte: Ich hatte mich bei ihr entschuldigt, ehrlich und zerknirscht, was in diesem Falle keinerlei schauspielerische Leistung von mir verlangte. Das Letzte, was Sie wollen, ist einem Patienten genau jene Komplikationen zuzufügen, vor denen Sie sie gewarnt haben. Oberste Priorität: Keinen Schaden anrichten, das steht auf Ihrer Arbeitsplatzbeschreibung ganz oben. Aber Shit happens, und bei dieser Gelegenheit für Sie.

Die Anwälte der Kanzlei Wichser, Superwichser und Supersuperwichser, die der medizinerjagenden Zunft »Honorar nur im Erfolgsfall« angehören, sahen das anders. Ihrer Expertenmeinung zufolge war das Vertrauen nicht vorhanden, hatte ich die Operation weit unter dem Standard durchgeführt, den man mit Fug und Recht von mir erwarten konnte, das Leiden ihrer Mandantin im Übermaß erhöht und ihr wertvolle Zeit zur Bindung mit dem Neugeborenen vorenthalten. Die Erkenntnis hatte sie offenbar aus dem Durchblättern eines Buchs mit dem Titel *Recht: Einfach mal den Gegner vollscheißen und schauen, ob er danach wieder aufsteht* gewonnen.

Leider konnte ich nicht meinerseits klagen und die Stunden geltend machen, die ich unnötigerweise mit dem Durchgehen der alten medizinischen Berichte und den Treffen mit Anwälten verbracht habe; oder den Schaden, den meine Beziehung davontrug, weil unsere wertvollen kurzen Zeitspannen trauter Zweisamkeit ständig von alldem überschattet wurden. Auch nicht die Kosten für die vielen Dosen Red Bull, die mich nach schlaflosen Tagen des Berichteschreibens in den Nachtdiensten wachhielten. Oder mein eigenes Leid – die Angst und das Schuldgefühl, das sich auf den ohnehin bereits stressigen Arbeitsalltag türmte, die unfaire Anschuldigung, meine Arbeit schlecht zu machen, die Furcht, dass ich womöglich schlechte Arbeit *leistete*. Ich habe immer für jeden meiner Patienten mein absolut Bestes zu geben versucht, und es traf mich wirklich wie ein Dolch ins Herz, dass jemand etwas anderes behauptete.

Die Patientin hatte höchstwahrscheinlich keine Vorstellung davon, wie traurig und anstrengend der Prozess für mich sein würde – ihr Anwalt hat sich ohne Zweifel über seinen Schnurrbart gestrichen, sein besorgtestes Gesicht aufgesetzt und ihr erzählt, es sei die Sache wert, sein Glück zu probieren – es könnte schließlich ein hübsches Sümmchen für sie herausspringen* – und er hatte recht, das Krankenhaus erklärte sich wie immer zu einer außergerichtlichen Einigung bereit. Vielleicht ist es nur Teil der schleichenden Amerikanisierung des Gesundheitswesens, dass das Leben notgedrungen prozesssüchtiger wird. Oder die Patientin war eine von jenen freudlosen Typen, die die Hälfte aller Menschen verklagt, die ihr über den Weg laufen: den Busfahrer, der ihr keinen guten Morgen wünscht, die Kellnerin, die ihre Portion Pommes vergessen hat, oder noch einmal mich, weil ich das hier schreibe. Was immer hinter den Kulissen vor sich geht, es hat auf jeden Fall für meinen absoluten Tiefpunkt als Assistenzarzt gesorgt – ich habe mich gefragt, warum ich mir überhaupt die Mühe mache, wenn jetzt schon die Patienten auf mich eindreschen. Ich habe ernsthaft überlegt, alles hinzuschmeißen, und so ein Gedanke war mir zuvor noch nie in den Sinn gekommen. Aber ich habe nicht hingeschmissen. Ich beschloss verzweifelt, nach etwas

* Es kommt eigentlich nie vor, dass der Arzt in einer Situation wie dieser für die Kosten höchstpersönlich haften muss. Das Krankenhaus übernimmt die Rechnung, im Falle von Hausärzten eine Versicherung. Manchmal kann es, wenn es sich um grobe Fahrlässigkeit handelt, zu einem Strafverfahren kommen – und das gilt nicht nur für Ärzte. Im Jahr 2006 wurde ein Optiker der Drogeriemarktkette Boots wegen Totschlags zu einer Gefängnisstrafe verurteilt, weil er bei einem zwölfjährigen Mädchen ein Symptom übersehen hatte und das Kind infolge dieses Fehlers verstarb. Parallel zu jeder juristischen Klage kann eine Beschwerde bei der Ärztekammer erfolgen, die Sie Ihre Approbation kosten kann.

Positivem zu suchen, das ich daraus mitnehmen konnte – und das bestand darin, mein Bestes zu tun, um mich vor künftigen Briefen mit juristischem Briefkopf zu schützen.

»Guten Morgen!« strahlte Adam 2.0 in eine komplett überlaufene Schwangerschaftsvorsorgesprechstunde.

»Wollen Sie mich verarschen, Kumpel?«, entgegnete der Ehemann einer Patientin. Und so währte die Neuerfindung meines Wesens nur zwei Tage.

Freitag, 6. Februar 2009

Bei der Patientin HJ ist aufgrund einer Wehenschwäche ein Notfallkaiserschnitt fällig, eine Überraschung ist das nicht. Als ich ihr bei der Aufnahme erstmals begegnete, legte sie mir ihren neunseitigen Geburtsplan vor, Farbdruck und laminiert. Die Walgesänge, die auf ihrem Laptop zu spielen seien (ich erinnere mich nicht mehr genau an Alter und Spezies des Wals, aber ich bin sicher, es war darin detailliert dokumentiert), die Aromatherapieöle, die anzuwenden sind, eine Einführung in die Hypnotherapietechniken, derer sie sich zu bedienen gedenke, die Aufforderung an die Hebamme, den Begriff »Wogen« statt »Wehen« zu verwenden. Die gesamte Aktion war von Anbeginn an zum Scheitern verdammt – ein Geburtsplan ist in etwa so hilfreich wie ein »Wetterplan« oder ein »Lotteriegewinnplan«. Zwei Jahrhunderte Geburtshilfe haben keine Möglichkeit ergeben, den Verlauf einer Entbindung vorherzusagen, aber eine gewisse Glaubensgemeinschaft aus angehenden Müttern in wehenden Gewändern scheint der Ansicht zu sein, sie habe den Bogen raus.

Unnötig zu sagen, dass HJs Geburtsplan das Papier nicht wert war, auf dem er geschrieben stand. Die Hypnotherapie wich dem Lachgas und Atmung der Epiduralanästhesie. Die Hebamme erzählte mir, die Patientin habe ihren Mann angeblafft, er solle »die Scheiße abstellen«, als er an der Lautstärke der Wallaute herumfuhrwerkte. Sie hatte trotz Syntocinon*

---

* Syntocinon ist ein künstliches Oxytocin und wird intravenös verabreicht, um die Wehen zu verstärken und die Entbindung zu beschleunigen. Eigentlich sollte sich der Muttermund unter dem Medikament pro Stunde um etwa einen Zentimeter erweitern. Wenn das nicht passiert, ist es Zeit für einen Kaiserschnitt.

fast drei Stunden bei einer Muttermundöffnung von fünf Zentimetern festgehangen. Wir hatten nun schon zweimal um ein paar Stunden verlängert, also erkläre ich ihr, dass das Kind nicht auf normalem Wege kommen werde und ich nicht bereit sei zu warten, bis es total gestresst sei und zum Giga-Notfall werde. Wie erwartet, kam das nicht sonderlich gut an. »Kommen Sie«, sagte sie. »Es muss doch noch einen dritten Weg geben!«

Ich habe keine Lust, mir von einer Patientin, die finster entschlossen ist, eine blogreife Geburt hinzulegen, aber aus irgendeinem Grund von der Natur im Stich gelassen wird, eine Rüge vom Patientenschutzbeauftragten einzuhandeln. Ich habe mir schon mal eine von einer Frau eingehandelt, der ich nicht erlaubt hatte, während der Geburt brennende Kerzen um sich zu haben. »Ich glaube nicht, dass dies eine so unvernünftige Bitte war«, schrieb sie in ihrer Beschwerde. Offene Flammen in nächster Nähe zu Sauerstoffflaschen, ist klar.

Dieser Patientin stand »heftig formulierte Mails« auf die Stirn geschrieben, also hole ich mir Rückendeckung, indem ich den Oberarzt bitte, vorbeizuschauen und ein bisschen mit ihr zu plaudern. Glücklicherweise hat Mr. Cadogan Dienst – er ist väterlich, charmant und beruhigend, und er riecht teuer, was die schickeren Mütter in Scharen auf die Privatstation treibt, auf der er weit lieber Dienst schiebt als bei uns. Er hat HJ schnell überredet und bietet ihr unter leise gerauntem Spott und Erstaunen der übrigen Belegschaft sogar an, den Kaiserschnitt höchstselbst durchzuführen. Niemand der Anwesenden kann sich erinnern, wann er zum letzten Mal ein Baby zum Nulltarif auf die Welt gebracht hat. Vielleicht hat der Golfplatz wegen Regen geschlossen.

Er schlägt der Patientin vor, in etwas einzuwilligen, was er als »natürlichen Kaiserschnitt« bezeichnet – es ist das erste Mal, dass ich von so etwas höre. Die OP-Lampen werden gedimmt, es läuft klassische Musik, und das Baby wird unter den Augen seiner beiden Eltern ganz langsam aus dem Bauch geholt. Es ist ein billiger Taschenspielertrick und verschafft seinem Platin-Entbindungspaket mit Sicherheit einen ordentlichen Prestige-bonus, aber HJ fährt voll darauf ab. Es ist das erste Mal an diesem Tag, dass sie auch nur ansatzweise froh aussieht. Als Mr. Cadogan aus dem Zimmer ist, fragt HJ die Hebamme, was sie von »natürlichen Kaiserschnitten« hält. »Wenn der Typ da mich operiert hätte«, gibt die Hebamme zurück, »hätten die Lampen so hell strahlen müssen, wie sie es hergeben.«

Samstag, 7. Februar 2009

Habe dank eines kniffligen Kaiserschnitts in der neunund-zwanzigsten Woche* die erste Hälfe von *Les Misérables* ver-passt und nicht die leiseste Ahnung, was in der zweiten Hälfte passiert (vor allem auch, weil der Gute, Jean Valjean, und der Böse, Javert, für meine Ohren fast denselben Namen haben).

Beim Austausch mit Ron und den anderen hinterher im Pub scheint es allerdings, dass selbst die nicht mehr verstanden haben, die der ersten Hälfte beigewohnt haben.

Sonntag, 8. Februar 2009

Simon rief an und erzählte, dass er sich nach einem Streit mit seiner neuen Freundin in der vergangenen Nacht die Puls-

---

* Bei Frühchen sind Kaiserschnitte um einiges schwieriger. Das untere Uterinsegment, das bei einer ausgetragenen Schwangerschaft normalerweise durchtrennt wird, bildet sich erst um die 32. Woche richtig aus. Das bedeutet, dass man durch einen sehr viel dickeren Teil der Uteruswand schneiden muss, was das Ganze schwieriger und blutiger macht.

adern aufgeschnitten hat und zum Nähen ins Krankenhaus musste. Er ist zu Hause, und es geht ihm ganz gut, eine psychiatrische Betreuung wurde arrangiert.

Er fragt, ob ich sauer auf ihn sei, und ich antworte: natürlich nicht. In Wirklichkeit war ich extrem sauer – weil er es getan hatte und weil er mich nicht zuerst angerufen hatte, sodass ich hätte versuchen können, ihn davon abzubringen. Nach all den Stunden meiner Zeit, die ich ihm geschenkt habe, wäre er mir das doch mit Sicherheit schuldig gewesen? Ich fühlte mich schuldig, hatte das Gefühl, nicht genug getan und ihm nicht gut genug geholfen zu haben. Außerdem fand ich, dass ich es hätte kommen sehen und verhindern müssen. Und ich fühlte mich schuldig, weil ich so wütend auf ihn war.

Wir redeten ungefähr eine Stunde miteinander, und ich versicherte ihm erneut, dass er mich jederzeit, Tag und Nacht, anrufen könne. Aber wir hatten dieses Gespräch in den letzten drei Jahren so häufig, und es ist ein Jammer, dass wir nicht weiter sind als nach seinem ersten geposteten Hilfeschrei von damals.

Genau genommen ist das vermutlich die falsche Art, das Ganze zu sehen. Depressionen heilt man genauso wenig wie Asthma – man bekommt sie in den Griff. Ich bin der Inhalator, für den er sich entschieden hat, und ich sollte zufrieden sein, dass es so lange ohne Anfall gut gegangen ist.

Dienstag,17. Februar 2009

Es gibt einen Notfallalarm, und es ist ein bisschen verzwickt, wieder Ruhe in den Laden zu bringen. Neben dem üblichen Dutzend Personen, die hektisch herumflitzen, ist alles voller Schutt und Staub. In einer Folge von *Casualty* wäre es vermutlich ein Rettungswagen gewesen, der in die Station gekracht

wäre – aber nein, die Hebamme hat so heftig an der Notruf-
schnur gezogen, dass die halbe Decke mit heruntergekommen
ist.

Donnerstag, 19. Februar 2009

Es ist wirklich eine Schande, dass unsere Pflicht zum Schutz
des Kindeswohls* nicht so weit reicht, Einspruch gegen einige
der schrecklichen Namen einlegen zu dürfen, mit denen Eltern
ihre armen Babys bedenken. Heute Morgen habe ich den kleinen Sayton entbunden – ausgesprochen wie Satan, der Herr
der Unterwelt. Es ist schwer vorstellbar, dass er ohne Mobbing
durch die Schulzeit kommt, und dennoch schicken wir ihn
fröhlich winkend auf diese Reise (oder vielleicht ist er wirklich
der Teufel, und ich hätte ihn besser wieder zurückgeschoben).

Beim Mittagessen entzündet sich eine lebhafte Diskussion
mit meiner Kollegin Katie an der Frage, ob meine Bauchschmerzen bei Baby Sayton schlimmer sind als ihre bei der von
ihr entbundenen LaSanya, die genau wie das Nudelgericht
Lasagne ausgesprochen wird. Wir vergleichen gerne unsere
Schauergeschichten, als spielten wir »Supertrumpf Geburtshilfe«.

Sie erzählt, dass sie einmal ein Mädchen namens Clive entbunden habe, aber ich halte dagegen, wir hätten schon eine
Princess Michael gehabt, Clive sei also nicht sonderlich be-
eindruckend. Oliver berichtet, dass man dort, wo er geboren
wurde – in Island –, gezwungen ist, einen Namen von einer
vorgegebenen Liste zu wählen und es gegen das Gesetz ver-

---

* Alle Ärzte sind laut ihrem Eid vor der Ärztekammer verpflichtet, Kinder
und junge Menschen vor Missbrauch und Vernachlässigung zu schützen und
jedem diesbezüglichen Verdacht nachzugehen.

stößt, wenn man das nicht tut. Klingt nicht nach der schlech-
testen Idee.

Mittwoch, 4. März 2009

Es sollte keiner extra Erwähnung bedürfen, wenn ich es schaffe, die Entbindungsstation pünktlich zu verlassen, aber heute
ist das der Fall, und ich treffe mich zu einem lang ausgemach-
ten Abendessen mit meiner Großmutter in Teddington. Nach
der Vorspeise beugt sie sich zu mir herüber, befeuchtet ihren
Zeigefinger mit Spucke und wischt mir einen Essensspritzer
von der Wange. Als sie den Finger erneut ableckt, geht mir ein
wenig zu spät auf, dass es sich um Vaginalblut einer Patientin
gehandelt hat. Reden ist Silber, Schweigen ist Gold.

Samstag, 7. März 2009

»Doktor Adam! Sie haben mein Baby auf die Welt gebracht!«,
quietscht die Frau hinter der Käsetheke bei Sainsbury's. Ich erinnere mich nicht im Entferntesten an sie, aber ihre Geschichte scheint hinzuhauen – schließlich stimmen mein Name und
auch mein Beruf. Ich erkundige mich nach »dem Kleinen«,
habe ich doch wirklich keine Ahnung vom Geschlecht des
Babys. Es geht ihm gut. Sie stellt mir lächerlich detaillierte
Fragen aus dem Kreißsaal-Smalltalk, den wir vor einem Jahr
miteinander hatten: Wie ich mit dem Bau des Schuppens
vorankäme, ob Costco donnerstags wirklich, wie ich damals
wohl hoffte, bis acht Uhr abends geöffnet hatte. Ich fühle mich
ein bisschen schuldig angesichts des kolossalen Ungleichge-
wichts in Bezug auf den Eindruck, den wir aufeinander gemacht haben. Aber andererseits war dies einer der wichtigsten

Augenblicke in ihrem Leben, für mich hingegen unter Umständen Entbindung Nummer sechs an diesem Tag. Es vermittelt einen flüchtigen Eindruck davon, wie es sein muss, eine Berühmtheit zu sein – ein Fan fragt Sie, ob Sie sich an eine kurze Begegnung im Anschluss an ein Konzert vor zehn Jahren erinnern.

»Ich lasse ihn als Cheddar durchgehen«, flüstert sie mir zu, während sie den Ziegenkäse abwiegt – das spart mir einige Kröten und gehört damit zu den höchsten Nebeneinkünften, die ich in diesem Job je hatte. Ich lächle sie an.

»Das ist kein Cheddar, Rose«, ruft ihr Vorgesetzter im Vorbeigehen, und mein Nebenverdienst löst sich in Wohlgefallen auf.

Montag, 30. März 2009

Habe soeben für ein Elternpaar eine Ultraschallaufnahme von ihrem Baby ausgedruckt und wische der Mutter das Kontaktgel vom Bauch, als der Vater mich fragt, ob ich nicht noch ein Bild aus einem anderen Blickwinkel machen könne. Sein Argument: »Ich bin nicht sicher, ob ich das hier auf Facebook stellen kann.« Meine Augenbrauen sind bis zum Haaransatz hochgezogen vor Unverständnis ob dieser obsessiv sich selbst bespiegelnden, in den sozialen Netzwerken nach Aufmerksamkeit lechzenden Lebenschronisten, als ich das Foto genauer in Augenschein nehme. Ich verstehe, was er meint: Es sieht darauf ganz so aus, als onaniere der Fötus.

Freitag, 3. April 2009

Sitze mit Ron bei einem Drink – wir reden über seine Arbeit

und darüber, dass er beschlossen hat, es sei »an der Zeit weiterzuziehen«. Ich denke manchmal selbst übers Weiterziehen nach, aber irgendwie ist das als Idee etwas weltfremd, wenn man beim einzig möglichen Arbeitgeber des Landes beschäftigt ist. Er bietet mir an, mich mit seiner Personalberaterin zusammenzubringen und erklärt, er sei sicher, dass ich eine Menge übertragbare Qualifikationen zu bieten hätte.

Ich höre das häufig von Nichtmedizinern, aber ich glaube es nicht. Es herrscht das Gefühl vor, dass Ärzte Fachleute im Problemlösen sind, die aus einem Schwung an Symptomen eine bombensichere Diagnose ableiten. In Wirklichkeit sind wir eher Dr. Nick aus den *Simpsons* als Dr. House. Wir lernen aus Mustern, die wir mehrfach gesehen haben, eine begrenzte Reihe von speziellen Problemen zu erkennen – wie ein Zweijähriger, der auf ein Tier deuten und »Katze« oder »Ente« sagen kann, aber bei einem Hohlblockstein oder einer Chaiselongue Probleme bekäme. Ich hege den starken Verdacht, dass ich es als Managementberater nicht lange machen würde, versuchte ich meine Problemlösungskompetenz auf einen schwächelnden Firmenableger anzuwenden.

»Du solltest inzwischen unbedingt im sechsstelligen Bereich sein«, sagt Ron und schickt mir die Kontaktdaten seiner Beraterin. Ich sage zu ihm, dass ich mich bei ihr melden werde, bin aber nicht sicher, ob ich das wirklich will. Ich bin mir auch nicht sicher, ob sie *mich* haben will, wenn ich ihr meine Kernkompetenz beschreibe: Babys und Überraschungseier aus Vaginen hervorzuzaubern.

Montag, 6. April 2009

Die Augen konzentriert auf einen geplanten Kaiserschnitt gerichtet – dieses Mal handelt es sich um eine Placenta praevia* – alles läuft glatt, aber jeder arbeitet schweigsam und konzentriert für den Fall, dass es heikel wird. Jeder außer dem werdenden Vater, der entschlossen ist, mich in mitfühlendes Gelaber zu verwickeln.

»Boah, ich bin froh, dass sie Haut hat, die das hier die übrige Zeit verdeckt.« »Das muss Ihnen doch Frauen verleiden, Doc.« Dazu irgendwas über den Penis des Kleinen und die Nabelschnur – die üblichen alten Kamellen eben. Ich nehme an, er ist übernervös, aber es ist ausgesprochen irritierend und nervt, und keiner seiner Sprüche würde es auch nur in die Sprechblase einer schlüpfrigen Ferienpostkarte schaffen. Ich quittiere seine blöden Bemerkungen mit »Hmm« und muss an mich halten, um nicht zu sagen: »Ich versuche hier wirklich, mich zu konzentrieren. Lassen Sie mich in Ruhe das Kind entbinden. Ich bin ja auch nicht bei der Empfängnis aufgekreuzt und habe Sie beim Vögeln mit meinem billigen Humor genervt.«

Er macht weiter. »Tut gut dran, nicht schwarz zu sein, hä? Je den Fall gehabt, dass ein Baby 'ne andere Hautfarbe hatte als die Eltern?«

»Zählt blau?«, frage ich zurück. Ende des Gelabers.

Freitag, 17. April 2009

Die Patientin JS, zweiundzwanzig, kam mit akuten Bauchschmerzen in die Notaufnahme. Der Arzt dort berichtet, ihr

---

* Als Placenta praevia bezeichnet man eine Fehllage der Placenta im unteren Bereich der Gebärmutter. Das Baby muss in diesem Fall per Kaiserschnitt entbunden werden, weil die Placenta einer vaginalen Geburt im Weg liegt. Es bedeutet auch, dass es etwas von einem Notfall hat, sobald die Geburt beginnt, weil die Placenta sich ablösen kann, was für Mutter und Kind fatal wäre (pro Minute fließen 700 ml Blut durch die Placenta – in fünf bis sieben Minuten also das gesamte Blutvolumen der Mutter).

Schwangerschaftstest sei negativ, und sie sei von den Chirurgen untersucht worden, die zu dem Schluss gekommen waren, es handle sich vermutlich um ein gynäkologisches Problem. Ich untersuche sie. Sie sieht recht wohl aus, bisschen erhöhter Puls, Bauch ein bisschen hart, aber sie kann ohne Probleme gehen und spricht kohärent. Sie einzuweisen wäre vermutlich des Guten zu viel, sie nach Hause zu schicken vermutlich des Guten zu wenig. Handelte es sich um eine Tagschicht an einem ganz gewöhnlichen Wochentag, hätte ich sie vermutlich bei irgendwem in den Ultraschallplan geschmuggelt, um nachschauen zu lassen, dass nichts Ernstes im Busch ist. Aber es ist Samstagnacht, und der NHS läuft mit dürrem Personalgerippe auf Sparflamme. Genau genommen ist das Gerippen gegenüber ein bisschen unfair – es ist mehr wie bei den Archäologen, die ein paar Überreste von Steinzeitmenschen ausgraben und aus einem Schlüsselbeinsplitter und einem Daumengelenk rekonstruieren, wie diese seinerzeit ausgesehen haben könnten.

In aller Regel würde man zugunsten der Vorsicht entscheiden und sie bis zum anderen Morgen dabehalten, bis man einen Ultraschall machen kann, lieber eine Nacht im Leben des Patienten vergeuden, statt die eigene Karriere zu ruinieren. Man vergeudet damit aber auch die Kosten einer Nacht im Krankenhausbett, und die liegen bei um die vierhundert Pfund. Ich nehme an, die Kosten für ein besetztes Ultraschallgerät lägen deutlich darunter und würden dadurch mindestens eine solche Einweisung pro Nacht ersparen, aber wer bin ich, dem Krankenhaus vorzuschreiben, wie es sein Geld auszugeben hat? Insbesondere vor dem Hintergrund, dass man an höherer Stelle soeben beschlossen hat, die Betten in unserem Bereitschaftszimmer abzuschaffen (vielleicht sparen sie damit das Geld für das Bettzeug, das sie gnädigerweise alle ein bis zwei Wochen wechseln. Vielleicht hatten sie auch Sorge, dass die Stimmung ein bisschen zu gut werden könnte? Dass die Ärzte außerdem zu aufgekratzt werden, wenn sie genügend Schlaf bekommen?).

Uns in der Gynäkologie und Geburtshilfe geht es ganz ordentlich – die Schwester aus der Pränatalabteilung hatte Mitleid mit uns (ausgelöst ohne Zweifel durch den Anblick unserer riesigen Tränensäcke) und hat uns einen Extraschlüssel machen lassen, sodass wir uns auf einem unbelegten Bett in ihrer Abteilung langmachen können. Es ist ein solch freundlicher und seltener Akt der Barmherzigkeit, dass er meine Kollegin Fleur zu Tränen rührte und dazu brachte, das Internet zu konsultieren, ob sich die Schwester nicht für einen Verdienstorden des britischen Königreiches qualifiziere. Es ist schwer, die Freude zu beschreiben, die Sie erfasst, wenn Sie nach einigen Nächten erfahren, dass es ein Bett gibt – nachdem Sie zuvor auf einem Bürostuhl versucht haben, ein bisschen Schlaf zu erhaschen. Klar, es ist ein Bett mit Schutzüberzug, aber einem geschenkten Gaul … Ich hätte für die Gelegenheit, mal kurz die Augen schließen zu können, ein Bett akzeptiert, über dem ein riesiges Klavier an einem einzelnen Schamhaar baumelt.

Mir fällt plötzlich auf, dass neben dem Bett ein Ultraschallgerät steht. Ich schaue nach, ob JS noch immer problemlos gehen kann, und nehme sie mit nach oben – wenn bei einem kurzen Blick alles gut aussieht, kann sie nach Hause. Und ich würde dem NHS noch nicht einmal die vierhundert Pfund in Rechnung stellen, die ich ihm durch meine Genialität gespart habe.

Im Rückblick war es ein Fehler, der Schwester in der Notaufnahme nicht zu sagen, dass ich die Patientin kurz entführte. Ich hatte mir vorgestellt, man würde mich von irgendeinem Paragraphen in Kenntnis setzen, der mir solches verbietet, und kein Mensch hat Zeit für solche Auseinandersetzungen. Es war auch ein Fehler, sie nicht von einer Schwester mit einem Rollstuhl nach oben bringen zu lassen. Aber der größte Fehler von allen war definitiv von dem Arzt in der Notaufnahme begangen worden, als er behauptet hatte, dass der Schwangerschaftstest bei der Patientin negativ ausgefallen sei – es sei denn, »negativer Schwangerschaftstest« ist der leicht irreführende Begriff für: »Einen Schwangerschaftstest habe ich nicht gemacht.«

Als wir durch ein deprimierendes Labyrinth an Korridoren in meinem provisorischen Schlafzimmer mit eigenem Ultraschall angekommen waren, war JS ein bisschen blass um die Nase und sehr aus der Puste. Der Ultraschall ihres Unterleibs zeigte eine geplatzte Eileiterschwangerschaft, ihr Bauch war voller Blut. Statt dort zu sein, wo sie sein sollte – in nächster Nähe zu lebensrettendem Instrumentarium nämlich, hing sie mit mir in einem entlegenen Teil der Klinik herum, als wären wir zwei Teenager, die sich für ihre erste Knutscherei verkrümelt hatten.

Eine halbe Stunde und etliche Panikanrufe später sind wir im OP, JS ist um ein paar Beutel Blut reicher und eine Eileiterschwangerschaft ärmer und wird sich völlig erholen. Ich habe keine Ahnung, worin die Moral dieser Geschichte besteht.

Sonntag, 26. April 2009

Wurde in die Notaufnahme gerufen, um eine Patientin zu untersuchen. Ihren Angaben zufolge ist sie fünfunddreißig und in einem Massagesalon tätig – für Aufgaben, wie man vermuten möchte, die nicht allzu viel Massieren erforderlich machen, jedenfalls nicht mit den Händen. Sie wurde vorstellig wegen eines Gegenstandes, der in ihrer Vagina »verloren« gegangen war. Viel Betrieb, keine Zeit für ausführlichere Fragen, also Beine hoch, Licht an, Spekulum rein, das Ding finden, schnappen, raus damit. Dann war da plötzlich dieser Geruch, zweifellos der schlimmste, den ich je erlebt habe. Wahrhaft unbeschreiblich, um nicht zu sagen: Ich musste würgen, und die Begleitschwester floh Hals über Kopf aus der Untersuchungskabine. Ich stellte mir vor, dass jeder Blumenstrauß in der Klinik schlagartig zu welken begann. Ich wollte echt nicht fragen, aber ich musste wissen, was an dem Ganzen schuld war.

Kurz gesagt: Es handelte sich um den Kopf eines Badeschwamms in Gestalt von Feuerwehrmann Sam. Klar, oder? Lang gesagt war ihr vor ein paar Monaten aufgegangen, dass sie massive Einkommenseinbußen zu verzeichnen hatte, weil an bestimmten Tagen im Monat die Kundschaft keine »Massage« wollte – also bastelte sie sich eine provisorische Menstruationsbarriere, indem sie den armen Feuerwehrmann enthauptete. Der Himmel mag wissen, wie sie ihren Kindern sein verändertes Aussehen erklärt hat – haben sie es überhaupt bemerkt? Hatten sie Angst, dass sie der nächste Fall für die Guillotine wären, wenn sie sich nach dessen Verbleib erkundigten? Sehr wirksam im Aufsaugen von Menstruationsblut von oben und bemerkenswert im Absorbieren der Flüssigkeit, die von unten kam, mangelte es Sams Schädelbarriere leider an einem Faden, der die Entfernung erleichtert hätte. Außerdem hatten ihre Kunden ihn im Laufe der letzten drei Monate zu einem flachen Schnitzel gehämmert.

Eigentlich ist die Behauptung nicht ganz zutreffend, dass der Geruch unbeschreiblich war. Stellen Sie sich drei Monate Menstruationsblut vor, vermengt mit Vaginalsekret und den übelriechenden Samen verschiedener Herren, deren Zahl ins Dreistellige gehen musste. Ich verschrieb ihr ein Antibiotikum und ließ sie nebenbei wissen, dass ihretwillen keine weiteren Motiv-Schwämme mehr dran glauben müssten – sie könne ihre Blutungen auch auf konventionellere Weise unterdrücken, indem sie die Pille einfach durchnähme. Ich überließ es der

Notaufnahme, den Inhalt der Probe für die Mikrobiologie zu beschriften.

Montag, 4. Mai 2009

Neuer Tag, neuer Notfallalarm oder auch ein Dutzend. Ich mache mich daran, ein Baby mit der Saugglocke zu holen, weil das CTG nicht sehr gut aussieht, aber just als ich im Begriff bin, den Staubsauger anzusetzen, um den kleinen Teufel herauszukriegen, beruhigt sich der Wehenschreiber wieder. Also ziehe ich meine Handschuhe aus und übergebe wieder an die Hebamme. Ich hänge noch ein bisschen im Hintergrund herum und habe ein Auge auf die Herzfrequenz – für den Fall, dass sie erneut Sperenzchen macht, aber alles läuft gut, und schon bald kommt der Kopf des Babys zum Vorschein.

Papa hält sich da auf, wo es spannend ist, erlebt zum ersten Mal das Wunder der Geburt, staunt, schmeichelt und sagt seiner Frau aufgeregt, wie toll sie das alles macht. Die Hebamme fordert die Mutter auf, nun nicht mehr zu pressen und mit dem Hecheln anzufangen, damit sie den Kopf des Kindes langsam herausgleiten lassen und so hoffentlich einen größeren Dammriss vermeiden kann. Als der Kopf weiter herauskommt, schreit der Vater: »Oh mein Gott – wo ist sein Gesicht?« Verständlicherweise fängt Mama ebenfalls an zu schreien, der Kopf des Babys schießt unkontrolliert heraus, und ihr Damm explodiert. Ich erkläre den beiden, dass Babys im Allgemein mit dem Gesicht nach unten geboren werden* und das Gesicht ihres Babys vollkommen aussieht (wenn auch ein bisschen mehr mit Blut ver-

---

* Nur fünf Prozent der Babys kommen mit dem Gesicht nach oben gewandt zur Welt – der medizinische Ausdruck dafür lautet hintere Hinterhauptslage, der knuddel-knuffige Ausdruck dafür ist Sternengucker.

spritzt, als möglich gewesen wäre). Dann streife ich mir ein paar Handschuhe über und schnappe mir ein Nahtbesteck.

Dienstag, 5. Mai 2009

Eine Patientin in der Schwangerschaftsvorsorge verlangt ohne klinische Notwendigkeit einen Kaiserschnitt. Ich erkläre ihr, dass unsere Station keine Kaiserschnitte auf Verlangen durchführt – es muss eine medizinische Notwendigkeit dafür gegeben sein, denn es handelt sich dabei um eine Operation mit zusätzlichen Blutungs-, Infektions- und Narkoserisiken und so weiter. Ihr Argument lautet, dass sie nicht ewig lange Wehen erdulden und am Ende doch einen Notfallkaiserschnitt würde machen lassen müssen. Damit hatte sie mich kalt erwischt – ein geplanter Kaiserschnitt ist weit sicherer als ein Notfall und in aller Regel auch sicherer als eine Geburt mithilfe von Instrumenten – aber das konnte ich ihr nicht sagen.

So schnell gab sie nicht auf. Sie stellte in breitestem Schleiflackakzent eine unverständliche Frage, die ich schließlich entschlüsselte als: »Wie wäre es mit: zu posh zum Pressen?« Ein Nein wäre ziemlich gemein gewesen, insbesondere vor dem Hintergrund, dass sich ein Drittel aller Gynäkologinnen selbst für einen Kaiserschnitt entscheidet.

Am Tag zuvor hatte ich das Vergnügen gehabt, die andere Seite kennenzulernen. H und ich hatten vor, uns zu vergrößern, und besichtigten mit einem Immobilienmakler eine Wohnung, die uns gefiel. Die kaum zwanzig Jahre alte Beutelratte von Makler gebärdete sich als aggressiver Verkäufer. Es sei eine tolle Lage, so erzählt er uns – er habe selbst eine Wohnung in der nächsten Straße. Das machte das Ganze nur umso deprimierender: Ein Embryo in glänzendem Nylon hatte die Kohle zur Verfügung, eine Wohnung in einer Gegend zu kaufen, die wir uns kaum leisten konnten. Übte ich den falschen Beruf aus? Oder ist eine Immobilienagentur so etwas wie ein Sozialkaufhaus, in dem das Personal als Erstes Gelegenheit bekommt, sich die Schnäppchen unter den Nagel zu reißen, die neu reinkommen?

Er erzählte uns, dass die Verkäufer dieser Wohnung kürzlich ein Angebot abgelehnt hatten, das unter dem von ihnen geforderten Preis lag, er aber nicht sagen könne, wie viel es unter der Forderung gelegen hatte – es verstoße gegen das Beutelrattengesetz der Agentur, eine Art Ehrenkodex unter den Ehrlosen. Ich fragte ihn, ob seine Kollegen ihm beim Kauf seiner eigenen Wohnung vielleicht gesteckt hätten, wie weit andere Angebote unter dem geforderten Preis lagen, und sein Gesicht nahm das prachtvolle Dunkelrot von sonnengetrockneten Tomaten an. »Fragen Sie mich nach meiner Lieblingssumme«, erklärte er. Es zeigte sich, dass sie bei 11500 Pfund lag.

»Fragen Sie mich, warum manche Frauen einen Kaiserschnitt bekommen«, sagte ich also zu der Patientin. Ich wartete, bis die Frage ihre intellektuelle Signalverzögerung durchdrungen hatte, und sie fragte brav. Ich antwortete, dass manche Patientinnen Angst hätten vor den potenziellen, unter Umständen beträchtlichen Folgen normaler Geburten wie Blasen- und Darminkontinenz, da dies ihre Lebensweise deutlich beeinträchtigen würde. Sie auch, stellte sich heraus, also hat sie nun einen Kaiserschnitttermin für die neununddreißigste Woche.

Donnerstag, 25. Juni 2009

Gegen elf Uhr abends hinunter in die Notaufnahme, um eine Patientin zu untersuchen. Ich scrolle unterwegs durch Twitter, um die Kraft für meine Aufgabe zu sammeln. Es gibt eine weltbewegende Eilmeldung, aber bisher berichtet nur die

Tratschseite TMZ darüber. »Großer Gott«, keuche ich. »Michael Jackson ist tot!« Eine der Schwestern seufzt müde und erhebt sich: »Welche Kabine?«

Samstag, 18. Juli 2009

Sollte der NHS irgendwann in nächster Zeit den Hippokratischen Eid aktualisieren, wäre es ratsam, ihn um das Verbot zu erweitern, auf Partys zu erwähnen, dass man Arzt ist. Insbesondere Leuten aus der Gynäkologie, weil sich denen mit jeder Frau auf dem Planeten ein wahres Höllentor an Diskussionsstoff auftut – Fragen von Verhütung, Fruchtbarkeit und Schwangerschaft. Ich bin extrem gut darin geworden, etwas Vages über mein Tun zu murmeln, wenn ich Leute kennenlerne, oder abrupt das Thema zu wechseln.

Bei einer privaten Party am Abend kommt die Diskussion auf den Niqab, und jemand lässt fallen, dass eine Menge Frauen unter dem Schleier topmodische Kleidung tragen – in vielen Fällen blieben den Blicken mehrere tausend Pfund an schicken Klamotten verborgen. »Stimmt«, sage ich. »Und *darunter* habe ich bei vielen orthodoxen Muslimas Agent-Provocateur-Dessous vorgefunden und bestimmt ein halbes Dutzend echt raffinierter Intimfrisuren. Hineinrasierte Initialen, Muster zuhauf!« Totenstille. Dann geht mir auf, dass ich es mit der Geheimnistuerei übertrieben habe. »Ich bin übrigens Arzt.«

Dienstag, 28. Juli 2009

Gebe einem Paar einen Termin für einen Kaiserschnitt auf Wunsch, und die beiden fragen, ob sie sich einen bestimmten Termin aussuchen können. Das Paar ist britischer und chinesischer Herkunft, und ich weiß, dass dem chinesischen Tierkreis zufolge bestimmte Tage im Jahr als Glückstage, andere als Unglückstage gelten. Natürlich ist es vorzuziehen, an einem »glücksverheißenden« Tag zu entbinden.

Natürlich werden wir unser Bestes tun, um das hinzubekommen, solange es sicher und machbar ist. Sie bitten mich, nach dem 1. oder 2. September zu schauen. »Glückstage?«, frage ich lächelnd und suche im Geiste bereits einen Platz auf meinem Revers für einen Orden als »Auszeichnung für kulturelles Einfühlungsvermögen«.

»Nein«, gibt der Ehemann zur Antwort. »Septemberbabys schneiden in der Regel bei Prüfungen besser ab.«

Montag, 10. August 2009

Ja, gnädige Frau, Sie werden bei der Geburt Ihren Darm entleeren. Ja, das ist völlig normal. Es ist eine Frage des Drucks. Nein, es gibt nichts, was ich dagegen tun kann. Wobei, wenn Sie mich gestern gefragt hätten, hätte ich Sie vermutlich gewarnt, dass das scharfe Curry der Sache nicht unbedingt förderlich war, das Sie gestern gegessen haben, »um die Wehen einzuleiten.«[*]

Montag, 17. August 2009

Bringe gerade Medizinstudenten ein bisschen Unterleibsanatomie bei, als jemand von der Hochschulverwaltung mit Neuig-

---

[*] Curry kann keine Wehen auslösen. Ananas auch nicht. Auch Sex nicht. Es gibt keinerlei wissenschaftliche Belege für diese drei uralten Altweibermärchen. Ich nehme an, der Erfinder des Ananas-Currys hat sie in einem notgeilen Augenblick erfunden.

keiten von Justin aufkreuzt, dem fehlenden Kopf in der Runde. Er wird den Rest des Semesters nicht mit uns zusammen zu Ende bringen, und es klingt ganz so, als würde er der medizinischen Laufbahn womöglich ganz den Rücken kehren. In der vergangenen Nacht hatte er sich mit seinem Freund in einem Pub einen Boxkampf geliefert, und man hatte die Polizei gerufen. Der Polizei fiel auf, dass Justin eine ordentliche Portion weißes Puder auf der Kleidung hatte. Sie gingen davon aus, dass es sich nicht um Puderzucker handelte, und nahmen ihn auf der Stelle fest. Justin brachte zu seiner Verteidigung vor, man müsse ihn sofort freilassen, er sei Medizinstudent, und sein Land brauche ihn. Das ging ein bisschen nach hinten los: Die Polizei rief an diesem Morgen prompt in der Uni an und »entschuldigte« sein Fehlen.

Der Typ aus der Verwaltung geht wieder, und niemand ist mehr sonderlich daran interessiert, die Anatomie der Beckenorgane zu lernen (so es denn vorher überhaupt jemand war). Wir diskutieren über die Eignung für unseren Beruf und darüber, aus der Kammer zu fliegen, bevor man überhaupt aufgenommen wurde. Jeder einzelne Student stellt wenigstens einmal die hauchzart verschleierte, hypothetische Frage: »Was passiert, wenn ein Student *dies oder jenes* macht?«, bevor jedes einzelne Gesicht an Farbe verliert, sobald ich die Frage beantworte. Ich ergötze sie mit den Geschichten einiger Kommilitonen, die ihre Zulassung verloren oder nie erhalten haben. Ein Haufen Jungs im dritten Jahr war auf Rugby-Tour durch Frankreich, ein Trip, der aus dem seltsamen Spiel Rugby und zahllosen Stunden Trinkspielen bestand. Das originellste bestand darin, in die lokalen Wirtshäuser einzufallen und sich *Very Bloody Marys* zu genehmigen. Sie bestellten an der Bar große Mengen Wodka, trugen sie an den Tisch, kramten Injektionsnadeln hervor und nahmen sich gegenseitig Blut ab, das sie einander in den Wodka spritzten und dann hinunterkippten.

Die Gendarmerie ignorierte schlicht und einfach die Regel: »Was unterwegs passiert, zählt nicht«, und reagierte sehr entschlossen auf die Klagen des Barpersonals über all die herumliegenden Nadeln und Spritzen. Sie nahm die Studenten fest und informierte die Universität. Meine Tutorenrunde schien einverstanden, dass dies ein Grund sei zu fliegen – wenngleich einer den mildernden Einwand hervorbrachte, es sei doch alles in allem recht erstaunlich, dass ein Haufen Studenten im dritten Jahr so gut Blut abnehmen konnten.

»Armer Justin«, war jedoch immer noch das vorherrschende Gefühl. Mein dagegengehaltenes »Armer verprügelter Freund von Justin« stieß auf ziemlich taube Ohren.

»Ich kann es einfach nicht glauben«, seufzte ein Mädchen laut. »Justin ist schwul?«

Mittwoch, 19. August 2009

Moralisches Dilemma. Ich arbeite die Liste der angesetzten Kaiserschnitte ab. Bei diesem lautet die Indikation Steißlage – ich schneide die Gebärmutter auf, und das Baby liegt eindeutig nicht in Steißlage. Verdammt. Ich hätte einen Ultraschall machen sollen, bevor ich loslege – sollte man immer machen für den Fall, dass das Baby sich seit der letzten Untersuchung doch noch gedreht hat. Was nie passiert. Außer heute.

Meine Optionen sind wie folgt:

a) Das auf magische Weise richtig gedrehte Baby holen und mich bei den Eltern entschuldigen, weil ich einen komplett unnötigen Kaiserschnitt durchgeführt, der Mutter den Unterleib mit einer Narbe verschandelt und sie ein paar Tage ans Krankenhaus gefesselt habe, obwohl sie eine normale Geburt hätte haben können.

b) Das Baby holen und so tun, als wäre es eine Steißlage gewesen – das würde bedeuten, in den Aufzeichnungen zu lügen und meinen Assistenten und die OP-Schwester zu Meineid und Dichthalten zu überreden.

c) Kurz in die Gebärmutter zu langen, das Kind herumzudrehen, am Bein zu packen und als Steißgeburt herauszuangeln.

Ich entscheide mich für a) und beichte der bemerkenswert verständnisvollen Patientin, die wohl ohnehin einen Kaiserschnitt favorisierte. Dann ist es an der Zeit, die Formblätter für den klinischen Schadensbericht auszufüllen und Mr. Cardogan die Sache zu gestehen. Er nimmt das Ganze sehr freundlich auf und sagt nur, wenigstens würde ich hinfort nie mehr vergessen, vor einem Kaiserschnitt einen Ultraschall zu machen.

Außerdem tröstet er mich mit einer Geschichte über einen unnötigen Kaiserschnitt, den er als junger Arzt in der Ausbildung durchgeführt hatte. Kind kam nicht mit der Zange, also entschloss er sich zu einem Notfallkaiserschnitt. Leider hatte sich das Baby, bis er den Bauch geöffnet hatte, bereits vaginal seinen Weg in die Freiheit erkämpft.

»Wie haben Sie *das* der Patientin erklärt?«, frage ich.

Pause. »Na ja, wir waren seinerzeit nicht immer ganz so ehrlich zu unserer Kundschaft.«

Donnerstag, 20. August 2009

Ich gebe meine Einwilligung zum Schwangerschaftsabbruch bei Patientin YS – eine ungeplante, ungewollte Schwangerschaft bei einer Zweiundzwanzigjährigen nach einem Zwischenfall mit Kondom. Wir reden über alternative Verhütungsmethoden und den korrekten Gebrauch von Kondomen.* Ich finde den Fehler an ihrer Technik. Ich bin ein ebenso großer Recycling-Fan wie jeder andere, aber wenn Sie ein bereits benutztes Kondom umdrehen und für die nächste Runde noch einmal verwenden, ist das vermutlich keine sichere Verhütungsmethode.**

Dienstag, 20. Oktober 2009

In der Schwangerschaftsvorsorge fehlt ein Assistenzarzt, also segle ich allein durch diesen Shitstorm. Am Vormittag hatte

---

* Ich habe in diesem Job schon eine Menge Schwangerschaftsabbrüche durchgeführt, weil eine Menge Jungärzte ethische oder religiöse Bedenken dagegen haben (oder so tun als ob, weil sie arbeitsscheues Lumpengesindel sind). Niemandes bevorzugte Art, den Morgen zu verbringen, aber ein notwendiges Übel. Außerdem habe ich dadurch eine exzellente Technik für Ausschabungen entwickelt – ein fast identischer Eingriff, der nach gewissen Fehlgeburten fällig wird. Inzwischen könnte ich vermutlich eine Wendeltreppe durch den Briefkastenschlitz fummeln, wenn es nötig würde. Diese Patientin wollte noch kein Kind großziehen, und wir leben in einer zivilisierten Gesellschaft – es wäre weder ihr noch dem Kind gegenüber fair, sie zu zwingen, die Schwangerschaft zu Ende zu führen, was einige unserer Nachbarn endlich zur Kenntnis nehmen sollten. Nach den Buchstaben des Gesetzes (dem Abtreibungsgesetz von 1967, um genau zu sein), müssen zwei Ärzte übereinstimmend die Ansicht vertreten, dass eine Fortführung der Schwangerschaft eine Belastung für die psychische Gesundheit der Patientin darstellt – in der Realität deckt das jede ungewollte Schwangerschaft ab. In diesem Falle hatte die Patientin angemessene Vorsichtsmaßnahmen ergriffen, um nicht schwanger zu werden. Bei korrekter Verwendung sind Kondome zu 98 Prozent sicher, zu den häufigsten Fehlern gehören ein zu spätes Anlegen, zu frühes Entfernen und mangelnde Befeuchtung. Eine Rückversicherung, dass sie korrekt angewendet wurden, schadet daher nie.
** Ein paar Jahre später ist mir ein weiterer Fall von Kondomversagen untergekommen: Dieses Mal hatte der Mann sich überlegt, dass Kondome ja mit einem Spermizid versehen sind und er, weil er sie so ungern anhatte, doch einfach eines über sein gutes Stück streifen, es kurz einwirken lassen und zum Sex wieder ausziehen könnte.

ich dreißig Patientinnen zu untersuchen, die Sprechstunde endete um drei Uhr, also zwei Stunden nach Beginn meiner Nachmittagssprechstunde.

Alle Patientinnen, die zu mir hereinkommen, sind komplett angefressen, und das zu Recht – sie haben vier Stunden im Wartezimmer gesessen, stinkig wie ein Stall voll nasser Hühner. Meine aufrichtig gemeinten Entschuldigungen und mein Kann-nichts-dafür zählen nicht, während sich die Frauen durch die Untersuchung granteln. Ich habe da so einen Verdacht: Wäre ich Pilot, würde der Fluglinie eine bessere Lösung einfallen als »machen Sie mal und gucken Sie, was passiert«, wenn mein Copilot nicht zum Dienst erschiene.

Um sieben Uhr abends, zwei Patienten vor der Ziellinie, muss ich eine dringende Einweisung in die Psychiatrie für eine Anorexie-Patientin in der dreißigsten Woche veranlassen. Sie hat heute mehr gegessen als ich.

Mittwoch, 28. Oktober 2009

Nehme eine Frau mit Unterleibsentzündung auf, damit ich ihr Antibiotikainfusionen geben kann. Leider will sie keine Antibiotikainfusionen, weil sie glaubt, dass ich am Tropf der Pharmaindustrie hänge, weshalb wir uns gerade in so etwas wie einer Pattsituation befinden. Wir sprechen über ihre Befürchtungen. Es stellt sich heraus, dass diese allerjüngsten Datums sind, sie hat irgendetwas diesbezüglich auf Facebook gelesen.

Ein weiterer Punkt gegen die Technologierevolution, wenn Sie mich fragen. Der NHS hat schlussendlich akzeptiert, dass wir im 21. Jahrhundert angekommen sind, und unsere Radiologie mit Stumpf und Stiel digitalisiert, also alle Leuchtkästen und physisch greifbaren Röntgenbilder abgeschafft. Stattdessen können wir nun von jedem beliebigen Computer im Krankenhaus darauf zugreifen. Leider funktioniert das System seit Installation nicht, womit wir in unserer technischen Praxis wieder im 19. Jahrhundert und damit vor der Einführung von Röntgenuntersuchungen angekommen sind.

Patienten erscheinen oftmals mit riesigen Papierstapeln, Googlesuchen, ausgedruckt und mit Leuchtstift gemarkt. Es ist einigermaßen nervig, pro Patient zehn Extraminuten abzuzweigen, nur um zu erklären, warum ein Blogger in Kopenhagen, der das Wordpress-Layout mit den pinkfarbenen Herzen verwendet, möglicherweise nicht die zuverlässigste Quelle ist. Andererseits – wenn es kein Google gäbe, hätte ich keine Möglichkeit, einen Patienten rasch um eine Urinprobe zu bitten und in der Zwischenzeit in Panik etwas nachzuschauen.

Der heutige Stand der Technologie leistet dem Wuchern von Verschwörungstheorien fröhlich Vorschub. Die Patientin fordert mich auf, ihr zu beweisen, dass ich nicht von der Pharmaindustrie bestochen werde. Ich erkläre ihr, dass die Antibiotika, die ich ihr verschreiben will, allenfalls ein paar Cent kosten und dass jedes Pharmaunternehmen sauer auf mich wäre, weil ich ihr nichts Teureres verschreibe. Sie bleibt stur. Ich erkläre ihr, dass die Medikamente, die ich ihr verschreibe, Generika* seien und keinen Prestigegewinn für irgendeine Pharmafirma darstellen. Sie bleibt ungerührt. Ich weise darauf hin, dass ich einen fünf Jahre alten Peugeot 206 fahre, von irgendwelchen lukrativen »Zuwendungen« also so weit entfernt bin wie nur irgend möglich. »Gut«, entgegnet sie und willigt in die Behandlung ein.

---

* So gut wie jedes Medikament, das Sie bei Ihrem Apotheker kaufen, gibt es als Markenprodukt und als billigere generische Version. Benuron© ist einer der Markennamen für Paracetamol, Amoxilan© einer der Markennamen für den Wirkstoff Amoxicillin.

Mittwoch, 4. November 2009

Bei Frau TH, Buchhalterin, Mitte dreißig, wurde eine Eileiterschwangerschaft diagnostiziert. Sie ist eine Kandidatin für den
Einsatz von Methotrexat* und ist sehr davon angetan, es damit
zu versuchen, weil sich so eine Operation verhindern lässt. Ich
gebe mein Einverständnis und erkläre ihr die Nachbehandlung.
Ich erwähne die möglichen Nebenwirkungen und die verschiedenen »Geht und Geht nicht« während der Therapie, wobei ich betone, dass sie in den nächsten drei Monaten eine
wirksame Verhütung braucht und im ersten Monat nach der
Behandlung auf Sex ganz verzichten muss. Sie hält kurz inne,
um das sacken zu lassen, und fragt dann: »Wie steht's mit
anal?«**

Mittwoch, 18. November 2009

Besuche Rons Vater in der Klinik. Er sieht erbarmungswürdig
aus und besteht nur noch aus Haut und Knochen, von der
Gelbsucht verfärbt. Sein Gesicht eine Landkarte aus Blutgefäßen, sein Körper hat dort jede einzelne Fettzelle aufgezehrt,
seine gesamte Energie in den Kampf gegen einen Tumor inves-

---

* Bei manchen physisch gesunden Patientinnen ist bei einer (noch nicht allzu
weit gediehenen) Eileiterschwangerschaft die Verwendung eines Medika-
ments namens Methotrexat eine Option. Es ist ein ziemlicher Hammer von
Wirkstoff, der sich rasch teilende Zellen ausbremst, das heißt, es vermag die
Schwangerschaft »aufzulösen«. Es findet auch Verwendung als Zytostatikum
in der Chemotherapie.
** Falls es Sie interessiert, die Antwort lautet: »Ja, auch auf Analverkehr«. Es
besteht in dieser Zeit ein erhöhtes Risiko dafür, dass der Eileiter mit der ein-
genisteten Schwangerschaft platzt. Wir versuchen daher, heftige Erschütte-
rungen in dieser Ecke zu verhindern.

tiert, gegen den er keine Chance hat. »Ich wünschte mir, die Leute müssten mich nicht so sehen«, sagt er. »Wir werden ein Vermögen ausgeben müssen, damit der Bestatter mich hinterher einigermaßen wieder hinkriegt – kann das Ding nicht einfach ein paar Monate warten?«

Er ist im Krankenhaus, weil er einen Speiseröhrenstent gesetzt bekommen hat, damit er weiter essen und trinken kann und sein letztes Kapitel so gnädig wie möglich wird. Der pensionierte Ingenieur in ihm ist fasziniert von den mechanischen Eigenschaften des Stents: ein selbstexpandierendes Metallnetz, das stark genug ist, den Tumor zurückzudrängen und den Schlund offen zu halten. »Wäre vor zwanzig Jahren noch nicht möglich gewesen«, sagt er, und wir unterhalten uns über das Glück, in diesem Wimpernschlag der Zivilisation zu leben. »Glaubst du, dass sie in zwanzig Jahren imstande sein werden, Krebs zu heilen?«, fragt er. Ich kann mich nicht entscheiden, ob ein Ja oder ein Nein die tröstlichere Antwort wäre, daher weiche ich aus. »Ich kenne mich nur mit Vaginen aus, mein Lieber«, und er lacht.

Nächste Frage: »Warum sagen wir immer, dass Leute den Kampf gegen den Krebs verlieren und nie, dass der Krebs den Kampf gegen sie gewonnen hat?« Er macht noch immer seine Witze – ehrlich gesagt tut er nichts anderes, seit ich ihn kenne. In den ersten paar Minuten fühle ich mich unbehaglich dabei, aber schon bald finde ich echtes Gefallen an einem Morgen, vor dem ich mich schrecklich gefürchtet habe. Es ist ein feiner und kluger Zug von ihm – er macht es damit nicht nur besuchenden Freunden und Familienangehörigen leichter. Es bedeutet auch, dass wir ihn so in Erinnerung behalten, wie er immer war, körperlich eingeschränkt vielleicht, aber nicht, was seine Persönlichkeit angeht.

Donnerstag, 10. Dezember 2009

Eine überaus ergreifende Saugglockenentbindung – bei einer Mutter, die ich unmittelbar nach meinem Stellenantritt hier in meiner Unfruchtbarkeitssprechstunde kennengelernt hatte. Ich möchte das Baby in die Höhe halten wie weiland Simba in *König der Löwen* und lauthals »The Circle of Life« schmettern.

Während ich sie verarzte, frage ich sie, wie die Fruchtbarkeitstherapie gelaufen sei – es stellte sich heraus, dass sie eine Woche nach ihrem Besuch bei mir ohne jede Behandlung schwanger geworden war. Ich komme damit klar.

Donnerstag, 17. Dezember 2009

Tragischerweise ist häusliche Gewalt hierzulande noch immer Jahr für Jahr die Ursache für den Tod von Müttern und Babys. Jeder Gynäkologe ist verpflichtet, auf entsprechende Anzeichen zu achten. Das ist oft nicht leicht, da kontrollversessene Ehemänner ihre Frauen häufig zu den Untersuchungen begleiten und ihnen so die Gelegenheit nehmen, sich anzuvertrauen. Unser Krankenhaus verfügt über ein System, das es Frauen erleichtert, Missbrauch zu melden – auf der Damentoilette hängt ein Schild, auf dem es heißt: »Wenn Sie mit uns über häusliche Gewalt sprechen möchten, kleben Sie bitte einen roten Sticker auf Ihre Krankenakte.« In jeder Kabine gibt es ein Blatt mit roten Aufklebern.

Heute hat erstmals in meiner Laufbahn eine Frau ein paar rote Sticker auf ihre Akte geklebt. Es ist eine kitzlige Situation, denn sie kommt in Begleitung ihres Mannes und ihres Zweijährigen. Ich versuche vergeblich, den Mann hinauszukomplimentieren. Dann rufe ich die Chefhebamme und den Chefarzt hinzu. Zu dritt gelingt es uns, mit ihr allein zu sprechen.

So behutsam wir auch fragen, es führt zu nichts. Sie macht dicht, ist verängstigt und verwirrt. Nach zehn Minuten kommen wir dahinter, dass die roten Aufkleber erste künstlerische Gehversuche des Zweijährigen waren, der die Gunst der Stunde nutzte, als sie mit ihm auf die Toilette ging.

8

Vierte Stelle als Assistenzarzt

»Macht es dir was aus, mal rasch einen Blick auf meinen Knoten/Ausschlag/Penis zu werfen?« Jedes Mal, wenn ich außerhalb meiner Dienstzeit diese Frage gestellt bekam, folgte immer mindestens auch ein: »Ich weiß nicht, wie du das schaffst.« Im Allgemeinen bekam ich das von Leuten zu hören, die sich im Leben nicht für ein Schöffenamt bewerben würden, schon gar nicht für einen Studienplatz in Medizin, aber es ist trotzdem berechtigt. Die Arbeit ist nicht ohne, was Arbeitszeiten, Kraft und Gefühle angeht, und von außen betrachtet wohl nicht übermäßig beneidenswert.

Nach sechs Jahren im tiefsten Inneren des medizinischen Betriebs war der äußere Glanz definitiv dahin. Bei mehr als einer Gelegenheit hatte mein Finger über dem »Scheißdrauf«-Knopf gekreist – an Tagen, an denen was schiefgegangen war, Patienten sich beklagt hatten und Dienstpläne in letzter Minute geändert wurden, geriet meine Entschlossenheit ins Wanken. Nicht so sehr, dass ich die Stellenanzeigen der Zeitung durchgeblättert hätte, aber doch immerhin so sehr, dass ich mich fragte, ob ich nicht irgendwo ein paar milliardenschwere altersschwache Tanten übersehen hätte. Aber zwei Dinge hielten mich bei der Stange. Erstens hatte ich lange und hart gearbeitet, um so weit zu kommen. Zweitens – und mir ist klar, dass es ein bisschen vermessen klingt – ist es ein Privileg, eine so wichtige Rolle im Leben von Menschen spielen zu dürfen.

Sie kommen vielleicht eine Stunde später nach Hause, aber Sie kommen zu spät, weil Sie dafür gesorgt haben, dass eine Mutter nicht verblutet. Sie hatten womöglich vierzig statt zwanzig Frauen in der Vorsorgesprechstunde, aber das sind vierzig Frauen, die sich um der Gesundheit ihrer Babys willen auf Sie verlassen. Selbst in den Bereichen, die Sie an Ihrer Arbeit hassen – bei mir war es die Urogynäkologie-Sprechstunde: ein Haufen Omas mit Beckenböden wie Treibsand und Gebärmüttern, die ziellos in ihre Seelenwärmer wuchern –, verbessert jede Ihrer Entscheidungen die Lebensqualität eines anderen Menschen auf unermessliche Weise. Und dann niest eine Patientin, und Sie müssen Mopp und Eimer holen und wünschen sich, Sie hätten eine Laufbahn als Wirtschaftsprüfer eingeschlagen.

Sie verfluchen vielleicht den Job und die Arbeitszeit, haben ein paar Voodoo-Nachbildungen der Leute aus der Verwaltung in Ihrer Schublade und tragen womöglich sogar ein Fläschchen Rizinusöl bei sich für den Fall, dass Ihnen irgendwann einmal der Gesundheitsminister über den Weg läuft, aber auf der Ebene des Einzelschicksals kümmern Sie sich aufopferungsvoll um all Ihre Patienten.*

In dieser Art von aufgewühlter Stimmung muss ich bei meiner vierten Assistenzarztstelle gewesen sein, als ich die Einladung zum Berufsbildungstag an meiner einstigen Schule annahm. Ich sollte mich dabei einen Morgen lang hinter einen Schreibtisch setzen, damit ein Haufen schlaksiger Halbwüchsiger um mich herumlungern und mir Fragen über meinen Beruf stellen konnte. Oder, wie sich zeigte, in erster Linie einem Haufen anderer Leute Fragen über deren interessantere und besser bezahlte Jobs stellte. Mein Tisch hatte definitiv am wenigsten Sexappeal – jeder sonst hatte stapelweise Hochglanzflyer und Schalen voller Kugelschreiber, Süßigkeiten und

---

* Mit Ausnahme derer, die versuchen, Sie zu verklagen.

Schlüsselanhänger. Deloitte verteilte sogar Donuts, was ich ein bisschen link fand. Was hätte ich anschleppen können, um Leute für eine medizinische Laufbahn zu ködern? Spielzeugstethoskope? Fruchtwassersmoothies? Tagebücher, in denen sämtliche Wochenenden, Abende und Weihnachtsfeiertage fein säuberlich durchgestrichen sind?

Die Schüler, mit denen ich ins Gespräch kam, waren klug, motiviert und gebildet – ich bin sicher, sie wären allesamt auf der Uni locker genommen worden, wenn sie es gewollt hätten. Ich verbrachte plötzlich eine Menge Zeit damit, die Vor- und Nachteile an unserem Job zu diskutieren. Obwohl ich das Gefühl hatte, meinen Berufsstand in Schutz nehmen zu müssen – vor allem angesichts der anderen Infotische um mich herum, denn Gott weiß, dass wir keine Leute brauchen, die nicht mit offenen Augen durch die Welt gehen. Also erzählte ich ihnen die Wahrheit: Die Arbeitszeiten sind furchterregend, die Bezahlung miserabel, die Bedingungen lausig. Sie werden kaum wertgeschätzt, sind übel beleumundet, finden kaum Unterstützung und befinden sich oft genug in Gefahr für Leib und Leben. Aber es gibt auf der Welt keinen schöneren Beruf.

Kinderwunschsprechstunde: Wenn Paare, die nach Jahren vergeblicher Versuche längst alle Hoffnung aufgegeben haben, doch noch schwanger werden – es ist schwer zu erklären, wie sich das anfühlt. Es ist etwas, das ich mit Freude in meiner freien Zeit und ohne Entgelt tun würde (und auch getan habe, was sehr praktisch ist angesichts der komplett überlaufenen Sprechstunden). Entbindungsstation: eine echte Achterbahnfahrt. Damit meine ich, dass im Allgemeinen alle lebend und wohlbehalten aus dem Ganzen hervorgehen, obwohl es so aussieht, als sprächen sämtliche Naturgesetze dagegen. Sie flitzen von Zimmer zu Zimmer, holen jedes Baby, dem es anfängt, schlecht zu gehen oder das stecken bleibt, und sorgen für einen tiefen Einschnitt im Leben dieser Patientinnen. Ein kleiner

Superheld – dessen Arsenal an Untensilien aus Skalpell, Zange und einem abwaschbaren Staubsauger besteht.

Die Berufswege, die von den anderen Tischen beworben wurden, hatten unbestreitbar ihre Vorzüge – in der Hauptsache den, dass sie monatlich einen Scheißhaufen Kohle verhießen. Aber kein Gefühl ist mit dem Bewusstsein zu vergleichen, ein Leben gerettet zu haben. Das braucht es in der Hälfte der Fälle nicht einmal. Einfach zu wissen, dass Sie etwas bewirkt haben, reicht völlig. Sie gehen nach Hause – wie müde, spät und blutbespritzt auch immer – mit einer Beschwingtheit in Ihrem Gang, die schwer zu beschreiben ist, und dem Gefühl, dass Sie in der Welt eine nützliche Rolle gespielt haben. Ich hielt diese kleine Rede ungefähr dreißigmal, und am Ende des Vormittags hatte ich das Gefühl, eine intensive Paartherapie hinter mir zu haben – sämtliche Probleme waren an- und gründlich durchgesprochen worden. Am Ende herrschte das Gefühl vor, dass der alte Glanz doch nicht ganz erloschen ist.

Ich verließ die Schule mit einem gewissen Hochgefühl, fühlte mich frisch bestärkt, freute mich aufrichtig auf den Dienstbeginn in der Entbindungsstation am Montag. Was für eine Ehre, diese Arbeit tun zu dürfen – selbst wenn sie in ihrer Gänze deutlich schlimmer ist als die Summe ihrer Einzelaspekte. Ich klaute einen Donut bei Deloitte und machte mich auf den Heimweg.*

Und wenn mich das nächste Mal jemand fragen würde: »Ernsthaft, wie schaffst du das?« Die Antwort darauf wusste ich im tiefsten Inneren, obwohl die Antwort, die ich normalerweise gab, lautete: »Ich schnibbele gerne an der Vagina fremder Frauen herum.« Damit war die Unterhaltung wenigstens rasch beendet.

---

* Um der Wahrheit Genüge zu tun: Ich nahm auch eine Broschüre über ihre Bewerbungsbedingungen mit.

Freitag, 5. Februar 2010

Wunschkaiserschnitt bei einer Frau, die bereits drei Kaiserschnitte hinter sich hat – ihr Bauch ist knochenhart vor lauter Verwachsungen. Ich rufe meinen dienstälteren Kollegen zu Hilfe und degradiere den SHO zum Zuschauer. Das Narbengewebe verfilzt den Darm mit der Blase, letztere mit der Gebärmutter, diese mit der Muskulatur und die wiederum mit Gott-weiß-was. Es ist, als hätten sich die Kabel von zehn Kopfhörern miteinander verknäuelt, und jemand hätte das Ganze in Beton eingegossen.

Der ältere Assistenzarzt erklärt, wir brauchen eben so lange, wie wir brauchen – wir müssen einfach nur langsam und methodisch vorgehen. Besser, es dauert drei Stunden, als dass die Patientin hinterher eine Darmoperation braucht und eine zusätzliche Woche im Krankenhaus verbringen muss. Wir arbeiten mit dem Tempo arthritisgeplagter Archäologen bei einer besonders diffizilen Ausgrabung. Wann immer es ein bisschen leichter geht und ich Fahrt aufnehme, legt der andere seine Hand auf meine, und ich werde sofort wieder langsamer.

Endlich haben wir fast genügend Platz, um den Schnitt zu setzen und das Baby auf die Welt zu holen – nur noch eine letzte Darmschlinge muss sachte aus dem Weg geräumt werden. Ich bin gerade dabei, sie langsam abzuschälen, als der unverkennbar stechende Geruch von Darminhalt den OP erfüllt. Scheiße. Im wahrsten Sinne des Wortes. Und wir waren so nahe dran.

Der SR trägt mir auf, das Baby zu holen – er wird rausflitzen und einen Viszeralchirurgen anpiepsen, damit er den Schaden behebt.* Mein SHO unterbricht verlegen: »Tschuldigung, Jungs – das war *mein* Darm ...«

Samstag, 6. Februar 2010

Ich treffe Euan, einen Freund aus Unizeiten, und seine Frau Milly zum Mittagessen in der Stadt – sie haben mich eingeladen, weil ich mir für sie den Kopf über Fruchtbarkeitsfragen zerbrechen soll. Der Hauptgang kommt, und ich schalte von Erinnerungsaustauschmodus auf Doktormodus um. »Also: Wie lange probiert ihr's schon?«

»Sieben Monate und zwei Wochen«, antwortet Milly roboterhaft wie ein Bankautomat, der Geldscheine ausspuckt. Sie ist von einer absonderlichen Präzision.

Absonderlich und präzise sollten sich als ihre treffendsten Attribute erweisen. Kurz drauf greift sie in einen Stoffbeutel und fördert eine Mappe zutage, die sie mir mit steinerner Miene herüberreicht. Mir wird eindeutig Einsicht in ein Dokument von äußerster Wichtigkeit gewährt. Ich blättere Seite um Seite an Tabellen durch und brauche einen Augenblick, um den blanken Schrecken ihres großen Werks zu erfassen. Es handelt sich um eine Datenbank, in der jede einzelne Gelegenheit aufgeführt ist, bei der die beiden seit Absetzen der Pille Sex gehabt hatten, daneben die Details zu Millys Zyklus. Als Bonus, und erschütternderweise, gibt's die Dauer jeden Akts obendrauf, und auch, wer oben gelegen hatte. Warum das Ganze derart detailversessen dokumentiert wurde, habe ich

---

* Die Suche nach dem Ort einer Darmperforation ähnelt in bemerkenswerter Weise der nach einem Loch im Fahrradschlauch. Sie füllen den Bauchraum mit Wasser und pumpen dem Patienten Luft in den Anus, bis Sie sehen, wo die Luftblasen austreten.

nicht kapiert, es sei denn, es handelte sich um den vorsätzlichen Versuch, mir den Appetit zu verderben und die Essensrechnung klein zu halten.

Den Rest der Mahlzeit bin ich völlig abgelenkt und kaum imstande, die Gedanken an die Sexualpositionen und -praktiken meines Exmitbewohners zu verscheuchen. Die Vorstellung, wie er mit der Beflissenheit eines Militärgauls auf und ab steigt oder von unten nach oben klettert, hält sich zäh. Ich bringe es fertig, mich lange genug zusammenzureißen, um den beiden ein paar halbwegs vernünftige Ratschläge zu geben: auf Kaffee und Alkohol zu verzichten, welche Blutuntersuchungen sie bei ihrem Hausarzt machen lassen sollten, wann es an der Zeit wäre, ein Kinderwunschzentrum aufzusuchen.

»Hat es Sinn, das Tagebuch fortzuführen?«, fragt Milly.

»Oh, absolut«, entgegne ich – teils, damit sie nicht denken müssen, sie hätten mir ohne Not ihren Sexalmanach vorgelegt, und teils, weil ich einem armen Arzt für Fruchtbarkeitsstörungen in ein paar Monaten ein herzhaftes Lachen bescheren will.

Dienstag, 9. Februar 2010

Als ich heute dabei war, nach einer Zangengeburt den Damm der Mutter wieder nach Damm aussehen zu lassen, fragt die Hebamme die frischgebackene Mama, ob es in Ordnung gehe, dass sie dem Baby eine Vitamin-K-Spritze gibt. Die Patientin ergötzt uns mit einer ordentlichen Dosis angstmachender Sensationspressenquacksalberei – nur dass sie offenbar die Zeitung beim Lesen verkehrt herum gehalten hat.

Sie lehnt Vitamin K ab, weil die »Impfstoffe Arthritis machen«. Die Hebamme erklärt geduldig, dass Vitamin K kein Impfstoff sei, sondern ein Vitamin und sehr wichtig für die Blutgerinnung des Babys. Und dass es keine Arthritis verursache – ob sie womöglich an Autismus denke? Aber auch der werde nicht durch Impfstoffe verursacht, was diese Injektion wie bereits gesagt nicht sei.

»Nee«, erklärt die Mutter. »Ich gehe für mein Baby kein Gesundheitsrisiko ein.«

Sonntag, 14. Februar 2010

Der erste Valentinstag seit vier Jahren, den H und ich gemeinsam verbringen. Ich wage die Betrachtung, dass mit einem Arzt an diesem Tag auszugehen in etwa so spektakulär ist, als hätte man am 29. Februar Geburtstag.

Wir lassen uns im Blue Elephant mit einem leckeren Thai-Dinner verwöhnen. Nach dem Essen bringt der Kellner ein Paar herzförmige Süßigkeiten in einer wunderschön geschnitzten Holzdose. Ich verputze meine mit Stumpf und Stiel. Es war eine Kerze.

Dienstag, 16. Februar 2010

Ehemann und -frau brechen angesichts der Nachricht, dass ihr Baby wegen Wehenschwäche das Licht der Welt durch das mit der Skalpell-Flex angebrachte Schiebedach wird erblicken müssen, in Tränen aus. Hauptursache der Traurigkeit scheint die etwas schräg anmutende Obsession des Vaters zu sein, der Erste sein zu wollen, der das Baby berührt. Es bleibt nicht viel Zeit, darüber zu philosophieren, warum er das wohl tun möchte – vielleicht will er einen bestehenden Fluch brechen oder verfügt über höhere Kräfte, die er seinem Nachwuchs weitergeben muss? Jedenfalls ist er wirklich ausgesprochen beharrlich. Ob es nicht einen Weg gäbe, der ihm ermöglicht, trotzdem derjenige zu sein, der die Kleine zuerst berührt? Vielleicht, indem er sie am Ende des Kaiserschnitts herausbefördert?

Er würde garantiert in Ohnmacht fallen oder sich erbrechen. Wahrscheinlich eher beides, wenn er mit ansehen müsste, wie es im Inneren eines Bauchs aussieht: ein Eintopf aus Fleisch und Innereien, zusammengerührt von einem unheilbar Irren. Damit nicht genug, brauchen die meisten Arztanwärter eine Handvoll Kaiserschnitte, bis sie es hinbekommen, ein Baby mit dem Kopf zuerst herauszuholen – es sei denn, er kann rasch ein wenig üben, indem er mit einer Hand Melonen aus dem Sumpf angelt? Und kurioserweise scheint niemandem klar zu sein, dass es zuvor eines ganzen komplexen Rituals bedarf, das man zuerst erlernen muss – nämlich sich vor dem Betreten des OPs zu waschen und sterile Kittel und Handschuhe anzulegen. Handschuhe! Das ist es! »Wie wäre es, wenn wir Ihnen das Baby sofort übergeben?«, schlage ich vor. »Wir tragen Handschuhe, Sie wären immer noch der Erste, der sie tatsächlich berührt.«

Fall erledigt.

Donnerstag. 25. Februar 2010

Notfallalarm auf der Endbindungsstation. Das gesamte Team rennt den Flur entlang, doch niemand von uns kann ein Zimmer mit blinkendem Licht ausmachen.

Man sollte annehmen, dass sich in Anbetracht dessen, dass hin und wieder Leben auf dem Spiel stehen, inzwischen etwas technisch Ausgefuchsteres hätte finden lassen müssen, aber wir haben noch immer das gute alte Flugzeugpassagiersystem. Jemand drückt auf den Notfallknopf, das gesamte Umfeld hört alle paar Sekunden ein schrilles Piepsen, und die gesamte Crew der Geburtshilfeabteilung muss auf und ab traben, bis sie das Licht gefunden hat, worauf sie den Lärm abstellen kann. Wenn ich nur den eigentlichen Notfall für etwas ähnlich Abgeklärtes tauschen könnte wie das Nachschenken eines Gin Tonic oder einen Terroristen, der androht, das Flugzeug zu sprengen.

Der Alarm ist noch immer an. Während kostbare Zeit verstreicht, gehen wir von Zimmer zu Zimmer und nehmen jede Patientin in den Wehen rasch in Augenschein. Ganz offensichtlich ist etwas an der Elektrik kaputt.

Niemand scheint ein notfallmäßiges Problem zu haben. Was gibt es sonst noch? Umkleiden, OP-Säle, Klos, Narkosezimmer, Aufenthaltsraum – wir schwärmen aus wie ein Sondereinsatzkommando und untersuchen jeden Zentimeter der Station. Nichts. Ein echter falscher Alarm. Abgesehen davon, dass er ohrenbetäubend laut ist, ist jedes einzelne Stationsmitglied darauf geeicht, bei diesem Lärm irgendetwas zu unternehmen. Er ist zu beunruhigend, um im Hintergrund ignoriert zu werden, und klingt wie ein Luftschutzalarm.

Wir rufen die Technik. Ein Typ kommt hoch und fuhrwerkt zehn Minuten vergeblich an einer Box an der Wand herum. Sie wollen wohl morgen jemanden schicken, der es repariert – bis dahin haben wir die Wahl zwischen einem unablässig schmetternden Alarm und gar keinem. Wir holen Prof. Carrow, den Chefarzt in Rufbereitschaft, und er ist stinksauer. In erster Linie, weil er es das letzte Jahrzehnt hindurch erfolgreich vermieden hat, während seiner Schicht die Entbindungsstation zu betreten, aber auch – wie er dem Techniker klarmacht – weil dies als extrem ernster klinischer Zwischenfall gilt. Es stehen Leben auf dem Spiel, und die Firma hat auf der Stelle anzurücken und die Sache zu klären. Der Ingenieur murmelt, er werde sein Bestes versuchen, könne aber nichts versprechen, und außerdem: Was sei denn vor hundert Jahren auf den Intensivstationen passiert, als es noch keine Alarmknöpfe gab?

Prof. Carrow fixiert ihn mit einem Null-Grad-Kelvin-Blick. »Jede zwanzigste Frau starb im Kindbett.«

Mittwoch, 3. März 2010

Beim Einbringen der letzten Klammer nach einem komplikationslosen Wunschkaiserschnitt verkündet die OP-Schwester, dass es eine Unstimmigkeit bei der Tupferzahl gibt* – einer fehlt. Keine Panik, sagen wir uns in höchster Panik. Wir suchen auf dem Fußboden und in den Einweghüllen – kein Tupfer. Wir durchwühlen die Placenta und die Klumpen geronnenen Bluts in der Abfalltonne für klinischen Müll, der ekligsten Güllegrube der Welt. Ich rufe Mr. Fortescue dazu, den diensthabenden Oberarzt für heute, der entscheiden soll, ob wir die Patientin wieder aufmachen oder zum Röntgen schicken sollen.**

Mr. Fortescue beschließt, dass wir noch einmal aufmachen sollen, und wir warten darauf, dass die Epiduralnarkose des Anästhesisten wirkt. Er erzählt mir eine Geschichte, die sich vor ein paar Jahren zugetragen hat: Eine Frau in fortgeschrittenen Jahren kam zu ihm in die Klinik und klagte über Unterleibsschmerzen. Nach verschiedenen anderen Untersuchungen schickte er sie zum Röntgen. Der Befund lautete im Wesent-

---

* Für jede Operation gibt es einen genau festgelegten Satz an Instrumenten – und die werden akribisch vor und zurück gezählt. Tupfer werden zu je fünf Stück gebündelt und am Ende der OP achtet die OP-Schwester darauf, dass die Tupfermenge, die sie entsorgt, auch ein Vielfaches von fünf ist, damit wir sicher sein können, dass keiner davon im Patienten verblieben ist. Blöd wäre natürlich, wir haben es irgendwie fertiggebracht, fünf im Patienten zu vergessen …

** Tupfer enthalten einen strahlenundurchlässigen Faden als Marker, den man im Röntgenbild als Linie sehen kann. Bisschen fantasielos, wie ich finde – ich wäre für ein strahlenundurchlässiges »HOPPLA« gewesen.

lichen, dass sie einen Löffel in der Bauchhöhle hatte. Er stellte die einschlägigen Fragen: »Erinnern Sie sich, einen Löffel verschluckt zu haben? Oder: »Pflegen Sie, sich Löffel in Vagina oder Rektum einzuführen?« Doch es schien unwahrscheinlich, dass die Herkunft des Gegenstands je würde ergründet werden können. Aber er verursachte ihr Schmerzen und musste in einer offenen Bauchoperation unter Vollnarkose entfernt werden.

Bei der Operation fand sich dann tatsächlich, eingebettet zwischen Darm und anderen Innereien, ein Dessertlöffel. Das einzig Bemerkenswerte, was man beim Entnehmen daran feststellte, waren ein paar Kratzer und die Gravur im Stiel: *Eigentum des St. Theodore's Hospital.* Mr. Fortescue besuchte sie nach dem Eingriff auf der Station, und beide fragten sich gleichermaßen erstaunt, wie der Löffel es irgendwie geschafft hatte, sich aus St. Theodore's weg und in ihre Bauchhöhle hineinzustehlen. Ihr letzter Kontakt zu der Klinik – außer dem Löffel, der seither in ihren Innereien wie in einem Risotto herumrührte, war ein Kaiserschnitt, damals in den 1960er-Jahren. Es entspann sich ein Briefwechsel mit St. Theodore's, und man bestritt entschieden, dass es dort je Usus gewesen sei, Löffel zu implantieren. Immerhin brachte man es dort jedoch fertig, die entsprechenden Patientenakten zutage zu fördern. Sie waren wenig aufschlussreich – es sieht so aus, als führten nur wenige von den Ärzten, die gerne Kantinenbesteck in ihren Patienten versenken, ein ordentliches Protokoll darüber. Aber sie enthielten den Namen des Chirurgen. Der Herr war lange verstorben, aber Mr. Fortescue konnte schließlich mit jemandem sprechen, der bei ihm ausgebildet worden war, und fragte ihn, ob sein ehemaliger Chef die Gewohnheit gehabt hatte, sich mitten im Kaiserschnitt rasch einen Happen Eistorte zu gönnen. Erstaunlicherweise lauerte hier die Erklärung. Der fragliche Chirurg verwendete routinemäßig einen sterilisierten

Kaffeelöffel, wenn er die Rektusscheide* zu nähen hatte, um die darunterliegenden Strukturen zu schützen. Bei dieser Gelegenheit musste er den Löffel vergessen haben, oder er hatte einfach beschlossen »Scheiß drauf!«, und fröhlich weitergemacht.

Unser Anästhesist ruft uns zu, dass wir jetzt loslegen können, und als ich soeben die ersten Hautklammern wieder entferne, kommt eine Hebamme in den OP gerannt und ruft, wir sollten aufhören, der Tupfer sei gefunden: Das Baby hatte ihn in der Hand. Erleichterung, so weit das Auge reicht – außer bei der OP-Schwester, der das Ganze eine halbe Stunde unnötigen Megastress und Mülldurchforsten eingebracht hatte. »Dieses diebische kleine Miststück«, entfährt es ihr – leider merkt sie nicht, dass sich der fragliche Tupfer direkt hinter ihr in der Hand des fraglichen Babys befindet, im Arm des Vaters.

Donnerstag, 18. März 2010

Dringender Notfallalarm in der Notfallambulanz – eine Frau in der fünfundzwanzigsten Woche bekommt in einer der Kabinen ihr Baby. Der SHO, ein Anästhesist, eine Hebamme und ich sausen die Treppe hinunter, das Neonatal-Team folgt uns auf dem Fuße. Sie hechelt und keucht und ist in einer furchtbaren Verfassung, der Anästhesist verabreicht ihr Schmerzmittel. Die Hebamme kann die Herztöne des Kindes nicht mehr mit dem Handdoppler erfassen – nicht gut.

Ich untersuche die Patientin. Sie ist überhaupt nicht dabei, zu gebären. Ja, ihr Gebärmutterhals ist lang, fest und geschlossen – sie hat überhaupt keine Wehen. Das ist seltsam. Ich frage

---

* Die Rektusscheide ist eine Bindegewebsschicht unterhalb der Bauchmuskeln – wenn Sie die zu nähen haben, müssen Sie höllisch aufpassen, dass Sie nicht irgendeines der darunterliegenden Organe anstechen.

sie, wo sie für die Schwangerschaft angemeldet ist, und sie antwortet, bei uns. Jemand durchforstet den Computer nach ihr und findet nichts – nicht, dass das ungewöhnlich wäre. Der Computer behauptet bei so ziemlich jedem Patienten, dass er ihn nicht kennt – mit Tarotkarten wären wir besser dran.

Jemand von der Notfallambulanz rennt herum und organisiert mir ein Ultraschallgerät – ich frage die Patientin, wann sie ihre letzte Untersuchung hatte. Letzte Woche. In dieser Klinik, stimmt's? Jawohl. Im fünften Stock? Ja. Ah, ich verstehe. Ich schicke den Anästhesisten, die Hebamme und die Kinderärzte fort. Alle Ultraschalluntersuchungen an Patienten finden im Erdgeschoss dieses *dreistöckigen* Krankenhauses statt.

Das Ultraschallgerät ist da, und glücklicherweise – schließlich habe ich soeben alle weggeschickt – ist keine Spur von einem Baby zu sehen. Ein paar aufgeblähte Darmschlingen lassen sie so was Ähnliches wie schwanger aussehen. Wenn man schielt.

»Aber wo ist das Baby? Wo ist es geblieben?«, schreit sie einer vollzählig versammelten und zweifellos faszinierten Notfallabteilung entgegen. Ich sage ihr, dass meine Kollegen gleich kommen und es ihr erklären werden, und bitte dann die Leute von der Notaufnahme, die Psychiatrie zu verständigen, damit sie freundlicherweise die weitere Behandlung übernimmt. Dann flitze ich hinüber in die Cafeteria, um kurz in Ruhe darüber nachzudenken, was ich soeben erlebt habe. Ich ärgere mich, dass durch ihr Wolfsgeheul andere Patienten möglicherweise hätten in Gefahr geraten können, da sie so viele Ärzte aus der Station abgezogen hat. Ich kapiere nicht, was sie geritten und was sie erwartet hat – sie wusste, dass sie auffliegt, oder? Und sie tut mir leid – welche Verletzungen und Traumata haben sie dahin gebracht, so etwas zu tun? Hoffentlich geben meine Freunde in der Psychiatrie ihr gerade die Hilfe, die sie braucht.

Selbst schuld, dass ich geglaubt habe, ich könne einen ganzen Kaffee ungestört trinken. Plötzlich werde ich mit Dringlichkeitsstufe auf die Entbindungsstation gerufen und renne so schnell ich kann.

»Zimmer vier!«, ruft die dienstälteste Hebamme, als ich auf die Station gewetzt komme. Es ist die Frau aus der Notfallambulanz, sie keucht und hechelt wie gehabt. Offenbar gibt sie nicht so leicht auf und hat sich vor der psychiatrischen Untersuchung aus der Ambulanz verdrückt, um ihr Glück woanders zu versuchen.

Sie erkennt mich und wirkt gleichzeitig angefressen, ertappt und bedröppelt.

Samstag, 27. März 2010

Ein netter Abend mit ein paar alten Freunden von der Uni, an dem wir uns gegenseitig davon zu überzeugen versuchen, dass unser Leben trotz eines beträchtlichen Bergs an Belegen für das Gegenteil in schönster Ordnung ist. Es ist schön, sich auszutauschen, auch wenn wir den Termin siebenmal verlegen mussten.

Nach dem Essen landen wir um der alten Zeiten willen in der Bar unserer Uni, und aus irgendeinem Grund – vielleicht war es das muskuläre Gedächtnis, das unseren letzten Besuch dort noch gespeichert hatte – fingen wir an, Trinkspiele zu spielen, wobei wir uns nur noch an die Regeln zu »Ich habe noch nie« erinnern konnten. Es hatte was von einer Therapiesitzung: Wir haben alle sechs schon wegen unserer Arbeit Tränen vergossen, fünf von uns haben *bei* der Arbeit geweint, und jeder von uns hat sich schon mal in einer Lage befunden, in der er sich unsicher fühlte. Bei drei von uns ging wegen der Arbeit die Beziehung in die Brüche, und jeder von uns hat schon mal wichtige

Familienereignisse verpasst. Auf der Habenseite hatten drei von uns schon mal Sex mit einer Krankenschwester, einer von uns sogar während der Arbeitszeit. Es ist also nicht alles schlecht.

Montag, 19. April 2010

Miss Burbage, eine der Oberärztinnen, hat sich zwei Wochen Sonderurlaub aus familiären Gründen genommen, weil einer ihrer Hunde gestorben ist. Jede Menge Gespött im Aufenthaltsraum der Station. Zu jedermanns Überraschung – nicht zuletzt meiner eigenen – nehme ich sie in Schutz.

Miss Burbage verachtet mich – schon bei unserer ersten Begegnung hat sie beschlossen, dass sie mich nicht leiden kann, und ist von ihrer Meinung seither keinen Millimeter abgerückt. Als ich sie einmal fragte, ob ich abends früher gehen dürfe (früher als der Dienst enden würde, nicht früher als ich vertraglich verpflichtet war zu bleiben), weil wir an unserem Jahrestag essen gehen wollten, musste ich bleiben. Begründung: »Neue Partner finden sich leichter als neue Jobs.« Sie riet mir auch, dass ich, wenn ich die Diabetikersprechstunde für Schwangere halten wolle, besser auf mich achten und abnehmen solle (mein BMI ist 24). Sie hat mir auf die Finger gehauen, weil ich ihrer Ansicht nach einen Wundhaken nicht richtig hielt, und mich der Blasphemie bezichtigt, weil ich »verdammt« gesagt hatte. Sie hat mich vor Patienten angebrüllt, ich sei ein Idiot und gehöre zurück auf die Hörsaalbank.

Und doch sitze ich hier und verteidige sie vor meinen Kollegen. Warum sich über jemanden lustig machen, der bekümmert ist? Das ist doch viel eher ein Grund, dem Betreffenden Achtung entgegenzubringen – nun weiß schließlich jeder, dass ihre raue Schale nichts weiter ist als das – eine Schale eben. Sollten wir denn nicht Mitleid haben mit jemandem, der so wenig sonst im Leben hat, dass ihn der Tod eines Haustiers so völlig aus der Bahn wirft? Trauer ist Trauer – da gibt es kein »richtig« oder »falsch«. Vielleicht-Gemurmel ringsherum, dann marschiere ich davon, aber erst, nachdem ich die Diskussion höchst wirkungsvoll mit einem Kissen namens Mitleid erstickt habe. Doch zwei Wochen für einen toten Hund – die Frau ist total bescheuert.

Mittwoch, 21. April 2010

Einer der Medizinstudenten kam nach dem Tutorium zu mir und fragte, ob es mir etwas ausmachte, einen Blick auf seinen Penis zu werfen. Es machte mir was aus, aber in Wirklichkeit hatte ich kaum eine andere Wahl – es braucht vermutlich einiges an Nerven und Mut, seinen Lehrer zu fragen, ob er sich mal kurz sein Genital anschauen kann (außer in Pornos, wo solches offenbar ziemlich häufig passiert). Ich ging mit ihm in ein Nebenzimmer und zog mir Handschuhe über, um den professionellen Anstrich zu wahren. Er sagte, er habe sich am Penis verletzt und am Abend zuvor Probleme mit dem Wasserlassen gehabt.

Allem Anschein nach gab es einige Elemente an der Geschichte, die er weggelassen hatte. Sein gutes Stück sah aus wie eine Aubergine, die von einem Tiger angefallen worden war – geschwollen, dunkelviolett und der gesamten Länge nach mit tiefen, nässenden Querkerben übersät. Bei näherem Befragen stellte sich heraus, dass er in der Nacht zuvor vor seiner Freundin geprahlt hatte, wenn er hart wird, dann mal richtig hart. Mit seiner Erektion würde er die Blätter des Schreibtischventilators zum Stillstand bringen können. Er lag mit seiner Hypothese granatenmäßig falsch, und der Ventilator ging aus dem Duell als klarer Sieger hervor.

Ich riet ihm, in die Notaufnahme zu gehen – einige der Wunden mussten genäht werden, und ich nahm an, er würde einen Katheter brauchen, bis die Schwellung abgeklungen war. Und er solle doch vielleicht in ein anderes Krankenhaus gehen, falls er von seinen Kollegen nicht als Ventilatorpenetrator geneckt werden wolle.

Donnerstag, 22. April 2010

Meine erste Zervixcerclage* unter den Augen von Prof. Carrow. Bei so gut wie jedem anderen Eingriff kann der Sie beaufsichtigende Chefarzt metaphorisch gesprochen zu jedem Zeitpunkt wie ein Fahrlehrer auf die Kontrollbremse treten, um zu verhindern, dass Sie größeren Schaden anrichten. Aber bei der Cerclage sind Sie auf sich gestellt – der Chefarzt kann Ihnen Anweisungen geben, aber das winzigste Zittern der Nadel kann dazu führen, dass Sie die Fruchthülle anstechen und die Schwangerschaft beenden – und damit genau das tun, was Sie mit Ihrem Eingreifen eigentlich verhindern wollen. Und es gibt keine Möglichkeit, diese Technik zu Hause zu üben – so wie wir als Anfänger an Orangen geübt haben, Wundränder zu verschließen. Kurz: Man braucht eine absolut ruhige Hand.

Die Patientin SW hatte bei ihrer ersten Schwangerschaft eine Fehlgeburt in der zwanzigsten Woche und ist bei ihrer zweiten nun in der dreizehnten. Der Professor rät mir, lang-

---

* Eine Zervixcerclage ist die Behandlung der Wahl bei einer Muttermundschwäche – eine harmlos klingende Umschreibung für das Schreckensszenario, dass der Muttermund sich viel zu früh weitet und dadurch für späte Fehl- oder extrem frühe Frühgeburten sorgt. Dabei wird im ersten Schwangerschaftsdrittel der obere Teil des Gebärmutterhalses mit einer Naht oder einem Pessar in der Hoffnung verengt, dass dies den Muttermund bis zum Ende der Schwangerschaft verschlossen hält.

sam, sorgfältig und so unaufgeregt wie möglich vorzugehen. Mir ist bewusst, dass ein Zittern meiner Hand sich am anderen Ende der Pinzette, mit der ich die Nadel oben am Muttermund halte, zehnfach verstärkt überträgt. Tief atmen, den Schweiß aus den Augen zwinkern, ein Stich, dann der zweite, dritte, vierte, fertig. Gut gegangen.

Ich glaube, das ist das erste Mal, dass ich mir nach einem Eingriff frische OP-Kleidung anziehen musste, weil mein eigener Schweiß die Körperflüssigkeit war, die sie durchtränkt hat. Mir ging auf, dass die Klamotten vermutlich nur deshalb diesen ganz bestimmten Blauton haben, damit die Patienten unsere Schweißränder nicht bemerken können – eine ruhige und professionelle Fassade kommt gut und schön, so Sie nicht durch das schnelle Eindunkeln Ihrer Achselhöhlen verraten werden.

Erst später fällt mir ein, dass es tatsächlich beim nächsten Mal eine Möglichkeit gäbe, genau die Art von feinmotorischen Fertigkeiten vorab zu schulen. Ich schicke meiner Mutter eine Kurznachricht und frage, ob sie zufällig noch in irgendeiner Schublade das Spiel Dr. Bibber herumliegen hat.

Sie schreibt zurück, sie habe es gefunden. Außerdem auch den Magic-8-Ball, falls ich Hilfe bei meinen Diagnosen brauche.

Samstag, 24. April 2010

Moralisches Dilemma. Die Patientin AB hat Wehen, und das CTG sieht nicht vertrauenerweckend aus. Sie hat bereits die dritte Hebamme der Schicht bei sich, die beiden ersten (schwarzen) Hebammen, die sich um sie gekümmert hatten, hatte sie mit rassistischen Anwürfen vergrault. Noch so ein Ausfall, hat man sie gewarnt, und sie fliegt von der Station.

Meine SHO hat das CTG in Augenschein genommen und befindet, dass man bei AB einen Kaiserschnitt machen müsse. Ich bin mir nicht ganz sicher, ob es legal wäre, die Drohung mit dem Rausschmiss in die Tat umzusetzen. Also beschließen die indische SHO und ich die Tatsache zu ignorieren, dass die Patientin auch gegen sie ausfällig geworden ist.

Ich untersuche die Patientin und kann der SHO nur beipflichten – das wird ein Kaiserschnitt. Ich verlege sie in den OP und beschließe, mich darüber bedeckt zu halten, dass ich Jude bin. Die Operation verläuft komplikationslos, und ein kleiner Junge ist sicher auf der Welt (vermutlich warten schon »Babys erste KKK-Kapuze« und eine Rassel in Gestalt eines brennenden Kreuzes auf ihn).

Aber angenommen, die Patientin hätte ein Tattoo in der rechten Leistengegend? Wäre es da wohl so arg verwerflich, wenn ich meinen Schnitt ein bisschen größer machte als üblich und keine andere Wahl hätte, als den Delfin zu enthaupten? Ich könnte behaupten – so ich von offizieller Stelle (oder irgendeinem islamfeindlichen Schergen) dazu gezwungen würde –, dass ich Sorge gehabt hätte, das Baby könne überdurchschnittlich groß sein und es daher sinnvoll gewesen sei, ein hinreichend großes Operationsgebiet zu haben. Und wäre es denn weiterhin wirklich verwerflich, wenn sich beim Nähen herausstellen sollte, dass die Wundränder aus irgendeinem mysteriösen, mit an Sicherheit grenzender Wahrscheinlichkeit nicht nachzuweisenden Grund nicht gut zur Deckung zu bringen sind, sodass der Delfinkopf am Ende gut zwei Zentimeter links vom Körper zu liegen käme?*

---

* Nun, wir haben mit einem Anwalt gesprochen, und die Antwort lautet, wie sich zeigte: »Ja, das wäre absolut Körperverletzung.« Also bleibt es dabei: Ich habe nichts dergleichen getan.

Samstag, 1. Mai 2010

Ich spreche im Aufenthaltsraum mit meiner Kollegin Padma über einen Fall, und eine Hebamme mischt sich in die Unterhaltung mit der Bemerkung: »Eigentlich verwenden wir dieses Wort nicht mehr gerne.« Während wir uns noch fragen, welchen aus der Mode geratenen Begriff wir versehentlich verwendet haben (Schwindsucht? Skrofulose?), lässt sie uns wissen, dass wir »Patientin« gesagt hätten. Wir hätten besser »Kundin« sagen sollen – jemanden als Patientin zu bezeichnen sei schon an sich paternalistisch und herabsetzend, aber in unserem Fall handle es sich um Schwangere, und Schwangerschaft sei ein normaler und natürlicher Vorgang und an sich nichts Pathologisches. Ich lächle fein und denke an das, was Mr. Flitwick, einer der ersten Oberärzte in meiner Laufbahn in Bezug auf schimpfende Hebammen gesagt hatte: »Verhandeln Sie nicht mit Terroristen.«

Padma ist frei von Bedenken solcherart. »Ich hatte keine Ahnung, dass *Patient* ein so erniedrigender Begriff ist«, sagt sie. »Es tut mir furchtbar leid, ich werde das Wort nie mehr verwenden. Kunde und Kundin. Kunde ist viel besser. So wie bei Prostituierten.«

Sonntag, 9. Mai 2010

Ich habe Dienst im Kreißsaal und halte gerade eine Sitzung ab, da geht der Notfallalarm los – innerhalb von wenigen Minuten habe ich ein Baby durch Notfallkaiserschnitt zur Welt gebracht. In der Sekunde, als der Alarm losging, habe ich gerade abgeklemmt. Leider kam ich nicht mehr dazu, mich ordentlich abzuwischen, weshalb mein Hintern jetzt juckt wie verrückt – nicht zum Aushalten! Es ist okay, jemanden ohne OP-Klamotten – eine Hebamme oder Schwester – zu bitten, die Maske oder die Brille zurechtzurücken, falls nötig, oder sogar die Nase zu kratzen. Würde ich zu weit gehen, wenn ich darum bitten würde, mich mal kurz am Hintern zu kratzen?

Montag, 24. Mai 2010

Ich gebe meine Meinung über Hausgeburten grundsätzlich nicht unaufgefordert zum Besten, aber wenn ich, wie heute, von einer Patientin direkt gefragt werde, was ich davon halte und was ich an ihrer Stelle wählen würde, dann bin ich ehrlich. Es folgt eine fünfminütige Rede folgenden Inhalts: Ich sage, dass ich nicht eine Sekunde lang bezweifle, dass solch eine Geburt, die nach Plan verläuft, hundertmal ruhiger, entspannter und angenehmer sein muss als eine Geburt in der Klinik (obwohl ich mir nicht sicher bin, wie gut ich mich entspannen könnte, wenn ich weiß, dass jeden Augenblick eine riesige Menge Blut und Fruchtwasser aufs Sofa schwappen wird. Wie kriegt man das wieder raus?).

Dann erkläre ich, dass ich die Entscheidung der Patientinnen natürlich respektiere und wie entscheidend die Gewissheit sei, dass die eigenen Wünsche respektiert werden. Ich spreche davon, dass mir die zunehmende Verherrlichung der »natürlichen« Geburt Sorgen bereitet, und dass die Entmedizinisierung der Schwangerschaft nicht notwendigerweise eine gute Sache sein muss – wir sollten stolz sein auf medizinische Fortschritte, die wirklich und wahrhaftig Leben retten, und uns nicht davor fürchten.

Ich berichte, dass ich eine Reihe von Beinahetotgeburten miterlebt habe, darunter eine, bei der es um Sekunden ging. Einmal konnte ein Kind nur um Haaresbreite gerettet werden, nachdem die Mutter zu uns auf die Entbindungsstation eingewiesen worden war, als die Hausgeburt aus dem Ruder lief. Ich erzähle auch von Krankenhausgeburten von Müttern mit geringem Risiko*, bei deren Entbindungen sich seltene und unvorhersehbare Dinge ereigneten, die außerhalb einer Krankenhausumgebung zum sicheren Tod ihrer Babys geführt hätten.

Ich werbe für von Hebammen gestaltete Einheiten, in denen Frauen wunderbare Geburten in besser kontrollierter Umgebung erleben können als zu Hause. Kristalle, Sitzsäcke, jemand, der die Songs von Radiohead auf Schwedisch rückwärts singt, was immer Ihnen guttut – solange es ein paar hundert Meter weiter eine Entbindungsstation gibt, deren sturmerprobte Belegschaft sich wirklich aufs Entbinden versteht.

Ich gebe zu, dass ich beim Thema Hausgeburten immer nur die Katastrophen und nie die Erfolge sehe, was manche Leute für den Kardinalfehler an meiner Argumentation halten. Sie haben vermutlich auch Probleme mit Feuerwehrmännern, die sich für den Gebrauch von Sicherheitsgurten aussprechen, weil sie nur die Fahrer zu sehen bekommen, die sie bei einer Massenkarambolage aus dem Blechklumpen herausflexen müssen, und nicht die Mehrzahl an ereignislosen Autofahrten. Ich werde meine Hand aufs Herz legen und der Patientin raten, sich zweimal zu überlegen, ob sie eine Hausgeburt wirklich riskieren möchte. Und das würde ich auch jedem empfehlen, der mir nahesteht.

Leider ist es heute schon verdammt spät geworden, und ich bin zum Essen verabredet, deshalb habe ich nicht die Zeit für all das. Stattdessen präsentiere ich ihr die Kurzfassung: »Lieferung nach Haus ist was für Pizza.«

---

* Bei der Anmeldung zur Entbindung werden Patientinnen nach ihrem Geburtsrisiko eingeordnet, und für Mütter mit einem geringen Risiko ist eine Hausgeburt eine Option. Leider vergessen die meisten, dass »geringes Risiko« nicht automatisch »überhaupt kein Risiko« bedeutet.

Mittwoch, 2. Juni 2010

Muss heute Morgen Studenten unterrichten – sie wollen üben, Röntgenaufnahmen zu interpretieren. Ich schnappe mir ein paar Bilder vom Wagen und schiebe eins davon in den Leuchtkasten. Eine normale Brustkorbaufnahme von einer Patientin, präoperativ aufgenommen. Der erste Student meldet sich und stellt die Aufnahme vor.

»Es handelt sich um einen Röntgen-Thorax mit posterioranteriorem Strahlengang von einer vierundsechzigjährigen Patientin namens NW, geboren am 3.1.1946, aufgenommen gestern. Alle relevanten Strukturen sind abgebildet, die Aufnahme ist nicht fehlrotiert, die Inspiration war ausreichend.« Er ist gut. »Die Luftröhre liegt mittig, das Mediastinum ist nicht verschoben, und die Herzkonturen sind normal. Die auffällige Anomalie ist eine scharf umrissene Masse im oberen Lappen des rechten Lungenflügels, die ...«

Augenblick. Anomalie? Wo zum Teufel kommt die her? Ich hatte mir die Aufnahme vorher angeschaut und muss offenbar einen Tumor übersehen haben – ich habe die Patientin zur OP und in den sicheren Tod geschickt. Ich schiebe mich an dem Studenten vorbei, um den Tumor besser betrachten zu können. Dann schiebe ich die Aufnahme ein bisschen zur Seite, und die Masse bewegt sich. Es war ein »Spenden-Sie-Blut!«-Aufkleber auf dem Röntgenbildbetrachter.*

---

* Als mein Freund Percy noch als SHO in der Orthopädie arbeitete, wurde in die Notaufnahme einmal jemand nach einem schweren Unfall eingeliefert – ein Motorradfahrer war gestürzt und hatte sich alle möglichen Knochen gebrochen. Die Brustkorbaufnahme (die man routinemäßig durchführt, um sicherzugehen, dass die Lungen nicht perforiert sind), verkündete Percy voller Stolz, zeige eine Varizellen-Pneumonie – eine seltene und gefährliche Komplikation einer Windpockenerkrankung mit charakteristischem Röntgenbild. Der Patient hatte eindeutig eine Sepsis erlitten, die ihn die Kontrolle über sein Motorrad verlieren und stürzen ließ. Oder aber, so zeigte sich letzt-

Samstag, 5. Juni 2010

Mein Leben beginnt sich anzufühlen wie eine Episode von *Zurück in die Vergangenheit*. Ich schrecke aus dem Schlaf auf und weiß nicht, wo ich bin oder was ich zu tun habe. Heute wache ich durch lautes Klopfen auf – ich sitze schlafend in meinem Auto unter einer Laterne, und ein alter Knabe klopft mit dem Griff seines Regenschirms ans Fenster und fragt, ob alles in Ordnung sei.

Es ist schon der zweite unerwartete Turboschlummer der Nachtschicht, beim ersten hatte mir eine OP-Schwester sachte auf die Schulter getippt, als ich auf einem Stuhl im OP in Tiefschlaf gefallen war, um mir zu sagen, dass die Patientin für die Marsupialisation* soeben hereingefahren werde. Wir wurden wiederholt ermahnt, uns nächtens nicht in leeren Nebenzimmern eine Mütze voll Schlaf zu gönnen – die Verwaltung steht auf dem Standpunkt, dass wir bezahlt werden, um die Schicht durchzuarbeiten. Ich würde die Verwaltung gerne fragen, ob man dort von dem großen Feuerball am Himmel gehört hat? Der macht es tagsüber ein bisschen schwieriger als nachts, etwas zu schlafen. Oder für wie leicht man es dort hält, binnen vierundzwanzig Stunden plötzlich von Tagschicht und Nachtschlaf zum genauen Gegenteil davon zu wechseln? Aber am allermeisten drängt mich folgende Frage: Hätten sie es lieber, falls bei ihnen oder ihren Ehefrauen morgens um sieben ein

lich, die Lungen waren völlig gesund, aber beim Sturz hatte sich eine Menge kleiner Kieselsteinchen den Rücken seiner Lederjacke hinaufgeschoben, der nun auf dem Röntgenbild zu sehen war.

* Die Marsupialisation ist eine OP-Technik, bei der man einen Abszess öffnet und die Schnittränder mit umliegendem Gewebe vernäht, damit der Abszessinhalt ablaufen kann. Sieht am Ende ein bisschen aus wie der Beutel eines Kängurus (daher der Name). In der Gynäkologie wird diese Technik meist bei Bartholin-Zysten angewandt, die entstehen, wenn die Drüsen, die das Vaginalsekret bilden, verstopfen und sich entzünden.

Notfallkaiserschnitt fällig würde, dass der Assistenzarzt in der Nacht kurz mal eine halbe Stunde geschlafen hätte, oder dass er gezwungen war, jede Sekunde der Schicht wach zu bleiben?

Es ist ein unwirkliches Gefühl, so müde zu sein – ein bisschen so, als sei man Teil eines Computerspiels. Sie sind da, aber auch nicht. Ich nehme an, meine Reaktionszeit ist im Augenblick dieselbe wie nach drei Pints. Aber wenn ich betrunken zum Dienst erschiene, wäre man dort vermutlich alles andere als begeistert – es ist wichtig, dass meine Sinne eindeutig durch Erschöpfung und nichts anderes vernebelt werden.

Ich war um halb zehn morgens aus dem Dienst gekommen und hatte zuvor eine Stunde gebraucht, meinen Bericht über den letzten Kaiserschnitt zu schreiben, weil ich wirklich Mühe bei der Wortfindung hatte – als würde ich noch einmal versuchen, für den Schulabschluss die Sätze im Spanischen zusammenzustoppeln. Ziehen die Gerichte das in Betracht, wenn Sie auf dem Heimweg im Auto einnicken und eine ganze Familie umnieten?

Freitag, 11. Juni 2010

Ich erkläre einer Frau in der Schwangerschaftsvorsorge, dass sie mit dem Rauchen aufhören müsse. Sie wirft mir einen derart giftigen Blick zu, dass ich mich frage, ob mir versehentlich rausgerutscht ist: »Ich will Ihre Katze ficken!«, oder: »Lidl macht zu!« Sie lehnt den Vorschlag eines Entwöhnungskurses ab. Ich erkläre ihr, wie schädlich Rauchen für ihr Baby sei, aber das scheint sie nicht besonders zu interessieren – sie sagt, alle ihre Freundinnen hätten die Schwangerschaft hindurch geraucht, und deren Kindern ginge es prima.

Ich bin müde und will nur nach Hause. Blick auf die Uhr: Es ist halb sechs, die Sprechstunde hätte schon vor einer Stunde schließen sollen, und sie ist bei Weitem nicht die letzte Patientin auf meiner Liste. Es geht mit mir durch.

»Wenn Sie nicht aufhören zu rauchen, weil Sie schwanger sind, wird nichts auf der Welt Sie dazu bringen, mit dem Rauchen aufzuhören, und Sie werden an einer durch das Rauchen bedingten Krankheit sterben.« Noch während ich das sage, höre ich im Geiste die Worte langsam wiederholt aus dem Mund eines Anwalts – ich entschuldige mich auf der Stelle. Aber seltsamerweise scheint es funktioniert zu haben – sie schaut mich an, als habe sie zum ersten Mal jemandem wirklich zugehört. Ich rechne schon fast damit, dass sie im nächsten Augenblick auf ihren Stuhl steigt und »Oh Captain! Mein Captain!« ruft. Sie tut es zum Glück nicht, weil der Stuhl nicht so aussieht, als hielte er das aus, aber sie erkundigt sich nach jenen Entwöhnungskursen. Gut zu wissen, dass Todesdrohungen bei meinen Patienten wirken.

Auf dem Weg nach draußen sagt sie im Spaß: »Vielleicht versuche ich es stattdessen mit Heroin!« Ich lache, verkneife mir aber die Bemerkung, dass dies für ihr Ungeborenes definitiv sicherer wäre.

Montag, 14. Juni 2010

Professor Carrow hat heute Bereitschaftsdienst für die Entbindungsstation, was ungefähr so hilfreich ist wie eine lebensgroße Cher als Pappaufsteller in Rufbereitschaft. Genau genommen würde die Papp-Cher zumindest die Moral ein bisschen aufpeppen.

Professor Carrow ist bei Tag unsichtbar und wird bei Nacht nicht angerufen – er ist viel zu wichtig für diesen ganzen Quatsch. Als er heute am Abend auf der Station erscheint, kann ich nur mutmaßen, dass er sich verlaufen hat. Oder dass irgendeine seiner Verwandten ersten Grades soeben ihr Kind bekommt.

Alles wird plötzlich klar, als hinter ihm ein Dokumentarfilm-Team mit laufenden Kameras auftaucht*. »Erläutern Sie mir bitte den Belegungsplan für den Kreißsaal«, fordert Carrow mich auf, und ich gehorche. Er nickt beifällig für die Kameras. »Sieht aus, als hätten Sie alles im Griff, Adam. Aber wenn Sie im Laufe der Nacht irgendwelche Probleme bekommen sollten, rufen Sie einfach an.« Das Kamerateam hat im Kasten, was es haben will, und hört auf zu drehen. Der Professor verliert nicht den Bruchteil einer Sekunde, bevor er mir befiehlt: »Natürlich werden Sie das unterlassen.«

Dienstag, 15. Juni 2010

Ich habe eine Menge Zeit mit Frau VF zugebracht, weil ich bei ihrem Baby stündlich Blutproben** nehmen musste. Sie und ihr Mann haben sich während der letzten vier Stunden einen lodernden Streit geliefert, angefangen mit irgendwas, was seine Eltern betraf. Wir haben alles erfahren über die Hochzeit eines

---

* In London sind Sie nie mehr als zwei Meter von einer Ratte weg, in einem großen Krankenhaus nie mehr als zwei Meter von einem Dokumentarfilmer.
** Blutproben beim Ungeborenen sind der sicherste Weg, das Wohlergehen des Kindes im Verlauf der Geburt zu überwachen – Sie lagern die Mutter auf die Seite, führen ihr ein sehr dünnes Stück Regenrinne durch die Vagina ein und setzen mithilfe eines Messers an einem langen Halter oben auf dem Kopf des Babys einen kurzen Schnitt (man muss gar nicht so tun, als sei der ganze Vorgang Raumfahrttechnologie). Dann nehmen Sie vermittels einer dünnen Kapillare einen Tropfen Blut, worauf die Hebamme davoneilt, nur um ihn fallen zu lassen, zu verlieren oder festzustellen, dass der Analysator kaputt ist. Hin und wieder vermeldet sie aber auch den pH-Wert des Babybluts. Aus irgendwelchen Gründen wurde beschlossen, diese doch recht gebräuchliche Praxis in Geburtsvorbereitungskursen nicht zur Sprache zu bringen.

Freundes, bei der sie *wieder einmal* mit Chris geflirtet hatte, aber jetzt ging es ums Geld. Hätte ich neben den beiden bei einer Abendeinladung sitzen müssen, hätte ich schon vor Stunden meinen unberührten Nachtisch diskret unter einer Serviette versteckt, mich entschuldigt und wäre nach Hause entschwunden, aber hier habe ich echt keine andere Wahl als mitzuhören. Das Ganze ist eine eindrucksvolle Zurschaustellung ihrer zerrütteten Beziehung – ich komme mir vor wie ein Paartherapeut, der komplett zum Schweigen verdammt wurde.

Tatsächlich benehmen sich beide gleich jämmerlich, aber sie liegt in den Wehen, ein bekanntermaßen nicht gerade vergnügungssteuerpflichtiger Zustand. Deshalb erkenne ich ihm 100 Prozent der Armleuchterpunkte zu.

An irgendeinem Punkt marschiert er hinaus, um zu telefonieren, und die Hebamme fragt VF sehr zu Recht, ob er sie womöglich schlägt. Sie versichert ihr, dass dies nicht der Fall sei. Er kommt zurück, der Streit geht weiter und eskaliert schließlich. Er hat einen puterroten Kopf und brüllt sie an – wir alle fordern ihn auf, sich entweder zu beruhigen oder den Kreißsaal zu verlassen. »Ich habe dieses verdammte Baby sowieso nie gewollt«, schreit er sie an, stürmt hinaus und ward nicht mehr gesehen. Großer Gott.

Freitag, 18. Juni 2010

Die Patientin RB erscheint in der Notaufnahme mit der Besatzung eines Krankenwagens und zwei Polizeibeamten. Und natürlich, nicht zu vergessen, einem Metallpfosten von dreißig Zentimetern Länge, der aus ihr herausragt. Sie hatte aus irgendeinem Grund vor den Polizisten zu fliehen versucht, und zu ihrem Fluchtplan gehörte es, ein Metallgitter zu überwinden, hinter dem ein Park lag. Leider schlug dieser Plan fehl, denn in dem Augenblick, da sie über den Zaun kletterte, rutschte sie aus. Eine der Metallspitzen drang in ihre Scheide ein und durchbohrte ihr die Bauchdecke.

Sie hatte die Geistesgegenwart besessen, sich früher am Abend mit Kokain zuzudröhnen, wodurch sie hinreichend stoned war, bis die Feuerwehr anrückte und das Metallteil (vermutlich unter allerlei Gefluche) unterhalb der Vagina abtrennen konnte. Sie ist bei ihrer Einlieferung hämodynamisch stabil und bemerkenswert gut drauf, wenn man die Umstände bedenkt. Also arrangieren wir ein Not-CT, um genau festzustellen, welche Fleischstücke sich auf diesem speziellen Spieß befinden. Wundersamerweise hatte sie jede Verletzung von Blase und größeren Blutgefäßen vermieden, also geht es nur darum, sie in den OP zu schaffen und die Ein- und Austrittswunden zu verschließen.

Wir untersuchen sie nach der Operation – nüchtern, schmerzgeplagt und verlegen, neben ihr eine Anstandsdame in Uniform, schließlich stand sie noch immer unter Arrest. Wir erklären, dass alles gut aussähe, und geben ihr einen Therapieplan für die Zeit nach der Operation. Sie fragt, ob sie die Spitze als Souvenir behalten dürfe, und ich antworte, dass ich keinen Grund sähe, der dagegen spreche. Die Polizistin hingegen hat einen überzeugenden parat – es ist wirklich keine gute Idee, einer straffällig gewordenen Person unter Arrest einen Gegenstand in die Hand zu drücken, mit dem man einen Bauch durchstechen kann.

Dienstag, 22. Juni 2010

Was tun, wenn man dabei ist, einen Notfall zu versorgen, und ein zweiter Notfall ereignet sich? Ich bin im Kreißsaal, als der Alarm losgeht – die Mutter presst und presst, und das CTG ist zum Fürchten, das Baby muss sofort mit der Zange geholt werden. Ich tue, was getan werden muss, es kommt auch schnell heraus, aber sein Muskeltonus ist schwach. Die Kinderärztin bewirkt ihre Wunder, und das Baby brüllt sich ins Leben. Die Plazenta kommt, die Patientin blutet ein bisschen mehr als üblich – bedingt durch eine Kombination aus großzügigem Dammschnitt* und einer ziemlich geschundenen Gebärmutter. Ich mache mich an Teil zwei dessen, was getan werden muss, als ich einen zweiten Alarm losgehen höre. Ich bleibe besser hier – das hier könnte sich leicht zu einer größeren postpartalen Blutung auswachsen, ohnehin verliert sie Blut in jeder Sekunde, in der ich nicht nähe oder nach dem nächsten Medikament rufe, das die Hebamme ihr injizieren muss. Auf der anderen Seite könnte dieser andere unbekannte Notfall noch schlimmer sein – und meine aktuelle Patientin erleidet höchstwahrscheinlich keinen größeren Schaden, wenn ich sie in den Händen einer erfahrenen Hebamme lasse.

Es ist mitten am Tag, aber wer weiß schon, ob all meine Kollegen mit Patienten beschäftigt sind und jeder davon ausgeht, dass der andere sich um den Alarm kümmert, der immer weiter plärrt? Oder was ist, wenn es sich um einen Notfall handelt, bei dem alle Hände gefragt sind? Ich denke kurz daran, erstmal die Hebamme loszuschicken, um nachzusehen, aber diese Minute könnte für die andere Patientin die entscheidende sein. Ich drücke der Hebamme einen großen Tupfer in die Hand

---

* Bei einem Dammschnitt (Episiotomie im Fachjargon) wird mit einer Schere (ich würde gerne behaupten, es handle sich dabei um ein spezielles chirurgisches Werkzeug, aber es ist einfach eine stinknormale Schere) das Perineum – bei der Frau die Region zwischen Anus und Hinterende der Schamlippen – geschnitten, um dem Kind den Durchtritt zu erleichtern. Ein Schnitt verhindert außerdem einen Riss, der schwerer zu reparieren ist und im schlimmsten Fall auch den Anus in Mitleidenschaft ziehen kann. Im Grunde ist das Ganze so etwas wie eine kontrollierte Explosion.

und bitte sie, diesen fest auf die Dammwunde zu drücken, bis ich zurückkomme. Dann schnell noch Anweisungen für die nächsten paar Medikamente, die der Patientin falls nötig zu injizieren sind, und ich renne hinaus. Das Licht blinkt in Zimmer drei, ich stürme hinein und hoffe, dass die Entscheidung richtig war. Natürlich nicht.

Eine Hebamme leitet eine Wiederbelebungsübung. Auf dem Bett liegt eine Puppe, und ein Haufen Ärzte und Schwestern ruft jeweils in die Runde, was sie jeweils tun würden, wenn es sich um einen richtigen Notfall handeln würde. Was es nicht ist. Im Unterschied zu dem, von dem ich gerade weggelaufen bin. »Gut, der Assistenzarzt ist da«, erklärt die Hebamme zur SHO. »Was soll er Ihrer Meinung nach tun?« Tatsächlich marschiere ich zu der Puppe, zerre sie vom Bett, schimpfe die Hebamme eine Idiotin und beschuldige sie, vorsätzlich die Sicherheit von Patienten zu gefährden. Dann stürze ich zurück in das erste Zimmer, wo alles zum Glück stabil ist, und bald ist meine lebendige Patientin so gut wie neu (na ja, nicht ganz).

Ich hatte meinem Empfinden vorher offenbar in nicht angemessener Form Ausdruck verliehen, denn die Hebammen-Supervisorin nimmt mich später zu Seite und verlangt von mir, dass ich mich bei der betreffenden Kollegin dafür entschuldige, dass ich ihre Übung gestört und sie durcheinandergebracht hätte. Meine Entschuldigung erfolgt in Gestalt eines Meldebogens für klinische Zwischenfälle, auf dem diese Übung als gefährlich und potenziell lebensbedrohlich kritisiert wird. Ich bin sicher, dass ich vor diesem Job ein netter Mensch war.

Mittwoch 23. Juni 2010

Eine Mail erinnert uns an die ungeheure Wichtigkeit von Einsatzübungen für Notfallsituationen, in die alle klinischen

Arbeitskräfte eingebunden sind. Vorher aber, so will es eine neue Anordnung, ist in allen Zimmern zu prüfen, ob niemand vom Personal mit einem tatsächlichen Notfall befasst ist.

Montag, 5. Juli 2010

Ein seltener Fall von Kontinuität in der Patientenbetreuung. Ich war dieser Patientin vor ungefähr einem Monat in Miss Burbages gynäkologischer Sprechstunde schon einmal begegnet, und es sah ganz so aus, als leide sie unter einem vorzeitigen Funktionsverlust ihrer Eierstöcke. Die vorzeitige Menopause übersteigt einigermaßen meinen Horizont, was ich der Patientin gestand. Ich entschuldigte mich bei ihr und wandte mich an Miss Burbage um Therapievorschläge. Sie befand, dass das Thema auch ihren Horizont übersteige und es am besten wäre, für die Patientin den nächstmöglichen Termin in der Endokrinologie-Sprechstunde von Mr. Bryce auszumachen. Die Patientin war nicht allzu aufgebracht über den vergeudeten Vormittag, denn sie würde dafür beim nächsten Mal mit einem Experten sprechen können.

Heute aber bin ich Mr. Bryce, denn ich bin als Urlaubsvertretung der diensthabende Arzt in Mr. Bryces Endokrinologie-Sprechstunde. Als ich die Patientin das letzte Mal vor mir hatte, hatte ich zugegeben, nicht die leiseste Ahnung von ihren Beschwerden zu haben. Jetzt sitzt sie mir gegenüber und erwartet Antworten, braucht Hilfe. Behaupte ich, dass ich beim letzten Mal zu bescheiden gewesen sei? Dass ich seither eine Fortbildung gemacht habe? Lege ich mir einen ausländischen Akzent zu? Einen falschen Schnurrbart?

Ich weise sie für einen Zeitraum in die Klinik ein, in dem ich sicher Nachtdienste habe, um das Risiko für einen Hattrick kleinzuhalten.

Dienstag, 27. Juli 2010

Ron hat heute versucht, unsere Freundschaft aufzukündigen – ein durch und durch trauriges Gespräch unter Erwachsenen. Er wisse nicht, warum er sich noch die Mühe macht, mit mir in Verbindung zu bleiben, obwohl unser beider Leben sich seit der Schulzeit so gewaltig auseinanderentwickelt hat.

Ich solle mir wenigstens hin und wieder eine andere Ausrede einfallen lassen. Ob ich mir wirklich einbildete, er glaube, dass ich wegen meiner Arbeit nicht zu seiner Verlobung oder seinem Junggesellenabschied habe kommen können? Dass ich wegen meiner Arbeit nicht zur Trauung habe kommen können und zu allem Überfluss beinahe noch den Empfang verpasst hätte? Dass ich die Beerdigung seines Vaters und die Taufe seiner Tochter verpasst habe – alles wegen der Arbeit? Er wisse, dass mein Job fordernd sei, aber wie schwer könne es denn sein, mal eine Schicht zu tauschen, wenn man es wirklich wolle?

Ich lege die Hand auf mein Herz und schwöre Ron, dass ich ihn sehr gern habe, er einer meiner besten Freunde ist und ich ihn nie anlügen würde. Ich weiß, dass ich als Freund eine Fehlbesetzung bin, aber dass ich ihn sehr viel häufiger zu Gesicht bekomme als so gut wie jeden anderen, den ich kenne – die Arbeit fordert einen in einem schier unvorstellbaren Ausmaß. Nichtmediziner können gar nicht ermessen, wie hart es ist, Arzt zu sein und welchen Einfluss das auf das normale Leben hat. Was die Taufe angeht, habe ich allerdings komplett gelogen – Scheiß drauf.

Montag, 2. August 2010

Der letzte Dienst in diesem Krankenhaus – ein Nachtdienst natürlich. Mein neuer Job beginnt eine Stunde, bevor dieser zu

Ende geht, und das ungefähr zehn Meilen von hier. Aber damit werde ich mich herumschlagen, wenn es so weit ist – komplett übernächtigt und zwei Stunden zu spät.

Technisch gesehen war die Stelle hier um Mitternacht zu Ende – ein Umstand, der mir um 0.10 Uhr im Treppenhaus bewusst wird, als meine Chipkarte mir den Zugang zur Station verwehrt und mir klar wird, dass sie automatisch deaktiviert wird. Da stehe ich nun, Aschenputtel in OP-Kleidung.

Wenn Sie die Klinik bitten, eine Abteilung mit genügend Personal auszustatten, ein funktionierendes Computersystem zu installieren oder auch nur genügend Stühle fürs Wartezimmer herbeizuschaffen, ernten Sie ein Schulterzucken und die gelebte Zurschaustellung von kolossaler Machtlosigkeit. Wenn es aber darum geht, durch Türen zu kommen und zu gehen, verfügen die Verwaltungsleute über das Organisationstalent eines Cyborg-Bibliothekars. Wenn Chipkarten plötzlich Tumore bekämen, stünde auf der Stelle ein Heilmittel gegen Krebs zur Verfügung.

Ich hämmere eine Viertelstunde geduldig und inständig betend, dass der Notfallpiepser nicht losgehen möge, an die Tür, bevor mich jemand bemerkt und wieder reinlässt.*

---

* Der gewiefte Geburtshelfer trägt sein Handy nicht bei sich, wenn er OP-Kleidung anhat. Um diese Lektion zu lernen, ist ein einziges in einer Flutwelle aus Blut und Fruchtwasser abgesoffenes iPhone nötig. Und ich kann Ihnen versichern, dass es auch mit noch so viel Reis nicht wiederzubeleben ist.

9

Stationsarzt / Leitender Oberarzt

Medizin ist wie der Gastgeber, der Sie noch Stunden, nachdem Sie das erste Mal an Abschied gedacht haben, mit kleinen Tricks auf der Party hält. »Bleib doch, bis wir den Geburtstagskuchen angeschnitten haben ... Du musst unbedingt Steve kennenlernen, bevor du gehst ... Ich glaube, Julie wohnt in deiner Richtung – sie geht in einer Minute, warum geht ihr nicht zusammen ...« Und bevor Sie wissen, wie Ihnen geschieht, ist die letzte Bahn weg, und Sie sinken hundemüde aufs Sofa.

Wenn Sie schon Medizin studiert haben, können Sie genauso gut noch Ihren Abschluss machen, danach können Sie genauso gut Ihr erstes Assistentenjahr hinter sich bringen, und wenn Sie schon mal so weit sind, warum dann nicht das dritte, vierte, fünfte und so weiter. Nach acht Jahren sind Sie praktisch Oberarzt. Es muss mit an Sicherheit grenzender Wahrscheinlichkeit nicht so viele Ausbildungsstufen geben, und ich hege den Verdacht, dass das System so angelegt ist, damit die nächste Stufe immer gleich um die Ecke lauert. So wie die Fünfzig-Pfund-Note, der Sie hinterherrennen und die immer eine Millisekunde, bevor Ihre Hand sie berührt, von einer neuen Bö fortgetragen wird. Und es funktioniert definitiv. Eines Tages wurde mir – als schlüge ich nach einem schweren Unfall zum ersten Mal wieder die Augen auf – klar, dass ich weit über dreißig war und noch immer einen Beruf ausübte, für den ich mich vierzehn Jahre zuvor aus den allerfadenscheinigsten Gründen entschieden hatte.

Auf meiner ID-Karte hieß es nun stolz »Stationsarzt« (wenngleich man der Fairness halber sagen muss, dass mein Gehalt mich eher als »Bankangestellter« oder »Milchmann mit Berufserfahrung« auswies), und meine nächsten paar Stellen würden die Lücke zwischen Arzt in der Ausbildung und Facharzt schließen. Und tatsächlich nimmt sich das Leben eines Oberarztes ganz hübsch und attraktiv aus. Die Bezahlung geht hoch, die Arbeitszeit runter. Verwaltungssitzungen, freie Tage. Niemand, der mich zwingt, urogynäkologische Sprechstunden abzuhalten. Mein Name ganz oben in Großbuchstaben auf dem Testament meiner Eltern (höchstwahrscheinlich gefolgt von: »Er ist Oberarzt in der Gynäkologie, müssen Sie wissen.«). Und, am allerschönsten: Stabilität. Eine Stelle, die ich erst einmal beibehalten kann, so lange ich will, und ich nicht gleich wieder meine Sachen packen muss, wenn ich mir endlich den Code für die Tür zur Umkleide eingeprägt habe.

Zuerst aber musste ich die letzte Hürde nehmen – den Stationsarzt, der Sturm vor der Ruhe. Ja, meine ersten Assistenzstellen waren irre und erbarmungslos gewesen, aber das hier war eine andere Form von Stress – jetzt war ich auch außerhalb der Sprechzeiten der Ranghöchste in der Abteilung. Wenn mein Pager losging, hieß das, dass es sich um ein Problem handelte, das die dienstjüngeren Assistenzärzte vergeblich zu lösen versucht hatten. Wenn ich es nicht hinbekäme, würden womöglich eine Mutter oder ein Kind sterben. Ein Chefarzt in Rufbereitschaft ist nichts weiter als eine Formalität, in den meisten Notfällen geht es um Minuten – in der Zeit kann er nicht einmal seinen Bademantel ausziehen. Ab sofort würde ich letztendlich die Verantwortung für Fehler und Versagen von anderen Ärzten übernehmen müssen, denen ich womöglich nie vorher begegnet war. Wenn ich oftmals für eine oder zwei Stunden nicht gerufen wurde, fing ich an, nervös um die Kreißsäle herumzutigern. Dann irrlichterte ich von einem Raum zum nächsten und fragte, ob alles in Ordnung sei, geplagt von gelegentlich aufblitzenden Erinnerungsschnipseln an jenen Assistenzarzt, der mir als Student weisgemacht hatte, Gynäkologie und Geburtshilfe seien easy. Verlogener Hund.

Es war daher nicht die weltgrößte Überraschung, als ich mich bei einer Allgemeinmedizinerin vorstellte und die Sprechstundenhilfe meinen Blutdruck mit 182/108 mm Hg* zu Protokoll nahm. Meine Erklärung, ich käme gerade von einer Nachtschicht mit zwei Vertretungsärzten, noch mächtig aufgedreht von zwölf Stunden im Kreißsaal und einem Kopf, in dem fieberhaft ein Dutzend medizinischer Analogien zu »Habe ich den Herd wirklich ausgeschaltet?« kreisten, ließ sie nicht gelten. (Hat Patientin A ihr CT bekommen? Habe ich bei B eine zweite Reihe Stiche gesetzt? Habe ich im Fall C Methotrexat gegeben?)

Sie bestellte mich für die darauffolgende Woche erneut ein, und der Blutdruck war genauso hoch. Ich kam wieder direkt von der Arbeit. Ich versicherte ihr, ich hätte den Blutdruck in der Klinik selbst nachgemessen, und er sei völlig normal gewesen, aber sie wollte trotzdem sichergehen. Der Fairness halber sei gesagt, dass ich sie angelogen und nichts dergleichen getan hatte. Sie organisierte eine 24-Stunden-Blutdruckmessung.**

---

* Man möchte, dass der Blutdruck unter 120/80 mm Hg – oder Millimeter Quecksilber – liegt. Wenn Sie sich ein mit Quecksilber gefülltes Glasröhrchen ins Herz rammten, würde der Druck in Ihren Herzkammern das Blut um die genannte Millimeterzahl hochbefördern – wobei wir uns dieser Tage einer etwas weniger invasiven Methode bedienen, um diesen zu messen. Die erste Zahl steht für den Druck, mit dem Ihr Herz das Blut in die Gefäße pumpt, die zweite für die Entspannungsphase.

** Für diejenigen, die es nicht kennen: Bei dieser Art von Untersuchung marschieren Sie einen Tag lang mit einer Blutdruckmanschette um den Arm herum, die sich etwa alle Viertelstunde aufpumpt und die gemessenen Werte

Da arbeitsfreie Tage gerade Mangelware waren, trug ich das Gerät an einem Tag, an dem ich ohnehin für die Schwangerschaftsvorsorge eingeteilt war, damit es sich überhaupt machen ließ. Außerdem sollte theoretisch der Stress nicht sonderlich groß sein. Ich saß also da und erklärte meinen Patientinnen, dass ich ihnen blutdrucksenkende Mittel würde verschreiben müssen, während die um meinen Arm geschnallte Manschette stolz Zeugnis davon ablegte, dass mein Blutdruck deutlich höher war als ihrer.

Neben all den vorhersehbaren »lustigen« Kommentaren, mit denen mich die Patientinnen bedachten, sagte eine etwas bemerkenswert Schlaues: »Seltsam – man rechnet nicht damit, dass Ärzte krank werden.« Das stimmt, und ich glaube, dass es Ausdruck eines seltsamen Phänomens ist: Patienten zählen Ärzte nicht zu ihren Mitmenschen im eigentlichen Sinne. Deshalb sind sie so schnell bei der Hand, um sich zu beklagen, wenn wir Fehler machen oder pampig werden. Reißen uns den Kopf ab, wenn wir sie um 19 Uhr in unsere überlaufene Sprechstunde bestellen, statt zu bedenken, dass wir auch ein Zuhause haben, in dem wir gerade sehr viel lieber wären. Aber das ist nun mal die Kehrseite des Wunsches, dass ein Arzt nicht fehlbar sein möge, außerstande, eine falsche Diagnose zu stellen. Die Menschen möchten Medizin nicht als etwas sehen, das jeder auf dem Planeten erlernen kann – eine Laufbahn, die auch ihr unterbelichteter Cousin hätte einschlagen können.

für den Arzt aufzeichnet. Besonders nützlich ist das Ding bei »Weißkittelbluthochdruck« – das heißt für Patienten, die ein Besuch beim Arzt so nervös macht, dass der Blutdruck bei jeder Messung wie eine Rakete in die Höhe schießt. Ungefähr eine Woche vor dem Abschlussexamen auf der Uni fragte mein Freund Antonin im Tutorium »Warum heißt es Weißmittelbluthochdruck?« Er ist Chefarzt der Hämatologie, falls Sie sich vor ihm in Acht nehmen wollen.

Ich war etwa eine Stunde zu Hause, da sank mein Blutdruck auf normale Werte, meine Arterien waren demnach gnädigerweise noch gut in Schuss. Außerdem war es interessant, in Millimetern Quecksilber genau messen zu können, wie stressig es war, dienstältester Assistenzarzt zu sein.

Montag, 9. August 2010

Heute hat eine Patientin ihr Kind nach mir benannt. Es war ein wegen Steißlage geplanter Kaiserschnitt, und nachdem ich das Baby entbunden hatte, sagte ich: »Adam ist ein schöner Name«. Die Eltern stimmten zu, und die Sache war geritzt.

Wie Sie richtig vermuten, bringe ich den Satz nach jedem einzelnen Kind, dem ich auf die Welt helfe, und heute hat mir zum ersten Mal jemand beigepflichtet. Nicht einmal zum Zweitnamen hat es bei mir bisher gereicht. Heute aber wurde dieses Unrecht wiedergutgemacht, und in OP 2 wurde die neue Armee an Adams, die mir über alle Maßen zusteht, endlich gegründet. (Ich bin mir nicht sicher, was ich mit dieser Armee anfangen werde, wenn sie komplett ist. Verbrechen bekämpfen vielleicht? Sie dazu bringen, meine Dienste zu übernehmen?)

Der Assistenzarzt, der mir bei dem Kaiserschnitt zur Hand ging, fragte mich, wie viele Babys ich bisher entbunden hätte. Ich kam auf schätzungsweise eintausendzweihundert. Er vertiefte sich daraufhin in ein paar bevölkerungsstatistische Zahlen und beglückte mich dann mit der Mitteilung, dass im Schnitt neun von eintausendzweihundert im Vereinigten Königreich geborene Kinder Adam getauft würden. Ich habe es doch wahrhaftig fertiggebracht, acht Elternpaare davon abzubringen, ihr Kind nach mir zu benennen.

Sonntag, 15. August 2010

Von einer der jüngeren Assistenzärztinnen in den Kreißsaal gerufen worden – sie hat Probleme, die Geburtszange um den

Kopf des Babys zu schließen. Uns wurde vor Kurzem häufiger ein Paar nicht zusammenpassender Zangen geliefert – zwei linke Teile oder zwei nur wenig verschiedene Teile, die nach dem Sterilisieren zusammengepackt wurden. Bei näherer Betrachtung aber liegt das eine Teil vorschriftsmäßig am Kopf des Kindes an, das andere jedoch zur Hälfte um den Mastdarm der Patientin.

Fehler behoben und Baby sicher auf die Welt geholt. Was mich angeht – der angehenden Ärztin würde ich zum gegenwärtigen Zeitpunkt nicht einmal zutrauen, die Post zu holen.

»Müssen wir es ihr sagen?«, fragt sie in verschwörerischem Ton, als sei ich ein Handwerker, und sie hoffe, sich die Umsatzsteuer sparen zu können.

»Natürlich nicht«, gebe ich zurück. »*Sie* machen das.«

Montag, 23. August 2010

Woche drei auf der neuen Position, und ich bin kurz davor, die Entscheidungskriterien für die Unfruchtbarkeitstherapie* an diesem Haus über den Haufen zu werfen. Heute war ein Paar bei mir, das bereits einen erfolglosen IVF-Zyklus hinter sich hatte – was wenig überraschend ist. Die Erfolgschancen mit einem einzigen Zyklus lagen in ihrem speziellen Fall bei ungefähr zwanzig Prozent. Bei meiner letzten Anstellung – von hier aus zu Fuß zu erreichen – hätte man den beiden drei Zyklen

---

* Im Verlauf meiner Ausbildung wurde aus der Unfruchtbarkeitstherapie zunächst eine Therapie zur Behandlung von Fruchtbarkeitsstörungen und später eine »Therapie zur Behandlung eines unerfüllten Kinderwunschs«, damit das Ganze nicht so negativ klingt. Das kommt einem ein bisschen so vor, als stecke man sich die Finger in die Ohren und verkünde: »La, la, la, ich kann nichts hören«. Oder haben sie in der Onkologie inzwischen die »Das-ist-ein-knuddeliger-Knoten-in-der-Brust«-Sprechstunde eingeführt?

zugestanden, das hätte ihre Chancen auf fünfzig Prozent erhöht. Sie fragen mich, was eine private Behandlung kosten würde, und ich verrate es ihnen – ungefähr viereinhalbtausend Euro pro Zyklus. Ihren erschrockenen Gesichtern nach zu urteilen hätte ich genauso gut viereinhalb Milliarden sagen können.*

Die Leute sagen, Kinder zu bekommen sei eine Frage der Entscheidung, und das stimmt natürlich. Aber niemand vertritt den Standpunkt, dass Paaren mit Mehrfachfehlgeburten keine Behandlung zusteht, die ihnen zum Kind verhilft – und der NHS kennt hier zu Recht keine Beschränkung. Und wie steht es mit der Patientin, die zwei Eileiterschwangerschaften hinter sich hat, mithin keine Eileiter mehr, sodass sie ohne IVF überhaupt nicht schwanger werden könnte? Wir tun nichts anderes, als Menschen die Freiheit zu einer Entscheidung zu verschaffen, die sie normalerweise gehabt hätten, wären die körperlichen Voraussetzungen nicht so, wie sie sind. Oder finge ihr Nachname nicht mit G an. Ich übertreibe natürlich – das wäre lächerlich. Man würde sie nur aus vernünftigen Gründen

---

* Bei den meisten privaten Behandlungen erreichen Sie beim NHS die eine oder andere kleine Verbesserung, aber keinen großen Unterschied, was die eigentliche Behandlung angeht. Sie kommen ein bisschen rascher dran, die Rezeptionistin hat noch alle Zähne, und falls Sie stationär behandelt werden, gibt es eine ansprechende Weinliste – aber die Behandlung selbst ist letztlich dieselbe. Was jedoch die Behandlung von Fruchtbarkeitsproblemen betrifft, liegt der Privatsektor um Längen vorn – man geht den Dingen auf den Grund und behandelt Sie, bis Sie Ihr Baby im Arm oder ein Insolvenzverfahren am Hals haben. Der NHS gibt einen relativ engen demografischen Rahmen vor, damit Sie überhaupt zur Behandlung zugelassen werden, und die gewährte Behandlung selbst reicht oft nicht aus. Mir ist klar, dass es einen begrenzten Mitteltopf gibt, aber auf anderen Gebieten hören Sie den Arzt ja auch nicht sagen: »Wir behandeln keine Leukämie – es gibt nur begrenzte Mittel.« Oder: »Wir behandeln nur Knochenbrüche auf der rechten Körperseite – es gibt nur begrenzte Mittel.«

ablehnen – beispielsweise, weil sie eine Straße außerhalb eines willkürlich gezogenen Einzugsbereichs wohnen.

Ich schlage den beiden vor, sich eine kleine Auszeit zu nehmen, um ihre Optionen durchzudenken und sich ihrer Gefühle klarzuwerden. Ich streife kurz die Option Pflegeelternschaft und Adoption. »Es ist nicht dasselbe, oder?«, fragt der Ehemann, und nein, das ist es vermutlich nicht.

In der kurzen Zeit, die ich hier arbeite, hatte ich einem lesbischen Paar zu sagen, dass sie für eine Behandlung infrage kommt. Einem schwulen Paar hingegen, das sich eine Leihmutterschaft erhoffte, wird das nicht gewährt. Ich habe einer Frau sagen müssen, sie sei nach unseren Kriterien zu alt für die Behandlung, obwohl sie, als man sie vor ein paar Monaten an uns überwiesen hat, keineswegs zu alt gewesen war (und es ein paar Straßen weiter ohnehin nicht wäre). Mir ist die Rolle eines übelwollenden Gottes zugefallen.

Hier gibt es für die Zulassung zur Behandlung eine Obergrenze für den BMI, etwas, das ich noch nie vorher erlebt habe. Ich musste einer Patientin sagen, sie sei drei Kilo zu schwer, um zu einer IVF zugelassen zu werden, und solle wiederkommen, wenn sie abgenommen habe. Sie brach in Tränen aus, also habe ich ihr Gewicht auf dem Formular versehentlich mit drei Kilo weniger notiert.* Letzte Woche hatte ich einen Brief zu schreiben, in dem ich außergewöhnliche Umstände geltend machen musste – ich verlangte eine Behandlung für eine Frau, die ein Kind aus einer früheren Beziehung hatte, das als Baby gestorben war, was sie grausamerweise normalerweise aus dem Kreis der zu behandelnden Frauen ausschließen würde.

Ich gehe aus der Klinik und komme an einem Ständer mit

---

* Verbirgt sich dahinter vielleicht die im Internet so viel gepriesene »schockierend einfache Methode zum Abnehmen, die Ihnen Ihr Arzt verschweigt«?

Flyern vorbei, die sämtliche Behandlungen von Fruchtbarkeitsproblemen auflisten, die zu bekommen der NHS in dieser
Gegend so gut wie unmöglich macht. Wir sollten ehrlicher
sein und die Heftchen ersetzen durch Titel wie: »Haben Sie
mal darüber nachgedacht, sich eine Katze anzuschaffen?«

Mittwoch, 25. August 2010

Eine fünfundachtzigjährige Langzeitpatientin der gynäkologischen Onkologie brach uns bei der gestrigen Visite das Herz.
Sie vermisst ihren verstorbenen Ehemann, die Kinder haben
sie kaum besucht, seit sie im Krankenhaus ist, und ihren täg-
lichen Schlummerwhisky bekommt sie hier auch nicht. Ich
beschloss, Pfadfinder zu spielen, und verordnete ihrem Medi-
kamentenplan Whiskey (50 ml zur Nacht). Dem Assistenzarzt
drückte ich zwanzig Pfund in die Hand, damit er im Supermarkt eine Flasche besorge und dem Pflegeteam aushändige,
sodass es meiner Verordnung auch nachkommen konnte.

Heute Morgen berichtet die Stationsschwester, dass die
Patientin ihren Drink abgelehnt habe. Ich zitiere: »Jack Daniel's
ist verdammte Katzenpisse.«

Montag, 13. September 2010

Eine neue Supervisorin für die Hebammen – Tracy – hat diese
Woche die Arbeit aufgenommen und wirkt absolut liebens-
wert – ruhig, erfahren und sensibel. Sie ist jetzt die zweite Hebammen-Supervisorin namens Tracy auf der Station, die andere
ist ein ewig zorniger Albtraum. Um Verwechslungen zu vermeiden, haben wir ihnen Spitznamen gegeben: Hit-Tracy und
Shit-Tracy.

Freitag, 24. September 2010

Moralisches Dilemma. Dringender Notruf aus dem OP – es ist Freitag, es ist Viertel vor fünf, es ist etwas kolossal Zeitaufwändiges. Die heutige Kandidatin ist eine Eileiterschwangerschaft, und das OP-Team will, dass ich auf der Stelle erscheine. Das ist ein besonders ärgerliches Zeitmanagement, weil ich verabredet bin. Genau genommen ist es mehr als eine Verabredung. Es ist eine Verabredung irgendwo an einem sündhaft teuren Ort als Wiedergutmachung für ein halbes Dutzend abgesagter Verabredungen in jüngerer Zeit, mit der ich die breiter werdenden Risse in unserer Beziehung zuzukleistern hoffe. Es ist eine Alarmstufe-Rot-Verabredung. Alles sollte gut gehen, wenn ich um 6 Uhr rauskomme, sage ich mir. Um 5.45 Uhr ist der Zeitpunkt der Operation gekommen. Der Assistenzarzt für die Abendschicht hängt in der Notaufnahme fest und kann mir nichts abnehmen.

Die beste Methode ist ein laparoskopischer Eingriff – der würde mich etwa eine Stunde kosten und der Patientin ein paar winzige Löcher bescheren, mit denen sie anderntags nach Hause entlassen werden kann. Alternativ kann ich diesen makellosen fünfundzwanzigjährigen Bauch mit einem raschen Schnitt öffnen und die Patientin zu einer ordentlichen Narbe und einem längeren Krankenhausaufenthalt verurteilen – käme aber pünktlich raus und könnte meine Beziehung auf Kurs halten. Außerdem – vielleicht schätzt die Patientin Krankenhausessen? Ich zögere noch einen weiteren Augenblick, dann bitte ich um das Laparoskopieset.

Dienstag, 2. Oktober 2010

Telefonat mit meiner Freundin Sophia, Klagelied über das

Ausmaß an Erschöpfung und Entmutigung in unseren beiden Kliniken. Wir haben beide die Nase ziemlich voll. Sie erzählt mir, sie habe soeben ihren Flugschein für Privatpiloten gemacht und habe vor, eine Auszeit vom NHS zu nehmen. »Um für eine Fluglinie zu arbeiten?«, frage ich.

In Wirklichkeit will sie ein Flugzeug chartern und vierundzwanzig afrikanische Länder abklappern, in denen die Müttersterblichkeit besonders hoch ist, um die Hebammen vor Ort mit lebensrettenden Techniken vertraut zu machen. Sie will außerdem Unmengen an medizinischem Zubehör und Lehrmaterial dorthin bringen, die Mittel dafür will sie vor ihrem Abflug durch Spendenaufrufe eintreiben. Jetzt fühle ich mich nicht nur erschöpft und entmutigt, sondern komme mir obendrein egoistisch vor.

Montag, 11. Oktober 2010

Eine Nachricht aus heiterem Himmel von Simon, und die vergangenen anderthalb Jahre hindurch waren keine Nachrichten gute Nachrichten gewesen. Daher wird mir eher angst und bange, als ich seinen Namen auf dem Display sehe. Er will nur meine Adresse wissen – er möchte mir eine Einladung zu seiner Hochzeit schicken. Ich bin vor Rührung sprachlos, dass er an mich denkt, und freue mich mächtig darauf, mir wenigstens vorzunehmen, dort auch hinzugehen – und dann der Arbeit wegen in letzter Minute einen Rückzieher machen zu müssen.

Dienstag, 12. Oktober 2010

Die letzte Patientin einer grotesk umtriebigen Sprechstunde zur Schwangerschaftsvorsorge verlangt einen Kaiserschnitt

aufgrund einer traumatischen Erfahrung bei einer zurückliegenden Vaginalgeburt. Das ist eine ziemlich häufige Forderung – hauptsächlich deshalb, weil es so etwas wie eine nicht-
traumatische Vaginalgeburt nicht gibt. Der Assistenzarzt, der
sie als Letzter untersucht hatte, hat das einzig Richtige getan
und die Unterlagen aus dem Krankenhaus angefordert, in dem
sie ihr letztes Kind entbunden hat. Ich überfliege sie, um zu
sehen, ob sich dabei irgendetwas besonders Traumatisches ereignet hat.

Sie hatte lange Wehen, am Schluss war es eine Zangengeburt
mit nachfolgender chirurgischer Versorgung wegen eines
Zervixrisses. In derselben Nacht bekam sie eine massive postpartale Blutung, die zum Herzstillstand führte. Sie wurde erfolgreich reanimiert – klar, in Anbetracht dessen, dass sie in
der Sprechstunde saß – und wurde erneut operiert, um den
Riss wieder zu schließen. Dieser zweite Versuch lief, man mag
es kaum glauben, noch schlechter als der erste, und der Dünndarm wurde verletzt. Man musste ein Stück Dünndarm entfernen, und sie bekam vorübergehend einen künstlichen Aus-
gang. Dann folgt eine Reihe von Arztbriefen aus der Psychiatrie,
die ihre allmähliche Genesung von der durch diese Ereignisse
verursachten posttraumatischen Belastungsstörung dokumen-
tieren, und schließlich ging ihre Ehe in die Brüche. Und nun
sitzt sie da und wagt einen zweiten Anlauf. Die Frau muss so
gestählt sein, dass man auf ihr Schlittschuh fahren könnte. Sie
soll ihren Willen haben.

Ich mache ihr einen Termin für einen Wunschkaiserschnitt.
Es ist schön, wenn die Latte so niedrig liegt, dass so gut wie
alles, was wir tun, ein beträchtlicher Fortschritt gegenüber
dem letzten Mal sein muss.

Donnerstag, 14. Oktober 2010

Ich war leicht befremdet, als mir zum ersten Mal eine Patientin unterkam, die während der gynäkologischen Untersuchung auf dem Stuhl Textnachrichten verschickte – inzwischen scheint das aber einigermaßen gang und gäbe. Heute hat sich eine während des Abstrichs per Videochat mit ihrem Freund ausgetauscht.

Sonntag, 17. Oktober 2010

Gehe spätabends einen Notruf versorgen – es handelt sich um eine Schulterdystokie.*

Es handelt sich eindeutig um ein sehr großes Baby, und durch den großen Druck, mit dem sein Nacken gegen den Damm der Mutter gepresst wird, hat es ein Vierfachkinn. Eine erfahrene Hebamme tut Dienst, die bereits alles probiert hat, was im Lehrbuch steht. Keine Chance, der Patientin vorzumachen, dass die Lage nicht ernst sei, aber bislang ist sie ein Traum – sie bleibt ruhig und tut alles, worum man sie bittet.

---

* Eine Schulterdystokie ist eine der schlimmsten Erfahrungen, die man als Geburtshelfer machen kann – der Kopf des Babys ist bereits draußen, aber die Schultern bleiben stecken. Solange dieser Zustand währt, bekommt das Gehirn des Babys keinen Sauerstoff, das Ganze ist also eine tickende Zeitbombe, eine Frage von Minuten, bevor das Gehirn irreversiblen Schaden nimmt. Jeder von uns übt regelmäßig, wie dieser spezielle Notfall zu handhaben ist. In unserem Hirnstamm sind alle möglichen Eselsbrücken verankert, die uns durch das Geschehen leiten sollen, und alle möglichen physischen Manöver: Druck auf das Schambein, McRoberts-Manöver (Anwinkeln und Bauchwärtsführen der Beine der Mutter), Manöver nach Woods (das Baby an den Schultern in die richtige Lage bringen), Lösung des hinteren Arms nach Jaquemir (der Geburtshelfer versucht, den hinteren Arm des Kindes herauszubringen, damit die Schulter mehr Platz hat).

Ich leere ihre Blase vermittels eines Katheters, winkle ihr die Beine zum McRoberts-Manöver an, übe Druck auf das Schambein aus. Diese Schulterdystokie ist anders als alle, mit denen ich zu tun gehabt habe. Es bewegt sich nichts, das Baby rührt sich nicht. Ich bitte die Hebammensupervisorin nachzusehen, ob irgendein Facharzt im Haus sei, und versuche es mit der Woods-Drehung: Nichts. Ich versuche, den hinteren Arm des Babys herauszubringen: Unmöglich. Ich helfe der Patientin in den Vierfüßlerstand und probiere alle Manöver noch einmal in dieser Position. Ich bitte die Hebamme, meine Oberärztin anzurufen und ans Telefon zu holen. Die fünf Minuten sind bald um, und es muss sehr dringend irgendetwas passieren, wenn das Baby am Leben bleiben soll.

Soweit ich es sehe, habe ich drei letzte verzweifelte Versuche. Der erste ist das Zavanelli-Manöver – den Kopf des Babys wieder zurückschieben und einen Notfallkaiserschnitt vornehmen. Ich habe das noch nie gesehen, aber ich bin ziemlich sicher, dass ich es hinbekomme. Ich bin außerdem ziemlich sicher, dass das Baby tot sein wird, bis wir im OP angekommen sind.

Bei der zweiten Option müsste ich das Schlüsselbein des Babys brechen, damit ich es herausbekomme. Das habe ich auch noch nie gesehen, und ich habe auch keinen blassen Schimmer, wie ich das anstellen muss – es ist eine extrem schwierige Prozedur, sogar in weit besseren Händen als meinen.

Die dritte Möglichkeit ist eine Durchtrennung der Verbindung zwischen den beiden Schambeinflügeln bei der Mutter, um die Austrittsöffnung zu vergrößern. Auch das habe ich noch nie gesehen, aber ich bin sicher, dass ich das leicht hinbekomme. Zudem ist es die schnellste Möglichkeit, das Baby herauszubekommen. Ich teile der Oberärztin am Telefon mit, dass ich mich für Möglichkeit drei entschieden habe, und sie will wissen, was ich bisher probiert habe. Zudem bestätigt sie meine Vorstellungen davon, wie so etwas zu bewerkstelligen ist. Sie kommt von zu Hause, aber wir wissen beide, dass das Ganze vorüber sein wird, bis sie eintrifft – so oder so.

Mir ist so elend wie noch nie in einer klinischen Notfallsituation: Ich bin im Begriff, einer Patientin das Becken zu brechen, *obwohl* es für ihr Baby bereits zu spät sein könnte. Bevor ich das Skalpell ansetze, gebe ich mir einen letzten Versuch, den hinten liegenden Arm des Babys herauszuholen. Die vielen Manöver und Positionswechsel müssen irgendwie irgendetwas in Bewegung gesetzt haben, ich kann den Arm holen, gleich darauf folgt ein Baby, dessen Muskeltonus so schlaff ist, dass die Hebamme es sofort den Kinderärzten in die Hand drückt. Während wir darauf warten, dass der erste Schrei kommt oder auch nicht, fallen mir Passagen aus den Lehrbüchern wieder ein, die eine erfolgreich gemeisterte Schulterdystokie-Geburt als »größere Muskelanstrengung« und »oder höllische Jongliererei« bezeichnen, und ich begreife in vollem Umfang, wovon die Autoren redeten. Das Baby schreit. Halleluja. Die Hebamme bricht in Tränen aus. Wir werden abwarten müssen, ob es eine Erbsche Lähmung* geben wird, aber der Kinderarzt flüstert mir zu, dass im Augenblick beide Arme normal beweglich aussehen.

Ich stelle fest, dass ich der Mutter einen Dammriss dritten Grades zugefügt habe, was zwar nicht der Idealfall ist, aber im großen Ganzen gesehen ein recht kleiner Kollateralschaden ist. Ich bitte die Hebamme, sie für den OP vorzubereiten – das verschafft mir zwanzig Minuten, um meinen Bericht zu schreiben und mir eine Tasse Kaffee zu holen. Mein SHO schneit herein – ob ich nebenan rasch eine Saugglockenentbindung durchführen kann?

---

* Die Erbsche Lähmung ist eine Geburtsverletzung durch Überbeanspruchung der Halswirbelsäule des Babys, durch die das Nervengeflecht, das den Arm versorgt, unter Umständen dauerhaft geschädigt werden kann.

Mittwoch, 20. Oktober 2010

Vielleicht kommt es daher, dass seine Muttersprache Griechisch ist. Vielleicht hat er auch unser Gespräch von neulich vergessen, in dem ich ihm angeboten hatte, ihm bei der Durchführung von Ultraschalluntersuchungen behilflich zu sein. Vielleicht hätte ich als Ausdruck wählen sollen: »Geschlechtsbestimmung beim Fötus«. Aber dem verwirrten und angewiderten Gesichtsausdruck des SHO und seinem raschen Enteilen entlang des Flurs nach zu urteilen, war es wohl eher ungünstig, fröhlich zu fragen: »Wollen Sie mir beim Baby-Sexen zuschauen?«

Donnerstag, 21. Oktober 2010

Ich nehme die Akten der nächsten Patientin für die gynäkologische Sprechstunde zur Hand. Ich erkenne den Namen wieder – beim Überfliegen der Aufzeichnungen stoße ich auf einen Arztbrief, den ich im März an ihren Hausarzt geschrieben habe. Ich stolpere über einen schrecklichen – freudschen? – Schreibfehler in meiner Schlussformel, in der ich aus irgendeinem schrägen Grund geschrieben hatte:

Für Rückfragen, welcher Art auch immer, stehe ich nicht zur Verfügung.

Hat aber funktioniert. Kein Pieps.

Mittwoch, 27. Oktober 2010

Sitze beim Amtsarzt, um mich auf HIV nachuntersuchen zu lassen, nachdem ich mich vor drei Monaten an der Injektionsnadel einer positiven Patientin verletzt hatte. Ihre Viruslast war kaum nachweisbar, trotzdem ist so etwas alles andere als ideal, und es hatte seither unablässig wie die fällige Steuererklärung auf meiner Seele gelastet.

Beim nervösen Small Talk mit dem Amtsarzt während des Blutabnehmens frage ich, was es für einen Geburtshelfer bedeute, HIV-positiv zu sein. »Nun, Sie dürfen keine klinischen Eingriffe durchführen, also kein Kreißsaal, kein OP, kein Bereitschaftsdienst – nur Sprechstunden, nehme ich an.« Ich sage es nicht, aber das würde einem positiven Befund wirklich ziemlich viel von seinem Schrecken nehmen.*

Sonntag, 31. Oktober 2010

Bei der Halloweenparty laufe ich jemandem über den Weg, den ich von irgendwoher kenne. Schule, glaube ich.

Ich schlendere hinüber, um Hallo zu sagen. Keine Reaktion. Also nicht Schule. Uni? Nö.

Wo bist du aufgewachsen? Haben wir mal zusammengearbeitet? Zu meiner Beschämung, für ihn aber vermutlich befreiend, schneidet er mir das Wort ab und erklärt, dass ich ihn vermutlich nur aus dem Fernsehen kenne – er sei Moderator und heiße Danny. Zu *seiner* Beschämung erkläre ich, dass bei dem Namen irgendetwas bei mir klingele, ich aber ziemlich sicher sei, dass es das nicht ist. Seine Frau kommt dazu, und nun komme ich drauf – vor ungefähr einem Jahr habe ich ihr Baby per Kaiserschnitt zur Welt gebracht.

---

* Seit 2013 ist es nach einem Jahrzehnt zäher Überzeugungsarbeit einem HIV-positiven Arzt mit nicht nachweisbarer Viruslast gestattet zu operieren, denn das Risiko für Patienten ist vernachlässigbar gering. Mein Bluttest war negativ, nur für den Fall, dass Sie sich gerade gefragt haben, ob das Buch wohl ein schlechtes Ende haben wird.

Großes Umarmen, Händeschütteln, was für ein Zufall und so weiter. Danny scherzt, er sei froh, dass es ein Kaiserschnitt gewesen sei, er wisse nicht, wie er sich vorkäme, mit einem Mann zu reden, der die Vagina seiner Frau aus nächster Nähe betrachtet habe. Mir liegt auf der Zunge zu sagen, dass ich ihr den Katheter legte und – wenn er etwas hören wolle, das ihn richtig ins Grübeln bringt – sie während der Operation außerdem von der anderen Seite zu sehen bekommen habe. Ich sage es nicht – nur für den Fall, dass er keinen Scherz machen wollte und die Dinge sich noch unbehaglicher entwickeln.

Montag, 8. November 2010

Das Tüpfelchen auf dem i eines rekordverdächtig höllischen Nachtdienstes (zusammen mit einem Vertretungsarzt von kaum mehr als dekorativem Wert) war ein Notfallkaiserschnitt um Viertel vor acht am Morgen, eine Viertelstunde vor der ersehnten Ziellinie. Kaiserschnitt, dann noch einer, dann Saugglocke, dann Zange, dann habe ich aufgehört zu zählen, aber auf jeden Fall noch ein paar Babys und jetzt ein Kaiserschnitt zum Abschluss. Ich bin völlig fertig und hätte liebend gerne ein bisschen getrödelt, um ihn der Morgenschicht aufs Auge zu drücken, aber das CTG ist im präterminalen Bereich.*

Ich habe seit zwölf Stunden nicht gesessen, geschweige denn die Augen zugemacht, mein Abendessen liegt unangetastet in meinem Spind. Und gerade eben habe ich die Hebamme versehentlich mit »Mama« angesprochen. Wir rennen zum OP, und ich entbinde das Kind in Windeseile – sein Muskeltonus

---

* Präterminal bedeutet, dass das Baby sterben wird, wenn nichts unternommen wird.

ist schwach, aber die Kinderärzte verstehen sich auf schwarze Magie, und bald schon gibt es die richtige Art von Geräuschen von sich. Die fetale Blutgasanalyse bestätigt, dass wir richtig entschieden haben, und ich nähe die Patientin in einem vagen Zustand der Benommenheit.

Der Kinderarzt nimmt mich kurz beiseite, als ich den OP verlassen habe, und teilt mir mit, dass ich beim Öffnen der Gebärmutter die Wange des Babys mit meinem Skalpell angeritzt habe – nicht schlimm, aber ich sollte es wissen. Ich gehe sofort zu dem Kind und seinen Eltern. Es ist kein tiefer Schnitt, er ist auch nicht lang – man wird nichts tun müssen, um ihn zu schließen, und mit Sicherheit wird keine Narbe bleiben, aber es ist ganz und gar mein Fehler. Ich entschuldige mich bei den Eltern, denen das so was von egal zu sein scheint. Sie sind vernarrt in ihr wunderbares (nur minimal entstelltes) kleines Mädchen, und erklären, sie verstünden schon, dass es ein bisschen sehr schnell gehen musste bei der Entbindung – solche Dinge passieren eben. Ich möchte entgegnen, dass solche Dinge nicht passieren sollten, dass sie mir noch nie passiert sind, und dass sie mir zu Beginn meines Dienstes mit an Sicherheit grenzender Wahrscheinlichkeit nicht passiert wären.

Ich biete ihnen eine Broschüre des Patientenschutzbeauftragten an – sie wollen sie nicht. Gerade nochmal glimpflich davongekommen, meine Approbation und das Baby. Ein paar Zentimeter höher, und ich hätte ihr ein Auge ausstechen können, ein paar Millimeter tiefer, und sie hätte geblutet und womöglich lebenslang eine Narbe. Es sind schon Babys bei Kaiserschnitten tödlich verletzt worden. Ich halte unser Gespräch im Bericht fest, fülle das Formblatt für klinische Zwischenfälle aus, tue alles, was das System, das solche Ereignisse überhaupt erst möglich macht, von mir verlangt. Über kurz oder lang werde ich von irgendwem herangenommen und sachte oder weniger sachte abgestraft werden, und niemand wird auf die

Idee kommen, dass es hier ein tieferliegendes Problem geben könnte.*

Donnerstag, 11. November 2010

Ich habe den Verdacht, dass der Ehemann des Paares in meiner Kinderwunschsprechstunde einen Harnwegsinfekt hat, also drücke ich ihm einen Urinbecher in die Hand und schicke ihn zur Toilette, weil ich eine Probe haben möchte. Er nimmt mir das Gefäß aus der Hand und starrt ein paar Sekunden hinein, bevor er abzottelt. Ich vermute, es war mein Fehler, und ich habe mich nicht deutlich genug ausgedrückt, aber er kehrte bewundernswert rasch zurück – mit ein paar Millilitern Samen in dem Becher. Das Missverständnis hätte freilich noch schlimmer ausufern können, etwa bei dem Versuch, Stuhl oder Blut hineinzubugsieren oder sich mit einem Spieß ein Loch in die Schädeldecke zu bohren, um Gehirnflüssigkeit zu entnehmen. Ich frage mich eher, ob der Grund für die Probleme bei der Empfängnis darin zu suchen ist, dass er beim Sex auch Urin und Samen verwechselt.

Sonntag, 14. November 2010

Mittagessenszeit am Sonntag, und bei Frau RZ ist ein Kaiserschnitt fällig, weil es mit den Wehen nicht vorangeht. Die Patientin ist froh um den Kaiserschnitt, aber ihr Ehemann will

---

* Fast ein Jahrzehnt zuvor hatte ich im selben Krankenhaus während der Semesterferien im Sekretariat gearbeitet. Wir waren verpflichtet, »aus Sicherheits- und Gesundheitsgründen« unsere Arbeit am Computerbildschirm alle zwei Stunden für zwanzig Minuten zu unterbrechen.

nicht, dass ich ihn durchführe, weil ich ein Mann bin. Beide sind strenggläubige Muslime, und man hat ihnen allem Anschein nach gesagt, dass sie darauf bestehen können, nur von Ärztinnen betreut zu werden. Ich erkläre ihnen, dass ich keine Ahnung habe, wer ihnen das verklickert hat. Wir hätten hier zwar etliche Ärztinnen, unsere Arbeit leisteten wir aber nach Dienstplan ab. Im Augenblick bestehe das gesamte Team der Gynäkologie und Geburtshilfe aus Männern, auch der zu Hause Bereitschaftsdienst habende Oberarzt sei ein Mann.

»Sie wollen mir also allen Ernstes erzählen, dass es in diesem Krankenhaus keine weiblichen Ärzte gibt!?«

»Nein, Sir, ich sage nur, dass im Moment kein weiblicher Arzt zugegen ist, der einen Kaiserschnitt machen kann. Ich bin sicher, ich könnte Ihrer Frau eine Hautärztin besorgen.«

Die Patientin hat eindeutig sehr viel weniger Probleme als ihr Ehemann damit, dass ich den Kaiserschnitt bei ihr mache, aber sie darf sich nicht äußern. Wir diskutieren weiter und kommen, je länger wir um den heißen Brei reden, immer weiter weg von dem, was wir eigentlich brauchen. »Wann kommt die nächste Ärztin?« Beim Schichtwechsel in sieben Stunden, ziemlich schlecht für das Baby. »Kann die Hebamme das nicht machen?« Nein, die Putzfrau auch nicht.

Ich rufe den Chefarzt an und hoffe auf moralische Unterstützung. Er schlägt vor, ich solle mich als Drag Queen auftakeln, und ich habe den Verdacht, er meint es nur halb im Scherz. Zurück im Zimmer frage ich: »Steht im Koran denn nicht, dass in einem Notfall auch ein männlicher Arzt operieren darf?« Und das hier, füge ich hinzu, ist einer. Das ist total geblufft, aber es scheint die Art von Zeug zu sein, die in einer religiösen Vorschrift stehen könnte. Sie bitten mich, ihnen fünf Minuten Zeit zu geben, und führen ein paar Telefongespräche. Dann kommt der Ehemann zu mir und erklärt, sie hätten nichts dagegen, dass ich das Baby entbinde. Er sagt es auf eine Weise, die unterschwellig suggeriert, dass ich dankbar zu sein hätte. Das bin ich tatsächlich, aber nur deshalb, weil meine Hauptsorge der sicheren Niederkunft seines Kindes gilt und nicht den angeblichen Gefühlen seines Gottes (oder denen von irgendwem anders) im Zusammenhang mit diesem Thema. Außerdem habe ich keinen Plan B und will mir den unendlichen Haufen Papierkram, der mich anderweitig auf ewig verfolgen würde, gar nicht erst ausmalen.

Der (natürlich männliche) Anästhesist kommt rein, um die beiden für den OP bereit zu machen, und ich frage mich, ob das ein neuer Trend werden wird. Vielleicht sollten wir uns ein Beispiel an dem Personal für die Toiletten nehmen und überall Schilder hinpinnen: »Diese Station wird auch von männlichen Geburtshelfern betreut!«

Binnen kurzem sind wir im OP, und ich habe das kleine Mädchen sicher ans Tageslicht befördert. Mutter und Kind wohlauf – das ist das Einzige, was wir wollen, und die beiden sollten froh sein, dass bei ihnen alles gut gegangen ist, wo es doch bei so vielen Familien, die durch diese Türen kommen, nicht der Fall ist.

Während der Aktion ist der Ehemann plötzlich wie verwandelt – er entschuldigt sich, dass er meine Zeit verschwendet und mich genervt hat. Außerdem beteuert er, wie dankbar er für alles ist, was ich getan habe. Wie bei den meisten Ehemännern, die herumstressen, war es auch bei ihm vermutlich nur der Respekt vor der Situation, und ich nehme mal an, die Gefahr ewiger Verdammung war dem Ganzen nicht eben zuträglich.

Er geht hinunter zum Laden, ob ich irgendetwas möchte? Irgendwie juckt es mich ein bisschen, seine Reaktion zu sehen, würde ich ein Schinkensandwich, eine Flasche Smirnoff und ein paar Poppers verlangen.

Donnerstag, 18. November 2010

Hätte am Abend um sieben Uhr zu Hause sein sollen, jetzt ist es halb zehn, und ich komme geradewegs aus dem Kreißsaal. Passt irgendwie, dass es genau so ein Arbeitstag ist, der mich zwingt, meinen Vorsatz für heute aufzuschieben: Ich hätte mein gesamtes Hab und Gut aus der Wohnung holen sollen. Auf der Habenseite: Meine deprimierende neue Junggesellenbude liegt nur zehn Minuten von der Klinik entfernt.

Montag, 22. November 2010

Eine Notaufnahme-Patientin mit irgendwelchen Bauchschmerzen ist, als es im Laufe des Nachmittags im Kreißsaal anfing, hektischer und hektischer zu werden, immer weiter auf meiner Prioritätenliste nach unten gerutscht. Ich bin gerade dabei, eine Patientin mit schwerer Präeklampsie zu stabilisieren, als ich von einem tobenden Arzt aus der Notaufnahme angefunkt werde.

»Wenn Sie nicht auf der Stelle in der Notaufnahme erscheinen, kommt die Patientin mit ihrer Wartezeit über die Vierstundenvorgabe.«*

»In Ordnung. Aber wenn ich auf der Stelle erscheine, wird meine Patientin, die ich soeben behandle, sterben.« Mikro aus.

Es folgen gut fünf Sekunden Funkstille, in denen er sich

---

* Da die Krankenhäuser noch nicht ganz hinreichend unter Druck stehen, hat die Regierung beschlossen, dass alle Patienten der Notaufnahmen binnen vier Stunden entweder aufgenommen oder entlassen werden müssen – unabhängig davon, ob sie einen Schlaganfall erlitten oder sich den Zeh gestoßen haben. Wenn bei mehr als fünf Prozent dieser Patienten diese Vorgabe nicht erreicht wird (leider nicht die Art von Verstoß, die mir wichtig ist), wird eine Strafe gegen das Krankenhaus verhängt, und die Verwaltung macht der Belegschaft der Notaufnahme die Hölle heiß.

zweifellos fragt, ob er irgendetwas zurückfeuern kann, das mich bewegen könnte, herunterzukommen und ihm einen Haufen Aggressionen zu ersparen. Ich verbringe diese Zeit damit, über ein System zu staunen, das derart besessen von willkürlichen Zielvorgaben ist, dass es so lange dauert, bis er eine Antwort beisammenhat.

»Gut, Kommen Sie einfach, sobald Sie können«, antwortet er. »Aber ich bin wirklich nicht glücklich darüber.« Ich darf nicht vergessen, meine Präeklampsiepatientin, sobald sie aus dem Gröbsten raus ist, eine Entschuldigung an ihn schreiben zu lassen.

Freitag, 26. November 2010

Die letzte meiner Patientinnen für das präoperative Aufklärungsgespräch ist QS, eine ältere Dame, bei der nach irregulären Blutungen in jüngster Zeit eine Hysterektomie ansteht. Sie erscheint in Begleitung eines rotbehosten Armleuchters von Sohn. Er hat offenbar das Gefühl, dass ihn das Krankenhauspersonal für umso bedeutender hält, je übler er mit ihm umspringt, und dass solches Verhalten seiner Mutter eine bessere Behandlung einbringt. Erstaunlicherweise ist diese Überzeugung weit verbreitet, und ärgerlicherweise liegt er damit absolut richtig. Leute wie er sind genau die Art von Mensch, die sich beim Patientenfürsprecher beklagt, wenn der Nagellack auf einem ihrer Zehennägel auch nur einen kleinen Kratzer abbekommt.

Ich beiße mir bei jeder seiner Fragen mehr auf die Zunge. »Wie viele OPs dieser Art haben Sie durchgeführt?« »Ist das nicht ein Fall für Ihren Chefarzt?« Wäre dies hier ein Restaurant und ich Kellner, würde ich ihm in diesem Augenblick Spucke und Samen in sein Bœuf bourguignon rühren, aber sie ist eine liebe alte Dame und soll nicht darunter zu leiden haben, dass ihr Sohn ein Armleuchter ist. Wir sind fertig. »Behandeln Sie sie, als wäre sie *Ihre* Mutter«, befiehlt er mir. Ich versichere ihm, dass das *das* Letzte sei, was er sich wünschen würde.

Donnerstag, 2. Dezember 2010

Verbringe meinen Sonntagnachmittag mit einer hervorragenden SHO auf der Entbindungsstation. Sie bittet mich, das CTG einer Patientin anzuschauen, und ich teile ihre Einschätzung, dass bei der Patientin ein Kaiserschnitt gemacht werden muss, weil es dem Baby nicht gut geht. Die beiden sind ein liebenswertes Paar, frisch verheiratet. Es ist ihr erstes Kind, und sie verstehen die Situation.

Die SHO fragt, ob sie den Kaiserschnitt machen kann, während ich ihr assistiere. Im OP durchtrennt sie Schicht um Schicht: Haut, Fett, Muskeln, äußeres Bauchfellblatt, inneres Bauchfellblatt, Gebärmutterwand. Beim Schnitt in die Gebärmutterwand tritt anstelle von Fruchtwasser Blut aus, viel Blut – es ist zu einer vorzeitigen Ablösung* gekommen. Ich bleibe ruhig und trage der SHO auf, das Baby zu entbinden, doch sie meint, es ginge nicht, irgendetwas sei im Weg. Ich übernehme – die Plazenta ist im Weg. Die Patientin leidet an einer nicht festgestellten Placenta praevia, was bei den Ultraschalluntersuchungen hätte bemerkt werden müssen – und man deshalb nie hätte zulassen dürfen, dass sie Wehen bekommt. Ich entbinde

---

* Eine vorzeitige Plazentaablösung ist eine schwere Schwangerschaftskomplikation, bei der sich die Plazenta ganz oder teilweise von der Gebärmutter ablöst. Da die gesamte Nährstoff- und Sauerstoffzufuhr für das Baby über die Plazenta erfolgt, kann dies extrem gefährlich werden.

die Plazenta, dann das Baby. Das Baby ist eindeutig tot. Die Kinderärzte versuchen, es zu reanimieren – ohne Erfolg.

Die Patientin blutet massiv – ein Liter, zwei Liter. Meine Nähte ändern daran nichts, Medikamente ebenfalls nicht. Ich rufe dringend nach dem Oberarzt. Die Patientin ist inzwischen unter Vollnarkose und erhält Bluttransfusionen. Ihren Mann hat man aus dem OP geleitet. Der Blutverlust ist jetzt bei fünf Litern. Ich versuche es mit einer B-Lynch-Naht* – vergeblich. Ich drücke die Gebärmutter, so fest ich kann, mit beiden Händen zusammen – das Einzige, was die Blutung stoppen kann.

Die Chefärztin trifft ein und versucht es ein zweites Mal mit der B-Lynch-Naht – es funktioniert nicht. Ich sehe die Panik in ihren Augen. Der Narkosearzt mahnt, er könne die Flüssigkeit, die die Patientin verliert, nicht rasch genug ersetzen. Wir riskieren ein Organversagen. Die Chefärztin ruft einen weiteren Kollegen herbei – er hat keinen Dienst, aber er ist der erfahrenste Chirurg, der ihr einfällt. Wir wechseln uns damit ab, die Gebärmutter mit beiden Händen zu komprimieren, bis zwanzig Minuten später der Kollege erscheint. Er entfernt die Gebärmutter, die Blutung ist schließlich unter Kontrolle. Zwölf Liter. Die Patientin wird auf die Intensivstation verlegt, und man sagt zu mir, ich solle mit dem Schlimmsten rechnen. Meine Chefin redet mit dem Ehemann. Ich fange an, meinen Bericht zu schreiben, aber stattdessen weine ich eine geschlagene Stunde.

---

* Eine B-Lynch-Naht besteht aus sehr großen Stichen, die die Gebärmutter wie zwei Klammern umschließen, um sie zu komprimieren und die Blutung zu stoppen.

10

Nachspiel – Wie es weiterging

Das war der letzte Tagebucheintrag, den ich geschrieben habe, und der Grund dafür, dass es keine weiteren Lacher mehr in diesem Buch gibt.

Jeder im Krankenhaus war sehr nett zu mir und sagte die richtigen Dinge. Man sagte mir, es sei nicht mein Fehler gewesen, sagte, es gäbe nichts, was ich hätte anders machen können, schickte mich für den restlichen Dienst nach Hause. Und doch fühlte es sich gleichzeitig ein bisschen so an, als ginge es hier nur um einen verstauchten Knöchel. Ein Haufen Leute fragte mich: »Alles in Ordnung mit dir?« Aber ich merkte gleich, dass sie dabei definitiv auch die entschiedene Erwartung hegten, ich erschiene anderntags mit gedrückter Reset-Taste zum Dienst. Das soll nicht heißen, dass man herzlos war oder gedankenlos – es ist ein Problem, das dem Beruf fest eingebrannt ist. Sie können nicht jedes Mal einen Trauerflor anlegen, wenn etwas schiefläuft – dazu geschieht es zu oft.

Es ist ein System, das kaum genügend Spielraum lässt für Krankentage, geschweige denn für so etwas Unfassbares wie das Verarbeiten eines schrecklichen Ereignisses. Und wenn man ehrlich ist, *können* Ärzte sich gar nicht eingestehen, wie niederschmetternd solche Momente tatsächlich sind. Wenn sie in diesem Beruf weiterhin überleben wollen, müssen sie sich einreden, dass solche schrecklichen Ereignisse nun einmal dazugehören.

Ich habe davor schon mehr Babys sterben sehen, hatte mit genügend Müttern an der Schwelle zum Tod zu tun. Aber das hier war anders. Es war das erste Mal, dass ich der Ranghöchste auf der Station war, als etwas Furchtbares passierte. Ich war derjenige, auf den sich jeder verließ und der die Dinge in Ordnung zu bringen hatte. Es war an mir, und ich hatte versagt.

Offiziell hatte ich nicht fahrlässig gehandelt, und niemand hat irgendetwas in dieser Richtung gesagt. Die Ärztekammer beurteilt Fahrlässigkeit, indem sie die Frage stellt: »Hätten Ihre Kollegen in dieser Situation anders gehandelt?« All meine Kollegen hätten genau dasselbe getan wie ich – mit genau demselben Ergebnis. Aber das reichte mir nicht. Ich wusste: Wäre ich besser gewesen – übereifrig, überaufmerksam, überirgendwas –, wenn ich vielleicht eine Stunde früher zu der Patientin hineingeschaut hätte, dann hätte ich vielleicht kleine Veränderungen am CTG registriert. Ich hätte womöglich das Leben des Babys retten und der Mutter eine dauerhafte Beeinträchtigung ersparen können. Diesem »hätte wenn und aber« war nicht zu entkommen.

Ja, ich kam am nächsten Tag zum Dienst. Ich steckte in derselben Haut, aber ich war ein anderer Arzt geworden – ich konnte nicht zulassen, dass je wieder etwas Schlimmes passierte. Wenn die Herzfrequenz eines Babys auch nur um einen Schlag pro Minute abnahm, machte ich einen Kaiserschnitt. Und den machte ich selbst – keiner von den Assistenten. Ich wusste, dass Frauen Kaiserschnitte bekamen, die keine gebraucht hätten, und ich wusste, dass jungen Kollegen die Gelegenheit vorenthalten blieb, ihre chirurgischen Fähigkeiten zu trainieren, aber wenn das bedeutete, dass alle mit heiler Haut davonkamen, war es das wert. Ich hatte mich früher weidlich über übervorsichtige Oberärzte lustig gemacht, mit den Augen gerollt, sobald sie mir den Rücken kehrten, aber jetzt verstand ich. Jeder von ihnen hatte sein »hätte wenn und aber« gehabt, und das ist die Art, damit fertigzuwerden.

Mit Ausnahme der Tatsache, dass *ich* nicht damit fertigwurde, ich machte einfach nur weiter. Ich habe ein halbes Jahr nicht gelacht, jedes Lächeln war nur ein Anflug von einem Lächeln – ich trauerte. Ich hätte Rat suchen sollen – genau genommen hätte meine Klinik dafür sorgen sollen. Aber es gibt einen Kodex des allseitigen Schweigens, der denen Hilfe versagt, die sie am meisten benötigen.

Egal wie achtsam ich sein würde, irgendwann würde sich eine weitere Tragödie ereignen. Es muss so kommen – Sie können das Unabwendbare nicht abwenden, sagt ja schon der Begriff. Eine hervorragende Fachärztin pflegt ihren Jungärzten zu sagen, dass jeder von ihnen bis zu dem Tag, an dem er in den Ruhestand geht, einen Bus voller toter Kinder und Kinder mit Zerebralparesen beisammenhaben wird. Und auf dem Bus prangt ihr Name. Eine Riesenzahl an »unerwünschten, ungünstigen« Verläufen, wie es auf Hospitalesisch heißt, wird sich unter ihren Augen entfalten. Und sie sagt ihnen, dass sie damit klarkommen müssten, sonst hätten sie den falschen Beruf gewählt. Wenn mir jemand das so explizit ein bisschen früher gesagt hätte, hätte ich vielleicht zweimal nachgedacht. Idealerweise damals, als ich meine Hauptfächer wählte und mich in diesen Schlamassel hineinmanövriert habe.

Ich fragte, ob ich in Teilzeit arbeiten könne, die Antwort lautete: Nur, wenn Sie schwanger sind. Und ich dachte daran, zur Allgemeinmedizin zu wechseln. Aber dafür würde ich erst einmal zum SHO heruntergestuft und müsste ein paar Jahre in der Pädiatrie, Psychologie und in der Notaufnahme arbeiten. Ich wollte nicht eine lange Reise in die Vergangenheit antreten, nur um beim erneuten Eintritt in die Zukunft festzustellen, dass mir auch das nicht lag.

Ich unterbrach meine Laufbahn im öffentlichen Kranken-

hausdienst und widmete mich halbherzig ein paar Forschungs-
projekten und geruhsamen Vertretungsdiensten in Privatkliniken, aber nach ein paar Monaten hängte ich mein Stethoskop
an den Nagel. Ich hatte genug.

Ich habe nie jemandem erzählt, warum ich aufgehört habe.
Vielleicht hätte ich das tun sollen, vielleicht hätten die anderen
es verstanden. Meine Eltern reagierten, als hätte ich ihnen erzählt, ich sei wegen Brandstiftung angeklagt. Zuerst *konnte* ich
nicht darüber reden, dann wurde es zu etwas, über das ich einfach nicht sprach. Wenn ich mit dem Rücken zur Wand stand,
angelte ich nach Clownsnase und Tröte und verzapfte Anekdoten über Gegenstände in Körperöffnungen und Patienten, »die
die seltsamsten Dinge sagten«. Ein paar von meinen engsten
Freunden werden diese Geschichte an dieser Stelle zum ersten
Mal erfahren.

Dieser Tage sind die Einzigen, die ich verarzte, die Texte
anderer Leute – ich schreibe und überarbeite Comedy fürs
Fernsehen. Heute besteht ein schlimmer Tag auf der Arbeit darin, dass mein PC abstürzt oder eine schlechte Sitcom schlechte Quoten bekommt – Zeug, das in der großen Ordnung der
Dinge nun wirklich keine Rolle spielt. Ich weine den schlimmen Tagen als Arzt keine Träne nach, aber ich vermisse die
guten. Mir fehlen meine Kollegen, und mir fehlt es, Menschen
helfen zu können. Mir fehlt das Gefühl auf dem Nachhauseweg, heute etwas Lohnendes getan zu haben. Und ich fühle
mich schuldig, weil das Land so viel Geld in meine Ausbildung
gesteckt hat und ich einfach hingeworfen habe.

Ich fühle mich zu dem Beruf noch immer sehr stark hin-
gezogen – man hört nie ganz auf, Arzt zu sein. Man rennt noch
immer zu jedem verletzten Radler, der auf der Straße liegt, antwortet noch immer auf Textnachrichten von Freunden, die Rat
bei unerfülltem Kinderwunsch suchen. Als daher die britische
Regierung 2016 den Ärzten den Krieg erklärte und sie zwang,

härter denn je für weniger Gehalt denn je zu arbeiten, kannte meine Solidarität mit ihnen keine Grenzen. Und als die Regierung wiederholt log, dass Ärzte lediglich gierig seien, dass sie Medizin des Geldes wegen betrieben – und nicht einzig und allein im besten Interesse ihrer Patienten –, war ich außer mir vor Zorn. Weil ich wusste, dass das nicht stimmt.

Die Jungärzte verloren diese Schlacht vor allem deshalb, weil der dröhnend Unheil verkündende Bass der Regierung ihre vernünftige, erfahrene und leise Stimme übertönte. Mir wurde klar, dass jeder, der im Gesundheitswesen tätig ist – jeder einzelne von all den Ärzten, Pflegern, Hebammen, Apothekern, Physiotherapeuten und Sanitätern –, die Realität seines Berufsalltags in die Welt schreien muss. Sonst wird die Öffentlichkeit nie erfahren, wie lächerlich es ist, wenn der Gesundheitsminister wieder einmal mit der Lüge kommt, Ärzte machten ihre Arbeit nur um des Geldes willen. Warum würde irgendein geistig gesunder Mensch diese Arbeit aus einem anderen Grund machen als aus dem einzig richtigen? Weil ich das niemandem wünschen würde. Ich habe deshalb einen solchen Heidenrespekt vor denen, die im NHS an vorderster Front Dienst tun, weil ich, als es drauf ankam, dazu nicht in der Lage war.

Beim Zusammenschreiben dieses Buchs – sechs Jahre, nachdem ich die Medizin an den Nagel gehängt hatte, traf ich mich mit Dutzenden früherer Kollegen. Ihre Nachrichten aus den Kreißsälen künden von einem NHS am Rande des Abgrunds. Jeder redete von einem Exodus auf dem Gebiet der Medizin. Als ich ging, war ich ein einsamer Webfehler im Stoff. Ein Ausreißer. Heute weist fast jeder Dienstplan Narben auf – verursacht durch Ärzte, die ihren Plan B in Kanada oder Australien umgesetzt haben oder bei Pharmaunternehmen oder in der Finanzwelt arbeiten. Die meisten meiner ehemaligen Kollegen reckten sich selbst verzweifelt nach der Reißleine, die sie aus ihrem Beruf katapultiert – brillante, leidenschaftliche

Ärzte, die ihre Gründe hatten zu bleiben, rausgeekelt von Politikern. Es hat Zeiten gegeben, da haben diese Leute ihre Hochzeit für ihre Arbeit verschoben.

Das andere, von Arzt zu Arzt immer wiederkehrende Thema ist, dass jeder sich so lebhaft an die traurigen Dinge, die schlimmen Ereignisse erinnert. Ihr Gehirn zeichnet das Ganze in Hochauflösung auf. Sie können Ihnen die Nummer des Zimmers nennen, in dem es passiert ist – auf einer Station, die sie vor einem Jahrzehnt zuletzt besucht haben. Die Schuhe, die der Ehemann der Patientin anhatte, das Lied, das im Radio lief. Altgedienten Chefärzten versagt die Stimme, wenn sie von ihren Katastrophen berichten – einen Meter neunzig große Hünen, ehemalige Rugbyspieler, den Tränen nahe. Ein Freund erzählte mir von einem Kaiserschnitt im Angesicht des Todes: Eine werdende Mutter brach tot vor ihm zusammen, und er holte das Baby per Kaiserschnitt auf dem Fußboden. Eine Tochter, sie überlebte. »Sie haben die Falsche gerettet! Sie haben die Falsche gerettet!«, war alles, was der weinende Vater herausbrachte.

Ich bin jedoch nicht der richtige Ansprechpartner, wenn es um den Umgang mit Trauer geht – das ist nicht das Thema dieses Buchs. Hier geht es lediglich um die Erfahrungen eines einzelnen Arztes und ein gewisses Maß an individueller Einsicht in das, was dieser Job wirklich bedeutet.

Aber versprechen Sie mir eines: Wenn die Regierung das nächste Mal die Abrissbirne gegen den sowieso schon baufälligen NHS donnern lässt, dann schlucken Sie nicht einfach, was die Regierung Ihnen einzutrichtern versucht. Denken Sie an den Preis, den diese Arbeit jedem einzelnen Mitarbeiter im Gesundheitssystem zu Hause und bei der Arbeit abverlangt. Denken Sie daran, dass jeder dort nach bestem Wissen und Gewissen einen absolut unmöglichen Job erledigt. Ihre Zeit im Krankenhaus tut diesen Leuten möglicherweise mehr weh als Ihnen.

Offener Brief an den Gesundheitsminister

Roger Fisher war Juraprofessor an der Harvard University, als er im Jahr 1981 den Vorschlag machte, man möge die Codes für den Einsatz der amerikanischen Kernwaffen dem Herzen eines Freiwilligen implantieren. Sollte der Präsident vorhaben, den roten Knopf zu betätigen und Hunderttausende unschuldige Menschen in den Tod zu schicken, müsse er in diesem Fall zuerst ein Schlachtermesser in die Hand nehmen und sich die Codes beschaffen, auf dass er aus erster Hand erfahre, was der Tod oder Töten wirklich bedeutet, und die Folgen seines Handelns versteht. Denn kein Präsident würde *jemals* den Knopf drücken, wenn er zuvor zu so einer Tat gezwungen wäre.

Genauso sollten Sie und Ihr Nachfolger und deren Nachfolger bis in alle Ewigkeit ein paar Schichten an der Seite von Jungärzten arbeiten müssen. Nicht tun, was Sie bereits tun: sich von einem leitenden Angestellten auf einer nagelneuen, auf Hochglanz polierten Station herumführen lassen. Nein: einen Krebspatienten palliativ versorgen, zusehen, wie einem Verletzten das Bein amputiert wird, ein totes Baby entbinden. Denn ich bezweifle, dass irgendein menschliches Wesen, das weiß, was diese Arbeit wirklich bedeutet – auch Sie –, die Motivation auch nur eines einzigen Arztes infrage stellen wird. Wüssten Sie darum, würden Sie den Ärzten Beifall zollen, Sie wären stolz auf sie, kämen sich klein vor und wären ihnen ewig dankbar für alles, was sie leisten. Die Art und Weise, wie Sie Jungärzte gegenwärtig behandeln, funktioniert nachweislich nicht. Ich ersuche Sie dringend, eine zweite Meinung einzuholen.

Dank

An Jess Cooper und Cath Summerhayes bei Curtis Brown in Liebe und Dankbarkeit. Jess, es tut mir leid, dass du das Ganze so oft hast lesen müssen, obwohl du schwanger warst. An Francesca Main, meine umwerfende Lektorin – mir fehlen die Worte. Wie üblich.

An James, meinen Copiloten auf der ganzen Strecke.

An die Doktoren Kay, Kay, Kay und Kay. Sophie – du wirst eine weit bessere Gynäkologin, als ich einer war. Und Dan, du hast die richtige Entscheidung getroffen, als du dich aufgelehnt (und Jura studiert) hast. An meine Eltern, Naomi and Stewart – ich habe euch echt lieb.

An alle bei Picador, allen voran: Ami Smithson, Dusty Miller, Paul Martinovic, Tom Noble, Paul Baggaley, Kish Widyaratna, Christine Jones, Stuart Dwyer, Caitriona Row, Lucy Hine und Kate Tolley.

An Mark Watson dafür, dass er die Dinge ins Rollen gebracht hat. An Jane Goldman, die mich gelehrt hat, lange Texte zu schreiben. An Dan Swimer für seine Witze. An Justin Myers für die Weisheit seiner Worte. An Gerry Farrell für den Titel. An Stephen McCrum für jenen ersten Job als Fernsehautor, nachdem ich der Medizin den Rücken gekehrt hatte. An Caroline Knight, meine medizinische Beraterin (»Lass das weg – es könnte die Leute davon abhalten, Kinder zu wollen«). An wen auch immer, der Diplomático-Rum herstellt.

An all die vielen ehemaligen Kollegen, die mit mir in Erinnerungen gekramt haben, allen voran Drs. Jones, Tanner, Gibson, Norbury, Trever, Henderson, van Hegan, Bonsall, Harvey, Heeps, Rehman, Bayliss, Saundershyphenvest, Laycock, McGinn, Lillie, Mansoori, Kupelian, Steingold, O'Neill, Biswas, Lieberman, Webster, Khan, Whitlock und Moore.

Und an Anna Welander, Megan McCluskie, Karl Webster, Zoe Waterman, Nikki Williams, Tim Bittlestone, Mike Wozniak, Jackson Sargeant, Cath Gagon, James Seabright, Paul Sullivan, Annie Cullum, Michael Howard, Trish Farrell und alle, die ich vergessen habe.

Auch nicht das kleinste bisschen Dank an Gesundheitsminister Jeremy Hunt.